U0016780

食物神奇療效小百科
Food：Your Miracle Medicine

Jean Carper 著
李潔梅・黃瑞龍譯

獻給蘿拉

In memory of Lola

感　言

　　在此我必須感謝所有致力於研究食物的藥效,以及如何將其應用於治療各種疾病的科學家們。本書是他們多年的研究、創造與發現成果的濃縮精華。我曾經閱讀過他們數以千計的研究報告,並且曾向其中數百人當面請益,或利用電話與傳真機聯絡,或是在各種會議上碰過面,他們都不吝賜教。

　　在這有限的篇幅裡,我無法向他們一一致謝,但是我希望向下面這些我曾經親自請教過的科學家和醫生們,表達我的謝意,其中有些人我還曾經訪問過好幾次:詹姆士‧安德森,肯塔基大學;史帝芬‧巴恩斯,阿拉巴馬大學;喬治‧布萊克波恩,哈佛醫學院;艾略特‧布萊斯,康乃爾大學;唐納‧卡斯泰爾,賓州大學醫學院;里歐納‧寇漢,美國健康基金會;里洛伊‧克利斯,康乃爾大學;詹姆士‧杜克,美國農業部;馬丁‧伊斯威特,蘇格蘭愛丁堡大學醫學院;約翰‧爾德門,伊利諾大學;諾曼‧法蘭斯渥斯,伊利諾大學;巴茲‧佛瑞,哈佛公共衛生學院;蓋瑞‧佛芮佐,珞瑪林達大學;薛伍德‧戈巴,塔夫茨大學;彼得‧格林渥德,國家癌症研究中心;史丹利‧戈德法,賓州大學醫學院;威廉‧葛林諾,約翰霍普金斯大學;理查‧葛瑞

非茲，印第安那大學；羅藍・葛瑞非茲，約翰霍普金斯大學；維克多・格爾威治，哈佛醫學院；喬治・赫本，加州大學；保羅・賈基斯，塔夫茨大學；大衛・傑金斯，多倫多大學；賽瑞克・加藍，加州大學；大衛・克維柴夫斯基，威斯塔研究中心；亞歷山大・里夫，哈佛醫學院；唐納・李斯克，康乃爾大學；鍾・邁諾維茲，紐約市激素研究中心；泰拉・恩蘇里博士，喬治城大學醫學院；理查・潘舒，新澤西州聖巴拿巴斯醫學中心；詹姆士・潘藍，美國農業部；賀伯特・皮爾森，前國家癌症研究中心顧問；佛萊瑞克・卡其克，美國農業部；佛瑞斯特・奈爾森，美國農業部；約翰・波特，明尼蘇達大學；馬漢卓・簡恩，德拉瓦大學；大衛・羅斯，美國健康基金會；諾曼・羅森索，國立精神健康研究中心；哈諾・山德史岱，德州大學；馬文・休斯特，約翰霍普金斯大學；喬爾・史瓦茲，環保局；肯尼斯・賽契爾，辛辛那提兒童醫學中心；赫爾莫・席斯，德國杜索朵夫大學；克里希納・斯里瓦斯塔瓦，丹麥大學；洛伊・史旺克，奧瑞崗健康科學大學；湯瑪士・尤德，國立精神健康研究中心；安德魯・威爾，亞利桑納大學醫學院；茱蒂絲・渥特曼，麻省理工學院。

同時，我要感謝出版本書的葛萊茲・賈斯汀・卡爾，和我的經紀人洛夫・賽加林，他們給了我很大的精神支持。還有我的朋友西雅・佛隆姆，她為我閱稿三次，並給我許多寶貴的意見。

至於真正引起我對食物療效的好奇心，進而寫下這本書的人，應該是我的外婆蘿拉。在我小的時候，就被她對於食療的熱衷所深深吸引住。她死後留給我一本書，叫做《最佳家庭醫護藥方一百則》，喬賽夫斯・古德意諾夫博士編著(*The Favorite Medical Receipt Book and Home Doctor, Comprising the Favorite Remedies of Over One Hundred of the World's Best Physicians and*

Nurses. Compiled and edited by Josephus Goodenough, M. D.)，由 F. B. 狄克森公司於1907年出版。不過這本書只是我的珍藏，並不是寫作本書時的參考書。

前　言

　　"病從口入。"——中國俗諺

　　根據自身的健康情況，瞭解自己該吃或不該吃哪些食物，就等於是掌握了預防和治療各種病痛（從輕微的感冒到致命的癌症）的知識。那也正是我寫作本書的目的。

　　我在1988年出版的《食物藥房》一書中，曾經探討過在一些常見食物中所發現的某些藥效。那本書就像哥倫布首航探索新世界般的刺激。在當時，食物中含有某些藥效的觀念尚未得到認可，現在則已被普遍接受。世界各國的政府及科學研究機構都一致同意，飲食對人類健康和疾病的確有很大的影響。以此為題的研究紛紛展開，許多國際性會議甚至專門討論某項議題——例如大蒜、茶葉、魚油、抗氧化劑、纖維，或是單一不飽和脂肪酸等等——證明了食物中的確具有某些預防及治療疾病的成分。

　　同時，新的發現也證實了食物能夠影響細胞的行為，進而影響到人體的健康。例如，科學家現在確信他們已經明白何以血液中的膽固醇對動脈非常危險，並且知道該如何攝食以避免這種危險。再者，假如你有某種發炎性疾病，如關節炎或哮喘病，吃魚

油會減輕你的不適，而吃玉米油則會加重症狀。同時也有越來越多的證據顯示，許多人對某些食物的過敏反應會嚴重地影響他們的健康。

因此，本書不僅是說明各種食物的療效，同時也告訴你有哪些特定的食物可能會使你的病痛減輕或惡化。《食物藥房》一書曾指出了這個新大陸，本書則要告訴你這個新大陸對你個人而言有何意義。

對我而言，寫這本書是一個十分刺激的經驗。我訪問了數百位科學家，從電腦資料庫中收集了數千頁的參考資料，參加了十幾場國際科學研討會，並且閱讀了無數的醫學及科學研究報告。這其中主要的資料來源，是來自馬里蘭州貝斯達市的國家醫學圖書館（National Library of Medicine），以及在芝加哥伊利諾大學內研究天然植物與食物藥效的研究中心（Natural Products Alert，NAPRALERT）。以保守的估計來看，本書引用的參考資料超過一萬份。

值得注意的是，本書所引用的科學資料，都取材自全球各地傑出的研究人員在著名科學期刊上所發表的研究結果。這些研究人員不僅代表當前正統醫學主流的科學標準，同時，在不知不覺中，他們也參與了另一股無法阻擋的浪潮——民間療法。據調查報告指出，在美國至少有三分之一的人會選擇某種方式的民間療法來代替正統醫學的治療，其中又以「飲食療法」最為安全與便宜。它不僅能使病人少受許多不必要的痛苦，同時也能減輕龐大的醫療費用，降低製藥工業的壟斷市場。根據1988年刊在美國醫學學會期刊中的一篇報告中指出，以麥麩代替某種降低膽固醇的藥，可以減少病人 80% 的買藥錢，而且也不會產生副作用。

《食物神奇療效小百科》這本書的主題，就是探討食物所具

有的引導人體細胞產生生物化學變化的神奇力量，而這些細胞的變化正是一切健康問題的根源所在。除了人類創造的醫藥奇蹟之外，大自然才是真正最偉大的藥劑師。仔細聽它永不過時的智慧名言，你就能夠掌握自己的健康。

> 飲食是你唯一可以完全控制的影響健康的主要因素。你可以決定要不要吃某種食物，卻不能控制你周圍的環境，如噪音及空氣污染等其他因素。如果你不能好好把握住這個影響自己健康的機會，那就太可惜了。

——取自安德魯·威爾博士，《自然的醫藥·自然的健康》一書

注意：除了飲食之外，遺傳及接觸污染源等因素，都會導致疾病的產生。因此，你不應該單靠飲食來預防或治療疾病，也不應該在沒有醫生的指導下，就以食物來代替藥物。此外，除非你的醫生建議，否則你也不應該為了防治某種疾病或為了維持健康而只吃某一種類的食物。各類食物的成分對健康都有影響，改變你的飲食習慣只是為了維護健康的一個基本行動。本書的內容並非醫療建議，你應該向你的醫生請教。此外，除非特別標示之處，本書的應用範圍皆指成人而言，而非孩童。

目　次

食物的神效

對大多數人來說，「藥物」是指在實驗室中由藥學天才調製而成的神奇藥丸，可以治好大小百病。但是，現在有許多科學家正積極地從我們每天吃進嘴裏的食物中，尋找另一種大不相同的藥物寶藏。

在不知不覺中，食物不斷地影響我們的細胞。日積月累，終於改變了細胞的命運——也因此改變了我們的命運。

誰能說這不是一項奇蹟呢？大蒜可以殺死癌細胞；菠菜可以抑制導致子宮頸癌的病毒；蘆筍和酪梨含有的不明化合物，在試管實驗中阻止了當今最悲劇性的傳染病——愛滋病病毒的增生；包心菜能解除人體所吸入的空氣污染。植物所含有的神奇化學物質在進入人體後，能夠預防因攝取過多的脂肪而形成的血液凝結；減少肝臟釋放出的膽固醇；並且能夠影響神經元之間傳遞訊息，進而影響我們的情緒、記憶及敏捷程度。

要特別注意的是，對於構成人類存在的億萬個細胞而言，吃東西可不是一件小事情，它的後果足以左右生死。然而，到底是要健康長壽或是病痛纏身，這個決定權便在你自己的手上。

我們在兒童期或青少年時期所吃的食物，可以微妙地改變腦

部的化學物質，使我們到中年時罹患肌肉硬化症，或是到老年時得到帕金森氏症(Parkinson's disease)。

食物能夠促進細胞病變，最終導致癌症；相反地，食物也能夠終止細胞病變的連鎖反應。甚至在不正常的細胞長成後，食物也能使它們縮小或完全消失。

食物還能夠：

- ・預防白內障。
- ・擴大氣管，幫助呼吸順暢。
- ・活化肺部纖毛，揮別肺氣腫與慢性氣管炎。
- ・引起風溼性關節炎，或是減輕關節炎的疼痛及腫脹。
- ・引起或預防頭痛及哮喘病。
- ・防止胃潰瘍。
- ・舒緩牛皮癬的紅腫癢痛。
- ・刺激身體產生抵抗力，預防傳染病。
- ・消滅細菌及病毒。
- ・治療嬰兒腹瀉及老人便祕。
- ・增強免疫力，減少得感冒及花粉熱的機會。

在心臟疾病方面，食物更扮演了重要的角色。食物能夠使動脈硬化、血液凝結，造成心肌梗塞而死。相反地，食物也能製造血液凝塊溶劑，保持血管暢通；刺激胰島素分泌，控制血糖升高；並且製造荷爾蒙使動脈壁軟化，以降低血壓。

食物還能延緩人體自然的老化過程。

總之，人體健康幾乎沒有一處不受食物的影響。食物正被重新定義為神奇的藥物——二十一世紀的突破性良藥。

民間傳說的食物療法絕不只是神話故事而已。

——大衛・克維柴夫斯基博士，費城威斯塔研究中心

由神話到現代醫學

過去一直被視爲缺乏科學證明的食物療法，直到最近才受到科學家的青睞，急欲從中尋找醫治各種現代疾病的良方。

爲什麼食物療法突然熱門起來了呢？就連像約翰霍普金斯及哈佛這樣著名的研究中心都熱切的告訴大家：綠花菜含有神奇的抗癌物質，多吃紅蘿蔔可以預防中風及心臟方面的疾病呢！

這個原因是：有史以來，科學首次能夠證實我們吃的食物對細胞的活動有決定性的影響力，而細胞是人體一切奧妙變化發生的地方，是決定我們健康或生病的戰場，也是生命開始或結束之處。

如果你知道你的細胞會有什麼變化，那麼你就知道你的健康情形會有些什麼轉變了。人體約由六十兆個細胞構成，每一個細胞就像一個縮小的宇宙一般，在你活著的每一分鐘之內都歷經了數以百萬計的化學反應。而控制這一切化學反應的唯一能量，就是來自你所吃的食物。

毫無疑問地，從前的醫生都以食物做爲對抗疾病的主要藥方。在古埃及，大蒜被視爲一種神聖的植物；十字花科的蔬菜(如包心菜和綠花菜)主要用來治療頭痛、腹瀉、痛風及胃痛。古羅馬人則相信扁豆可以治療腹瀉，並且有助於穩定情緒；葡萄乾和葡萄則常入藥製成各種口服劑、灌腸劑和吸入劑來治病。

自有文明以來，人類就從森林、田野及花園中尋找藥方，至今全球有 75% 的人依然這麼做。如此龐大的人類智慧寶庫，實在不該被輕視。

古代醫生以天然植物治療，靠的是他們本身及祖先留下的經驗，他們當然不知道像細菌和荷爾蒙這些他們看不見的東西如何

影響人體健康，更不知道要如何分析食物的成分。

科學證明食物藥效

時至今日，科學家可以藉著精密的科學實驗化驗出食物的成分，進而探索他們對疾病有何影響。

此外，科學家還採用另外兩種方法來探討食物對疾病的影響力。一種方法是對照兩個地區的人口，其中一個地區的人口罹患某種疾病的比率遠高於另一地區的人口，然後比較他們的飲食習慣不同之處，從中得到食物影響罹病的許多線索。

另外一種方法則是將罹患某種疾病的人分成兩組，讓兩組病人服用特定但不相同的飲食，加以追蹤檢查，看看二、三年後，哪一組的病情會好轉或惡化。這種方法雖較少見，但是由於食物被當成藥物一樣來檢驗，所得到的結論也極爲可貴。

利用如此精確的科學方法得到的結論，說服了許多頂尖的科學家相信食物確實像藥物一樣能夠影響身體的運作功能。無數實驗證明了食物具有像抗憂鬱劑、鎮靜劑、抗生素、止咳藥、荷爾蒙，及抗癌劑等功效。食物就像藥物一樣可用，且更爲複雜。單一食物中含有的化學成分不下千百種，其中大部分還無法被瞭解。舉例來說，至今還沒有人能夠發明一種像綠花莖那樣的藥丸，或許以後也永遠沒辦法。

> 早在二千年前，希臘人就已採行健康的飲食。我們實在應該注意看看數千年來人類向大自然所學來的經驗。
>
> ——塞吉・瑞諾，法國生物學家及流行病學家

食物療效的三種理論

食物影響健康的理論有數十種，但是以下面這三種理論的研究方向最受矚目：

- ・食物中所含能夠抵抗疾病的抗氧化劑
- ・前所未知的脂肪所具有的藥效
- ・食物「過敏」的新類型

假使你瞭解這些理論，你就比較能夠明白食物如何影響疾病，進而好好保護自己。

食物中的抗氧化劑能夠抵抗一切疾病

氧氣是維持生命不可或缺的物質，但它也能夠奪走生命。我們很多的身體不適皆由於氧氣的惡化所致——因為我們的細胞永久地被有害的氧氣包圍，而它毀滅性的力量則會一次破壞一個分子，逐漸造成動脈阻塞，將細胞轉變成癌或使神經系統失控，最後終致死亡。事實上，這個新理論已經使得科學家對疾病的起源和預防之道有了革命性的看法。到目前為止，科學家發現至少有六十種慢性病，包括人的老化本身，都與氧氣的毀滅性力量有關。

「我們活得越老，就氧化得越嚴重。」德國杜索朵夫大學生化系系主任赫爾莫‧席斯博士這麼說。用較不文雅的話來說就是，我們就像一塊擱置了太久的肉一樣，要腐壞了，只是有些人腐壞的速度快一點，有些人慢一點。問題的關鍵是：為什麼有些人老化得快，有些人老化得慢？我們又如何能夠減緩這個毀滅的過程？

按照席斯博士的說法，這個道理並不難懂。我們的體內有兩股巨大的力量在戰鬥，一是叛逆的氧分子，叫做氧化劑；另一個則是體內的警察，叫做抗氧化劑。雖然有些氧化劑是經由人體正常的新陳代謝作用所產生出來的，對人體並沒有害處，但是他們大部分都是來者不善的侵略者。你可以想像他們是一群破壞分子在你體內到處游走，突襲體內的細胞、扯破細胞膜、破壞細胞的遺傳物質，使脂肪腐敗、讓細胞壞死。不過，這個過程是如此緩慢而且毫無痛苦，因此直到多年以後，它所累積下來的傷害足以引起疾病的徵兆，像發炎、視力衰退、胸痛、注意力不集中和癌症的時候，你才會注意到它。

另一方面，經由食物進入你體內的抗氧化劑，則會竭力保護細胞不要遭到氧化劑的破壞。總之，如果氧化劑的數量一直持續的比抗氧化劑的數量多的話，你的身體就處在一種「氧化的壓力」之下，你也就比較容易生病。

當心自由基

氧化劑的種類很多，其中最惡名昭彰而且被研究的最多的，就是所謂的氧氣自由基（oxygen free radicals）。因為他們的化學結構少了一個電子，無法保持穩定，所以他們會發狂似的到處搶一個電子過來。自由基所經之處，健康的細胞都會受到破壞，並且在瞬間製造出更多的自由基，這種連鎖反應最後終會失控。席斯

博士解釋說,大自然的定律之一就是「自由基會一生二,二生四,越生越多。」

氧氣自由基能夠攻擊細胞的遺傳物質 DNA,造成細胞突變;甚或攻擊細胞膜,完全摧毀細胞膜的結構。更糟的是,被破壞過的細胞膜現在變成像火把一樣,能夠破壞它所接觸到的每一個細胞膜,形成一種連鎖反應,直到它受到外力中斷為止。

氧化劑是從哪兒來的呢?有些只是從人體一般的新陳代謝作用,如呼吸中所產生的廢物,對人體無害。但是其他來自周遭環境,如輻射線、有毒的化學物質、殺蟲劑、香煙及藥物中所產生的氧化劑,則對人體有害。很顯然的,只要你盡量減少暴露在這些有害的環境當中,自己的健康就越有保障。

氧化劑對人體的傷害

- 將低密度脂蛋白膽固醇轉變成能夠阻塞動脈的型態。
- 攻擊細胞的遺傳物質,造成突變而導致癌症。
- 破壞眼部細胞,造成白內障。
- 造成高血壓。
- 破壞神經細胞,導致帕金森氏症等神經系統惡化的疾病。
- 引起關節炎、哮喘病等的發炎現象。
- 破壞精液,導致生育方面的缺陷。

食物戰士

過去幾年來的研究結果顯示,你可以靠著食物來補充細胞所需的抗氧化劑,藉以消滅自由基,甚至彌補一些他們所造成的傷害。食物,尤其是蔬菜和水果,含有多種很強的抗氧化劑。吃下

這些抗氧化劑,他們就會進入你的體液和組織內,幫助你抵擋氧化劑的侵略。目前已知的像維他命 C,維他命 E 及 β - 胡蘿蔔素等,都是很好的抗氧化劑。(請參考第 9 頁及第 385~388 頁所列舉的食物中含有的抗氧化劑)

脂肪的功能遠超乎你的想像

食物中的脂肪對你的細胞擁有絕大的影響力。細胞的生物活動——也就是細胞傾向於健康或敗壞的活動過程——常常是靠著細胞內各種脂肪酸的平衡來進行的。也就是說,你吃進去的脂肪種類對你的整體健康而言有著莫大的關聯。

新的研究顯示,吃下任何一種脂肪便能點燃細胞內一連串複雜的化學變化,而其結果就像是派遣許多荷爾蒙出去傳遞訊息一樣,刺激人體產生發炎、頭痛、血管收縮,和出現惡性腫瘤等症狀。相反地,某些脂肪則會鼓舞細胞產生一些抵抗血管阻塞、關節痛,和抑制癌細胞的化學物質。雖然這整個過程極為複雜,牽涉到了各種酶、新陳代謝,和細胞內各種脂肪的平衡等因素,然而它的確能夠延緩和改善疾病。

近來的兩項新發現解開了脂肪如何控制細胞活動的謎團。首先發現的是,人體許多生理現象,例如血液凝結和發炎,大多是受到許多類似荷爾蒙的物質——如白三烯素(leukotrienes)、前列腺素、凝血激素酶——的控制。這些物質統稱為二十酸(eicosanoids)。更驚人的發現是,製造二十酸的原料竟是來自食物中的脂肪。由此可見,你吃進去的脂肪種類和數量就決定了製造出來的二十酸的種類和數量。換言之,你可以藉著選擇吃下那一種脂肪來操縱體內的二十酸。

如何盡量攝取抗氧化劑

　　深色的蔬菜水果含有的抗氧化劑比淺色的蔬果多，新鮮或冷凍的蔬果含有的抗氧化劑又比罐裝、加工過或加熱過的蔬果多。

　　通常下面這些食物內含有較多的抗氧化劑：

- ・紅色葡萄比綠色或白色葡萄要多
- ・紅色和黃色洋蔥比白色洋蔥要多
- ・生的或稍微煮過的包心菜、花菜和綠花菜
- ・生大蒜
- ・冷凍或新鮮蔬菜比罐裝的多
- ・用微波爐烹飪過的蔬菜比煮過或蒸過的蔬菜要多
- ・冷凍處理過的特級純橄欖油
- ・深色的綠葉蔬菜
- ・粉紅色葡萄柚比白色的多
- ・整個的水果比果汁多
- ・新鮮或冷凍的果汁比罐裝的多
- ・紅蘿蔔、蕃諸和南瓜

你吃的脂肪決定你的命運

　　你吃下去的脂肪，很快就會在細胞膜處被轉化成由許多不同分子組成的脂肪酸，其中有兩種是製造二十酸的重要原料：一種是 omega-3 脂肪酸，主要來源是海洋生物及少數的陸上植物；另一種是 omega-6 脂肪酸，主要來源是蔬菜油，如玉米油、紅花子油和葵花子油，以及陸上動物。

　　當你吃下一塊肉或玉米油，也就是吃下了 omega-6 脂肪酸，它很可能會轉變成一種叫做花生四烯酸(arachidonic)的物質，然

後引起發炎、血液凝結及血管收縮等毛病。可是從海鮮裏面攝取到的 omega-3 脂肪酸則完全不同，它會轉化成減少細胞受傷、發炎，以及促使血管擴大等的物質。

既然食物中包含了 omega-3 和 omega-6 這兩種脂肪酸，顯見它們對細胞會持續地下達互相衝突的指令，而二者輸贏就看它們在你的食物中所占比率的多寡而定。

魚油和玉米油的戰爭

細胞是 omega-3 和 omega-6 兩種脂肪酸爭奪主權的戰場，贏的那一方就決定了你健康的好壞。然而大多數美國人和其他西方國家的人民，每天攝取的 omega-6 脂肪酸都遠超過 omgea-3 脂肪酸，正好和攝取大量海鮮的愛斯基摩人相反。伊利諾大學營養學系的助教菲力斯・波文研究這個問題時就發現，美國人細胞膜內的不飽和脂肪酸之中有 80% 是 omega-6 脂肪酸，相較之下，法國人只有 65%，日本人只有 50%，愛斯基摩人則只有 22%，而愛斯基摩人罹患慢性病的比率一向就很低。

這個問題確實令人煩惱。哈佛醫學院的里夫教授指出，人類從前幾乎完全沒有攝取 omega-6 脂肪酸，全是靠 omega-3 脂肪酸。但是自從製造植物油的技術發明後，使得細胞攝取了太多的 omega-6 脂肪酸。他認為這兩種脂肪酸的不平衡，會使得細胞功能發生障礙，才導致目前各種慢性病的流行。他建議大家要攝取足夠的魚油，少吃那些植物油和動物脂肪。

> 現今普遍流行的心臟病和癌症，可能就是因為我們攝取的魚油不夠所致，但我們卻忽略了這個現象。
> ——伊文・蓋莫森博士，加州萊那斯波林科學與醫學研究中心

雖然尚未完全得到證實，但是華盛頓特區的遺傳學、營養學

與健康研究中心主席賽摩·波勒斯博士說，在人造奶油、沙拉用油、烹飪用油及加工食品中被大量使用含有 omega-6 的油，是危害健康的幫凶。當初心臟病專家首先呼籲大家食用蔬菜油以降低膽固醇，卻不曾懷疑這種油對身體其他方面會有不利的影響，例如造成發炎性疾病、降低免疫力及導致癌症等等。

改善細胞內脂肪酸不平衡的唯一辦法，就是改變攝食習慣。專家指出，只要每天吃 3.5 盎司的魚，在短短七十二小時之內，就可以改善體液的化學成分。

魚油可以減輕或預防的疾病

‧類風溼性關節炎：減少關節酸痛、僵硬、疲勞。

‧心臟病突發：減少三分之一心臟病突發的機會。

‧動脈阻塞：保持血管暢通（常吃魚的人比較少得動脈粥樣硬化）。在動過手術後，可以減少 40~50% 動脈再度阻塞的機率。

‧高血壓：減少或根本不需要服降血壓的藥物。

‧潰瘍性結腸炎（發炎性的腸部疾病）：實驗顯示，每天服用 4.5 公克的魚油——相當於七盎司鯖魚的含量——持續八個月後可以降低 56% 的不適。另一項實驗則顯示病人可以減少三分之一的強體松（類固醇的一種）用藥量。

‧牛皮癬：降低某些病人的紅腫癢痛，並且減少用藥量。

‧硬化症（指血管、結締組織等）：減少某些病人的不適症狀。

‧哮喘病：減少發作的機會。

‧偏頭痛：減少發作的次數，降低發作時的強度。

吃魚是聰明的選擇，尤其是吃那些脂肪多的魚，例如鮭魚、沙丁魚、鯖魚、鯡魚和鮪魚，而且每週至少吃兩次或三次，這樣

就可以減少許多身體的不適,並且幫助細胞回復正常的功能。
(請參考第 416 頁列舉的最佳 omega-3 脂肪酸的食物來源)

Omega-3 脂肪酸的來源

深海魚類如鯖魚、鰻魚、鯡魚、鮭魚、沙丁魚、鮪魚、大西洋鱒魚,以及淡水鱒魚,是 omega-3 脂肪酸的最佳來源。其次是藍魚、鯊魚、旗魚及彩虹鱒等。至於介殼類的海鮮——如螃蟹、龍蝦、蝦子、蠔、牡蠣、蛤及烏賊——含量就少一些了。(請參閱附錄的詳細說明)

烹調魚肉的方法,以烤或煮最佳。用油煎魚,尤其是用含有高量 omega-6 脂肪酸的植物油來煎魚的話,會破壞魚肉內的 omega-3 脂肪酸。

購買鮪魚罐頭時,選擇罐頭內有水的比較好;買沙丁魚罐頭時,選擇罐頭內沒有油,或是含有沙丁魚油的比較好,其他的油都會破壞 omega-3 脂肪酸。同時,如果把鮪魚罐頭內的油倒掉,會流失 15~25% 的 omega-3 脂肪酸;倒掉罐頭內的水分,則只會流失 3% 的 omega-3 脂肪酸。

某些植物也會有 omega-3 脂肪酸,含量最多的是核桃、胡麻子、油菜子和馬齒莧(一種美國野生的綠色蔬菜,在歐洲和中東地區被普遍地食用)。不過,植物內 omega-3 脂肪酸的強度,只有海鮮的五分之一。

吃魚的幾項原則

- 海水魚比淡水魚較不容易受到污染。
- 盡量不要買從休閒釣魚池裏釣到的魚,因為這裏的魚最有可能受到污染。
- 選擇體積較小的魚,如沙丁魚,因為小魚比大魚暴露在

污染源的時間要短。
- 多吃不同種類的魚，減少因長期吃同一種魚而遭到固定污染源過度毒害的危險。
- 不要吃魚皮，因為這是有毒化學物質累積的部位。
- 為了安全起見，可以買農場養殖的魚，例如鯰魚和鮭魚，比較不會受到污染；不過，通常他們的 omega-3 脂肪酸含量比野生的魚少。
- 雖然日本漁夫和愛斯基摩人每天都吃魚，有時甚至吃掉一磅的魚，但我們其實並不需要吃那麼多。大多數的研究報告都建議每週固定吃兩、三次魚，對防止心臟病、癌症和其他慢性病就有很大的功效。
- 為免胎兒受到有毒化學物的傷害，孕婦請注意：不要吃淡水魚，每個月只吃一次旗魚、鯊魚和新鮮鮪魚。有些專家也建議每週不要吃超過七盎司的罐裝鮪魚。

你可能是食物過敏的受害者

你有頭痛？蕁麻疹？哮喘？濕疹？潰瘍性結腸炎？類風溼性關節炎？慢性疲勞症候群？你感到憂鬱、心情不定嗎？你的寶寶會腹瀉？腹痛？有皮疹（rashes）？你的小孩有偏頭痛？哮喘？越來越多的科學證明顯示，這些疾病可能是由於身體對某些食物的排斥所引起的。這不是普通的食物過敏；而是一種奇怪的食物適應不良，只有某些人有這種毛病，真正的原因還不知道。但是有一點可以確定的是：正視這種食物引起的不良反應，可以減少許多人長年忍受不必要的病痛。

有些專家相信這種食物引起的不良反應和很多疾病有關。雖然這種反應通常被稱為過敏，但是實際上它並不符合食物過敏的

傳統定義。因此，專家通常稱它為食物的「敏感」、「新陳代謝反應」、「排斥」或「逆向反應」。

食物過敏傳統的定義是，只要吃了一小口會過敏的食物，就會立刻產生劇烈的反應，像皮膚紅腫發癢、哮喘、嘴巴疼痛，或過敏性休克。血液和皮膚對過敏食物所做的檢驗也呈陽性反應。

典型的食物過敏會使人體的免疫系統過度反應，誤將食物中的無害化合物當成細菌或病毒。這個錯誤的認知會讓免疫系統進入警戒狀態，製造出一種叫做免疫球蛋白 E（IgE）的抗體，來攻擊這個假想敵（抗原），而它釋放出來的各種組織胺和化學物質，就會引起過敏的症狀。傳統的理論認為，只有那些牽涉到免疫球蛋白 E 的反應，才算真正的過敏。

五種最可能引起慢性疾病的過敏性食物

　　根據英國約翰‧杭特博士的實驗，下面五種食物最常引起各種疾病的症狀：

- 穀類食物（如麥和玉米）
- 乳製品
- 咖啡因
- 酵母
- 柑橘屬的水果（如檸檬、葡萄柚等）

遲來的食物過敏

另一種食物過敏的理論則是指，當你吃下某種令你過敏的食物後，它的反應很微小而且很難察覺到，也許要幾個小時或一、兩天後，甚至要更長的時間以後，才能發覺不舒服。這種過敏可

能不會牽涉到免疫系統,而是要吃進更多這一種食物才會引起反應,而且對血液和皮膚所做的食物過敏檢驗,其結果可能是陰性,也可能是陽性。這種遲來的食物過敏,更準確的說法是對食物的排斥或敏感,有些人相信它能夠造成嗜眠症、頭痛、注意力不集中等毛病,以及類風溼性關節炎等慢性疾病。

英國劍橋艾登布魯克斯醫院的胃腸病專家約翰・杭特博士指出:「控制飲食對於改善偏頭痛、克隆氏症(Crohn's disease,指迴腸發炎、變厚及潰瘍)、濕疹及類風溼性關節炎等疾病都有效。這些疾病雖然種類繁多,但是與之相關的食物種類卻極相近——最常見的就是穀類食物、乳製品、咖啡因、酵母和柑橘屬的水果。避免食用某些或全部上面提到的這些食物,就能減輕疾病的症狀。」杭特博士在一項研究中發現,麥子是最麻煩的食物,困擾 60% 接受實驗的人。其次是乳製品,最不會令人不舒服的是蜂蜜,只有 2% 的人受到影響。

奇怪的是,杭特博士說,像這種類型的食物過敏,並不一定會因為你把某種令人過敏的食物直接注射到血液中而產生反應。換句話說,這種反應是在腸子裏,而不是在血液和免疫系統裏發生的。根據他的理論,食物在腸子裏被細菌分解後所釋放出的各種毒素和其他化學物質,才會引起各種的反應。這些反應來去不定,完全要看個人的敏感程度及消化道內各種細菌的平衡而定。

有些理論試圖解釋這些奇怪又令人不舒服的食物反應的原因何在。有一個可能是,某些人因為慢性腸炎,導致「腸穿孔」,使得尚未消化的食物微粒穿過結腸壁,進入血液中之後,被免疫系統視為入侵的敵人,因而引起過敏的反應。另一種解釋則是,食物的成分本身就是引起各種症狀的直接原因。例如咖啡、水果,尤其含有石炭酸的酒,在消化過程中會受到各種酶的抑制。

如果某人的酪出了問題而無法適當抑制石炭酸，就會引起麻煩；酒裏面的石炭酸被懷疑是引起偏頭痛的幫凶。此外，有些食物本身就含有強力的過敏性物質。在牛奶中發現的組織胺（histamine），就是在許多過敏反應中出現的主要成分，例如哮喘。牛奶和麥子含有天然的鴉片劑和類似嗎啡的物質，可以影響腦部細胞的活動及情緒和心理的活動，並可能招致疲倦。　誨誨

心理偏差症候群

食物也能夠引起心理的疾病嗎？哥倫比亞大學內科與外科學院的艾倫・蓋提斯博士總結一項最近的研究報告指出：「越來越多的證據顯示，對某些比較容易受影響的人來說，心理疾病的症狀例如憂鬱和焦慮，有可能是因為食物引起，或使其更加惡化。」喬治城大學醫學院的過敏症專家恩蘇里博士，發現慢性疲勞的病人，其中有很高比率的原因是由於食物過敏，尤其是對牛奶、麥子和玉米過敏。

新近發現食物過敏和這許多看起來很難治療的疾病之間的關聯，終於給大家帶來了恢復健康的新希望。

如何發現慢性的食物「過敏」

假如你懷疑某些食物與你不合，造成你的慢性疾病或使他們更加惡化，例如關節炎、頭痛、情緒不穩、腹痛、腹瀉和腸部不適，你可以藉由嘗試錯誤法來找出原因，然後把它從你的飲食中剔除掉。下面是恩蘇里博士的建議：

・連續一週不要吃某樣令你起疑的食物，不妨從最常引起敏感的牛奶、乳製品、麥子或玉米類食品開始。多注意食物標籤上所列的產品成分，例如牛奶酪蛋白、小麥穀麩蛋白及從玉米（玉米糖漿）中提煉

出來的甜味佐料等，在各種加工食品中都是很常見的。

　·在停止吃某樣令你起疑的食物期間，密切注意自己的身體是否感覺比較舒服一些。例如，你的腹瀉或頭痛是否不見了。如果是的話，你就必須試著確認你的這項懷疑正確無誤。

　·要證明某樣食物的確是禍源，可以進行「挑戰實驗」。連續一週大量服用你先前已經剔除掉的那樣食物。若是乳製品，你就每天吃二、三次的低脂牛奶、優酪乳和乾乳酪。若是玉米，你就多吃玉米片、玉米麵包和炸玉米薄片等。若是小麥，你就多吃一些小麥做的麵包、穀片和通心麵等。注意你的症狀如疼痛、疲勞或腹部不適是否惡化，或是又恢復了。如果是的話，那麼這些食物可能只是部分的原因。記住，在你吃下某樣食物的二、三天後，症狀才會出現。

　警告：如果你曾經對某種食物有過劇烈的反應，或是你相信自己可能對某種食物過敏，那麼，不論在任何情況下，千萬別嘗試「食物挑戰實驗」。你該嚴格地避免吃下這種令你過敏的食物，否則會產生致命的反應，包括過敏性休克。

　·重覆上面提過的步驟，試試看其他具有高危險的食物，例如小麥、牛奶、玉米、黃豆和雞蛋。

　·當然，你也可以求助於合格的食物過敏專家。基本上，專家會給你做例行的皮膚和血液檢驗，叫做 RAST 檢驗，來檢查你的免疫系統反應。這些檢驗能夠發現食物過敏的早期徵兆，但是他們有可能出錯，做出誤判。恩蘇里博士強調，最可靠的檢驗方法就是先把某樣食物從你的飲食中去除掉，然後再把它加入你的飲食內，看看它是不是造成問題的真正原因。他說，這樣得到的結論才是真正的證據，即使對食物過敏的專家來說也是一樣。

　假使你真的對某樣食物過敏或敏感，不要吃它，就能馬上有所改善。

對心臟血管疾病有益的食物

預防心臟病的食物

能夠挽救動脈和預防心臟病的食物：海鮮‧水果‧蔬菜‧堅果‧穀類‧莢果‧洋蔥‧大蒜‧橄欖油‧適量的酒‧含有高量維他命 C、維他命 E 和 β - 胡蘿蔔素的食物。

對動脈和心臟有害的食物：含有高量飽和脂肪的肉類和乳製品‧過量的酒。

如果你害怕得到心臟病——這種每年奪走五十萬條人命的病有誰不怕呢？——你就必須知道該吃那些食物來預防它。當然啦，你的性別、基因、生活習慣（如抽煙、運動、壓力等），對你是否會得到心臟病都有影響。但是除了這些原因之外，飲食仍然是最重要的因素。控制動脈病變的第一步——年紀越大就越容易發生——就是避免心臟病突發和中風。然而新的證據顯示，即使你從前吃東西肆無忌憚，或者你已經有了心臟方面的毛病，甚至曾經心臟病突發過，只要你現在改變你的飲食，就可以預防日後血管病變，甚至修補受損的動脈，使它恢復健康。這樣做不會嫌太遲，也不會太早。

動脈如何阻塞而食物又如何防止它

在你出生的時候，你的動脈暢通而且有彈性。但是不久以後，動脈粥樣硬化或冠狀動脈疾病這類動脈阻塞的過程，就開始了。排列在動脈壁的細胞裏面出現了一層一層的脂肪，漸漸地，這些脂肪會累積成片狀的組織，因為鼓脹起來而阻擋了部分血流。如果有一片脂肪破碎了，就可能引起血液凝塊。假如血液凝塊夠大，就會堵塞血流，使得大片的心肌缺血，也就是所謂的心臟病突發。血流減少也會引起不正常的心臟律動——例如心跳過速和纖維性顫動——有時會造成猝死。或者有一條通往腦部的血管不通或破裂的話，你就會中風。

你吃的食物就是決定你動脈阻塞的速度和嚴重程度的主要因素。正確的飲食能夠幫助維持血管的暢通和彈性，因為食物能夠防止膽固醇和其他血脂肪的累積，而且最主要的是，它能夠影響造成血液凝塊的因素。以下就是各地研究人員所確認可以預防心臟疾病的食物。

👍 **有益的食物：**

魚：預防心臟病最佳的食物

預防心臟病最好的方法就是吃魚，尤其是含有大量 omega-3 脂肪酸的魚。

世界各地吃魚的人都較少罹患心臟病。荷蘭的一項研究結果指出，平均每天吃一盎司魚，就可減少 50% 罹患心臟病的機率。另一項研究六千名中年美國男子的結果顯示，每天吃一盎司鯡魚或三盎司鱸魚的人，比那些較少吃魚的人減少了 36% 死於心臟病

的機會。在美國另一項長達二十五年，研究一萬七千名男子的報告發現，不吃魚的人比每天吃魚的人死於心臟病的機率高出三分之一。

假使你可以看見人的動脈內部，就會看見吃魚的人的動脈都很健康，不吃魚的人則相反。丹麥的研究人員就藉著驗屍而獲得了前所未有的證據。

在丹麥的佛萊德里克斯堡醫院，研究人員從四十名死者身上取下他們的動脈和脂肪組織，測量脂肪組織中魚油的含量，以知道這些人生前吃了多少含脂肪的魚。無庸置疑地，含大量omega-3脂肪酸的動脈都是最平滑暢通的；而那些阻塞最嚴重的動脈所含的 omega-3 脂肪酸最少，這表示他們很少吃富含脂肪的魚。

研究結果顯示，每天吃一盎司的魚，或每週吃兩份的魚，可以減少你三分之一到二分之一罹患心臟病的機會。

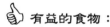 **有益的食物：**

防止心臟病突發該吃什麼食物

如果你曾經心臟病突發過，那麼你應該立刻開始多吃些魚，這樣能夠降低日後心臟病突發三分之一的機會。事實上，多吃魚比傳統上少吃動物性飽和脂肪的方法，更能減少往後心臟病突發的機會。英國威爾斯地區的卡地夫醫學研究學會，由波爾博士主持的一項為時兩年的研究計畫，將 2033 位曾經至少有過一次心臟病突發的男子分成四組。他要第一組每週至少吃兩次五盎司多脂肪的魚，例如鮭魚、鯖魚或沙丁魚，或是服用魚油。第二組減少攝取像牛油、乳酪和奶油這類含有飽和脂肪的食物。第三組則大量食用富含纖維的食物，如麥片和全麥麵包。為了對照起見，

第四組的人則完全不做任何飲食的限制。

兩年之後，低脂肪和高纖維的飲食根本對改善心臟病沒有效果，然而吃魚那組的死亡率竟然降低了 29%！「那真是難以想像。」哈佛醫學院研究魚油的權威里夫教授這麼說。

‧**最低限度**‧假使你爲心臟病突發所苦，那麼你每週吃兩次魚並且多吃水果蔬菜，比你只是少吃脂肪，更能夠降低心臟病再次突發的機會。

魚油預防心臟病的十種方法

- ‧阻止血小板凝結(血液凝塊)
- ‧減少血管收縮
- ‧增加血流量
- ‧降低纖維蛋白原(血液凝塊的因素)
- ‧加速纖維蛋白溶解活動(血液凝塊液化)
- ‧阻止細胞遭受氧氣自由基的破壞
- ‧降低三酸甘油脂
- ‧增加高密度脂蛋白膽固醇(好的膽固醇)
- ‧使細胞膜更有彈性
- ‧降低血壓

👍 **有益的食物：**

心臟手術後的飲食

如果你曾經動過手術打通被阻塞的動脈，那麼吃魚能夠防止它再度阻塞。通常手術後再阻塞的機會有 40~50%，而魚油可以

減少一半的這種情形。與前面提到的情況相同的是，服用魚油比只是少吃脂肪的效果更好。華盛頓特區醫院中心的外科醫生馬克・米爾納博士指出，在手術後六個月，42位服用魚油並且攝取低脂肪飲食的病人中，只有19%的人動脈又再度阻塞。而對照組中只攝取低脂肪卻沒有服用魚油的42位病人中，動脈再度阻塞的機會竟然高達38%。病人每日服用魚油的劑量約等於七盎司的鯖魚。

不過，米爾納博士說，每週吃三次魚以上的人，就不需要再服用魚油了。關於這一點，加拿大魁北克市拉佛大學醫學系的貝拉提教授也有相同的發現。

 有益的食物：

大蒜能夠修補受過傷害的動脈

規律地食用大蒜不僅能夠延緩動脈阻塞，而且更驚人的是，它還能修補受過傷害的動脈。印度大葛爾醫學院的心臟科醫生波地亞博士，是研究大蒜的先驅，他發現把大蒜餵給動脈有80%阻塞的兔子之後，不但減少了動脈阻塞的程度，也使部分的動脈恢復了健康的狀態。

然後他就對432位有心臟病的病人進行實驗，其中一半的人持續三年每天都吃兩、三瓣生的或煮熟的大蒜；另一半人則不吃大蒜。第一年之後，心臟病突發的機率在兩組人之間並無不同。

不過，到了第二年，吃大蒜那一組人的死亡率降低了50%，到第三年，更降低了66%！非致命的心臟病突發機率在第二年降低了30%，在第三年降低了60%。此外，吃大蒜的人的血壓和膽固醇也降低了10%，而且他們心絞痛發作的次數也比較少。至於

沒吃大蒜的那一組病人，他們心臟血管的變化就不明顯。

波地亞博士認爲，長期規律地食用大蒜可以沖散動脈內累積的片狀組織，並且預防日後動脈受損。大蒜的主要功效可能來自它所含至少十五種的抗氧化劑，可以中和破壞動脈的各種因子。

注意：根據波地亞博士的說法，煮熟的大蒜和生的大蒜一樣有效。

吃大蒜的額外好處

波地亞博士說，根據吃大蒜的人表示，他們的關節、身體比較不疼痛，哮喘也比較好一些，更有活力，精力和性慾、食慾也更好。最令人印象深刻的是，患有骨關節炎的人關節痛減少了。不過，在實驗過程中有 5% 的人退出，因爲他們覺得小便灼熱、脹氣和暴躁易怒。吃生大蒜比吃熟大蒜更容易引起這些不舒服。

根據一項1981年西安大略大學的研究人員對十五個國家所做的飲食調查報告顯示，那些消費大蒜比較多的國家，其人民罹患心臟病的比率也比較低。

👍 **有益的食物：**

堅果能治心臟病

加州珞瑪林達大學醫學系的教授蓋瑞・佛芮佐博士建議，每天吃一些堅果來防止心臟病。他曾對 31,208 個人做了一項研究調查，結果發現這些人中，每週至少吃五次堅果類食物的人比每週還吃不到一次的人，大約少掉一半心臟病突發和冠狀動脈疾病致死的機會。即使每週只吃一次堅果，也能減少 25% 罹患心臟病的危險。至於這些人所食用的堅果中，32% 是花生，29% 是杏仁，16% 是核桃，其他種類的堅果則占了 23%。

　　吃堅果治療心臟病，看來很傻，其實不然。堅果類食物含有豐富的纖維和單一不飽和脂肪，能夠防止心臟病。此外，它還含有各種抗氧化劑，包括維他命 E、硒（蘇木果含量特別多）和鞣花酸（核桃含量特多），都能防止膽固醇損害動脈。堅果類食物含有大量脂肪，雖然大多是有益人體的脂肪，但也容易令人發胖。然而，在佛芮佐博士的研究中，愛吃堅果的人卻不比那些不吃堅果的人胖。佛芮佐博士並沒有規定大家一次要吃多少堅果，通常按照個人的體重，每天吃一或二盎司就可以了。

義大利人的實驗

　　為了瞭解義大利婦女的飲食和心臟病突發的關聯，米蘭的研究人員針對 936 名年長婦女的飲食做了分析。

　　他們發現吃最多紅蘿蔔和新鮮水果的婦女，心臟病突發的機會要少 60%；吃最多綠色蔬菜和魚的婦女，則減少 40% 的危險。適量的飲酒可以減少 30% 的危險，飲酒過度則會增加 20% 的危險。最容易心臟病突發的則是吃很多肉，尤其是火腿和義大利香腸、奶油和全脂的婦女。

👍 有益的食物：

蔬菜能夠有效防止心臟病突發

　　吃大量的蔬菜和水果能減少心臟病突發和中風的機會，即使你曾經中風過也一樣。毫無疑問地，大量食用蔬果的人，動脈都比較健康，素食者罹患心臟血管疾病的比率是最低的。根據哈佛最近的研究指出，每天多吃一根大紅蘿蔔或半粒蕃薯（或者其他含有豐富 β - 胡蘿蔔素的食物）的婦女，可以減少 22% 心臟病突

發，和 40~70% 中風的機會。

在心臟病突發之後，蔬菜和水果也是一帖良藥。在印度有一項針對四百名心臟病突發患者進行長達一年的飲食控制。醫生把病人分成兩組，其中一組給與普通的低脂飲食；另一組的病人則給與大量的水果、穀物、堅果、莢豆、魚肉和蔬菜，特別是每天大約要吃十四盎司的水果和蔬菜（包括了番石榴、葡萄、木瓜、香蕉、橘子、萊姆、蘋果、菠菜、小紅蘿蔔、蕃茄、蓮藕、草菇、洋蔥、大蒜、豌豆和紅豆等）。

一年之後，吃蔬菜水果這一組的病人比吃低脂飲食那一組的病人，要少 40% 心臟病變的機會，而且死亡率也減少 45%。研究人員認為，如果每一位心臟病突發的病人在發病後都能立即開始食用大量蔬果的話，當能挽回無數性命。在印度的實驗中，病人是在病發後七十二小時內就開始了這種飲食療法。

此外，荷蘭的一項研究也發現，心臟病人在調整吃素食、低飽和脂肪和低膽固醇的飲食兩年之後，都使動脈病變不再惡化，甚至漸有起色。

研究人員說，這可能是因為蔬菜水果中的胡蘿蔔素和抗氧化劑幫助動脈保持暢通所致。

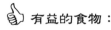 **有益的食物：**

試試日本人的飲食

隨著西式高脂肪速食的入侵，日本人罹患心臟病的比率正往上攀高。但是，日本人從前低脂肪、多魚類的飲食，一度曾是免於得到心臟病的模範。在1957年，當時明尼蘇達大學的恩索・濟斯教授，曾對七個國家的心臟病罹患率做過追蹤調查，這七個國

家包括美國、芬蘭、荷蘭、義大利、南斯拉夫、希臘和日本。他發現日本人的罹病率最低，而西方國家罹病率大約是日本的五倍。舉例來說，芬蘭的罹病率最高，比日本大約高了八倍。而日本人食物中 9% 的脂肪裏，只有 3% 是來自動物性脂肪，但是芬蘭人飲食中 39% 的脂肪，其中卻有 22% 是來自動物性脂肪。

　　雖然典型的日本式飲食正逐漸消失，不過赫爾辛基大學的研究人員最近訪問了幾位日本村民，他們聲稱自己依然遵守祖先的飲食習慣。他們每天吃的東西大致如下：四到五杯米，五到八盎司水果，約九盎司蔬菜，二盎司豆子，約二盎司肉，三到四盎司魚，半杯牛奶，一個或不到一個蛋，二茶匙糖和一湯匙半醬油。此外，男性村民會喝十五盎司啤酒，婦女則只喝一點啤酒。

　　由此可見，傳統日本人的飲食是低卡路里、低脂肪、少肉，而多魚肉、蔬菜、水果和米飯。其中唯一的缺點就是鹽分太多，大部分是醬油中的含鹽量太多，這可能是導致日本人中風比率偏高的原因。如果你能限制鹽分的攝取，那麼採取日本傳統飲食看來似乎是一個避免罹患心臟病的好方法。

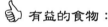 **有益的食物：**

為什麼地中海地區的人民心臟較強壯

　　環地中海地區的人民，尤其是希臘、義大利、西班牙和法國南部的人，他們死於心臟病的機率只有美國人的一半。事實上，有些研究人員認為地中海式飲食比官方宣稱的低脂肪飲食，更適合美國人採用來預防心臟病。地中海式飲食所攝取的脂肪雖然比美式飲食要多，但是兩者之間有很大的差異。地中海式飲食所攝取的脂肪，其中有四分之三是來自橄欖油中的單一不飽和脂肪；

此外，飽和動物性脂肪所占的分量也很少。舉例來說，克里特島上的居民有時會一杯一杯的喝下橄欖油，就占了他們攝取脂肪量的 40% 以上。然而，濟斯博士在他著名的「七國飲食研究」中卻發現，克里特島人少有死於心臟病的。在十五年之內，一萬個克里特島人之中只有38人是死於心臟病，而美國卻有 773 人死於心臟病，比克里特島高出了二十倍。其他地中海地區人民的罹病率也同樣很低。

歸根究底，最熱中於食用橄欖油型態脂肪的地中海地區人民，他們是最不可能死於癌症或其他任何疾病的人。根據濟斯博士的說法，這些人飲食中脂肪的主要來源，也就是各種單一脂肪，就是防止各種疾病的唯一因素。難怪橄欖油有時候被稱做是「長壽食品」。

含有大量可以保護動脈的脂肪的食物

	該食物中單一不飽和脂肪所占的比例
榛子	81
酪梨	80
橄欖油	72
杏仁	71

・**最低限度**・高脂肪的飲食並不一定對心臟有害，只要它是以橄欖油型態的脂肪為主，動物性脂肪只占一小部分就好。事實上，有一群哈佛的醫生認為地中海式飲食中 35~40% 的脂肪攝取量，其中大部分都是單一不飽和脂肪，比政府大力推薦的嚴格控制攝取 30% 的脂肪的這種飲食，更能防範心臟病。

👍 **有益的食物：**

多吃橄欖油：對心臟無害的脂肪

為什麼單一不飽和脂肪，也就是橄欖油的主要成分，對心臟有好處呢？從化學方面來看，它對動脈比較友善，能夠減少壞的膽固醇（低密度脂蛋白膽固醇），而不會減少好的膽固醇（高密度脂蛋白膽固醇）。此外，它的抗氧化劑活動能夠防止動脈受到壞的膽固醇傷害。在義大利，醫生用橄欖油給心臟病發作後的病人服用，結果發現這樣病人以後反而較不容易再復發。哈佛的華特‧威利博士說：「橄欖油的益處，有好幾個世紀的流行病學的證據可以證明。」

橄欖油對心臟有益的另一個理由是：目前還沒人發現它有任何壞處。紐約一位研究抗氧化劑的專家哈利‧狄摩波勒斯博士就堅持說：「橄欖油是唯一真正安全的脂肪。」單一不飽和脂肪在杏仁、榛子和酪梨中的含量也極高。

附註：橄欖油以冷榨法製造，特純的為最佳。

> 在地中海式的飲食中，橄欖油是主要的能量來源，約占
> 總熱量的35~40%，而其罹患冠狀動脈疾病的比率卻和
> 採取低脂肪飲食人口的罹病率一樣低。
>
> ——法蘭克‧塞克斯博士，哈佛公共衛生學院教授

👍 **有益的食物——**

地中海式飲食的秘密

地中海地區的居民能夠擁有健康的心臟，也並非完全歸功於

橄欖油，他們的飲食在其他許多方面都和美國人大不相同。如果美國人想要開始採取地中海式飲食，就必須做到下面這幾點：

- 吃兩倍的海鮮
- 多吃 66% 的蔬菜和 10% 的水果
- 多吃 20% 的全穀類和豆類食物
- 少吃 45% 的紅肉
- 少吃 16% 的雞蛋
- 多吃四倍的橄欖油
- 其他種類的蔬菜油要少吃一半
- 少吃 50% 的全脂牛奶和奶油

👎 **有害的食物：**

使動脈受到傷害的不當飲食

不要吃動物性脂肪，它會增加血液中的膽固醇，使血液濃稠，抑制溶血機轉，造成動脈阻塞和收縮，是心臟疾病真正的殺手。動物性脂肪攝取越多，罹患心臟病的機率也越高。根據世界衛生組織1990年的一份報告指出，飲食中動物性脂肪占 3~10% 的人，很少得心臟病，超過這個比例則會大幅提高得病的機會。而在美國及其他西方國家，動物性脂肪通常占了要命的 15~20%。

另一個好消息是：只要你不吃動物性脂肪，就能夠幫助動脈回復健康狀態。南加州大學醫學院的教授大衛・在雷肯霍恩博士說，大多數的人只要「以低脂肪乳製品代替高脂肪乳製品」，就能夠挽救他們的動脈免於受到動物性脂肪的破壞。

> 如果我只能告訴人們一件事情來減少他們得心臟病的危險，那就是他們應該減少攝取動物性食物，尤其是

動物性脂肪,而改以各種醣類——例如穀類、水果和蔬菜——來代替那些脂肪。

——厄斯特・薛佛博士,塔夫茨大學營養與老化研究中心

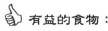 有益的食物:

每天一杯酒,不為生病愁

根據哈佛大學公共衛生學院艾瑞克・芮姆博士在1991年做的一項研究顯示,每天喝半杯到一杯酒的人,比滴酒不沾的人要少21%罹患冠狀動脈疾病的機會。每天喝一杯到一杯半酒的人,可以減少他們32%罹患心臟病的機會。喝更多的酒也許能夠更進一步地降低得心臟病的機會,但問題是每天喝兩杯酒以上,會使你有得到其他疾病的高度危險。

佛萊明罕心臟病研究中心的主任威廉卡斯特里博士說:「飲酒的最大安全限量是每天兩杯。」他說,各項研究報告持續發現,每天喝一、兩杯酒可以減少得心臟病的危險,但是每天喝三杯酒的話,就會增加你得到其他各種疾病而死亡的機會。有一項報告顯示,每天喝三到五杯酒會增加50%的死亡率。

喝酒對心臟有益的原因可能有下面幾項:酒精能增加好的膽固醇;酒,尤其是紅酒,是一種抗凝血劑;酒能減少壓力,而且其中含有抗氧化劑。

(在預防心臟病突發這一方面)沒有其他的藥比適量的飲酒更有效的了。

——塞吉・瑞諾博士,法國研究人員

👍 **有益的食物：**

強壯的法國人：是喝酒的緣故嗎？

　　如果要選一樣對心臟和健康有益的飲料，那恐怕就是酒了。酒在四千多年前就被當成藥用了。根據波士頓大學醫學院預防醫學和流行病學系的主任寇帝斯‧艾力森博士的研究顯示，發酵的酒比蒸餾過的酒或啤酒更能減少得到心臟血管疾病的危險。法國人對這種說法特別熱中。

　　有趣的是，雖然法國人很愛吃高脂肪的食物，而且他們的膽固醇和血壓也和美國人一樣高，但是他們心臟病突發的機會卻只有美國人的三分之一。造成這種現象的原因，有些科學家認為是因為法國人習慣在用餐的時候喝酒，尤其是愛喝紅酒。貝爾發斯特皇后大學的艾隆‧伊凡斯博士也指出，法國人和愛爾蘭人所喝下的酒量雖然一樣多，但是心臟病發作的機會卻比愛爾蘭人少掉三分之一，因為法國人主要是喝發酵類的酒，而愛爾蘭人則喝烈酒比較多。

　　有些紅酒，特別是波爾多紅酒，的確具有抗凝血劑的功效。高脂肪的食物容易使血液凝結，造成動脈阻塞，而喝酒則能防止這個情況發生。但要注意的是，喝酒應該有規律，而且要「適量——每天不超過二到三杯，每杯四盎司的容量。」

　　白酒也可以預防心臟病。根據加州奧克蘭市凱瑟‧帕瑪內特醫學中心，亞瑟‧克雷斯基博士一項長達十年，針對大約 82,000 名男女所做的研究結果顯示，所有含酒精的飲料，只要是適量的飲用，都可以減少得心臟病的機會，而且發酵酒的功效比啤酒和烈酒更好。不過，他並沒有發現紅酒比白酒的預防效果好。

‧**最低限度**‧如果你已開始喝酒，而且對酒精沒有不良反應，那麼每天規律地喝一、兩杯酒，有助於防止你的心臟病變。但是過度的飲酒對你的心臟和健康則非常有害。如果你不喝酒，也不要爲了預防心臟血管病變而開始喝酒。如果你酗酒的話，就該少喝一些。過量的酒精無疑是心臟的毒藥，能夠造成心臟嚴重的傷害和猝死。

> 每天喝三杯或三杯以上的酒，雖然不會造成冠狀動脈受損，但是卻會造成高血壓、肝硬化、喉癌、意外事件而入院治療及死亡。
>
> ——亞瑟‧克雷斯基博士，加州奧克蘭市凱瑟‧帕瑪內特醫學中心心臟學主任

喝咖啡容易得心臟病嗎？

對某些容易得心臟病的高危險群者來說，少喝點咖啡也許是對的，但目前還沒有足夠的證據證明咖啡或咖啡因一定會造成心臟病變。多倫多大學的馬丁‧邁爾斯博士，於1992年針對關於這項議題的十一份研究報告做一個分析，結果發現受試者不論每天喝一杯或六杯以上的咖啡，和他們是否罹患心臟病都沒有關聯。

另一方面，克雷斯基博士一項爲期十年，追蹤十萬餘人的調查報告顯示，每天喝四杯或四杯以上的咖啡會使男人得心臟病的機會增加30%，女人增加60%。然而喝茶卻沒事，這表示咖啡因並不是罪魁禍首。因此克雷斯基博士建議心臟病高危險群的人，每天喝咖啡不要超過四杯。另一項最近的研究報告則指出，每天喝十杯或十杯以上的咖啡，會使罹患心臟病的機會增加三倍。

那麼改喝不含咖啡因的咖啡如何？事實上，這樣可能更糟。

1990年哈佛針對 45,000 名男性進行的研究報告指出，喝不含咖啡因咖啡的人，比那些喝茶或喝含咖啡因咖啡的人，得心臟病和中風的危險還要更高一些。這使研究人員認為，為防止心臟病而「改喝不含咖啡因的咖啡收效甚微。」

> 對那些每天喝六杯咖啡的人來說，沒有足夠的理由要他們別喝咖啡，尤其是，也沒有足夠的理由要他們改喝不含咖啡因的咖啡。
>
> ——華特・威利博士，哈佛公共衛生學院

胸痛（心絞痛）的人該吃什麼食物

胸痛，也就是心絞痛，是動脈變窄或部分被阻塞而使氧氣和血液無法輕易流通的警告訊號。通常這種動脈變窄的情形是由動脈粥樣硬化引起的，也就是輸送氧氣到心肌的冠狀動脈內有脂肪堆積而引起。另外，心臟痙攣也會造成這種現象。

胸痛和血液中缺乏維他命 E、維他命 C、β-胡蘿蔔素及 omega-3 魚油等抗氧化劑也有關。愛丁堡大學的魯道夫・雷默斯馬博士就建議多吃水果、蔬菜、富含脂肪的魚、穀類食品、堅果及富含維他命 E 的蔬菜油。他對五百位中年男士——其中一半人有胸痛的毛病——做過一項調查，結果發現那些血液中維他命 E 最少的人，比那些血液中含維他命 E 濃度最高的人，要多二倍半的機會發生胸痛。這可能是因為維他命中的抗氧化劑減少了動脈受損和阻塞所致。雷默斯馬博士在他另一項研究中更進一步發現，血小板中含有高濃度 EPA 魚油的人，也比較不容易發生胸痛。

☞ **有害的食物——**

喝酒容易造成心絞痛

在1786年，英國的一位醫生，威廉・賀伯敦曾建議用酒來治療心絞痛，其後也有許多醫生如此建議。不過最近的研究報告指出，對那些已經有冠狀動脈疾病的人來說，喝酒反而容易造成他們心絞痛發作。

加州長堤的瓊・奧蘭多博士和她的同事們做過實驗，讓十二位有心絞痛的中年男士先喝三、四杯酒(二到五盎司的酒)，一小時後再讓他們做運動。結果發現，他們胸痛發作的時間，比他們在不喝酒做運動的時候，平均要提早十到十五分鐘。而且，喝酒也容易使他們在運動時發生不規則的心跳加快和心臟收縮。

心律不整：是咖啡造成的嗎？

假如你有心律不整的毛病，最好少喝一點咖啡，不過也不必完全放棄。多倫多大學的馬丁・邁爾斯博士最近分析了二十三份關於咖啡因和心律不整是否有關的研究報告，結果發現每天喝五杯咖啡——相當於 500 毫克咖啡因——對於那些正常人或是有心臟病的人來說，都不會增加他們罹患心律不整的機會。

不過，有些專家還是認為有心律不整的人，每天只要喝兩杯咖啡就好了。哈佛大學的研究員湯瑪士・葛萊鮑伊斯曾經給患有心律不整的病人服用相當於兩杯咖啡的咖啡因錠，然後要他們在接下來的三小時內，每小時各踩五分鐘的固定腳踏車。結果這些人的心律都沒有什麼變化，無論他們先前服用的是咖啡因錠或是鎮靜劑。所以他說：「讓患有心律不整的人一律不准喝咖啡是說

不通的,沒有理由不讓他們喝個一、兩杯咖啡。」

另一方面,則有研究報告指出,高劑量的咖啡因(相當於九或十杯咖啡)可能使原有心律不整的人病情更加惡化。尤其是那些對咖啡因敏感的人,只要兩杯半咖啡所含有的咖啡因就很容易造成他們嚴重的心律不整。為確保安全起見,奧瑞岡健康科學大學的研究人員建議心臟病人每天只喝兩杯咖啡就好。

☞ **有害的食物:**

假日心臟病症候群

不論你是經常還是偶爾喝酒,都會造成心律不整,而且有越來越多人都是死於喝酒所引起的心律不整。

急診室內常可見到因假日和週末大喝一場而導致嚴重心律不整的病人,這種情形在耶誕節和新年假期之間特別多,因此被稱做「假日心臟病症候群」。這一類的纖維性顫動或心緒激動的症狀,通常在酒力消退後也隨之不見,不會給心臟造成永久的傷害。假日心臟病症候群雖較常見於長期大量飲酒的人身上,但是那些偶爾喝一點酒和平常飲酒很有節制的人在大喝一場之後,也會也出現這些症狀。

很顯然地,過度飲酒會大大增加心跳停止和中風的機會。一項調查報告指出,有40%猝死的婦女都嗜酒如命。根據著名的佛萊明罕心臟病研究中心的研究顯示,每天喝五或六杯酒以上的人比較容易猝死,即使以前他們都沒有任何冠狀動脈疾病的症狀。

你喝酒的歷史越久,喝的量越多,你就越容易罹患心臟血管疾病,只有少喝些酒才能減少發病的機會。

遠離心臟病的飲食建議

・首要注意事項就是：多吃富含 omega-3 脂肪酸的魚類——至少每天吃一盎司，或者每週吃兩、三次。

・多吃大蒜、洋蔥，以及其他各種富含抗氧化劑和抗凝血劑的蔬菜水果，來防止動脈阻塞。

・少吃富含動物性脂肪的食物，如肥肉和乳製品。

・食用橄欖油。

・假如你已經有心臟血管方面的毛病，就更該加倍注意改變飲食的這個好機會，因為它能夠預防日後中風、心臟病突發及其他心臟血管病變。

・如果你每天用餐時習慣喝一、兩杯酒，那是可以預防心臟病的。但是如果你並沒有喝酒的習慣，就不必開始喝酒，因為這樣可能對你的壞處反而比較多。如果你每天喝兩杯酒以上，最好少喝一點，因為喝太多酒對你的心臟和健康都不好，同時大大增加死亡的機會。

・假如你有心律不整的毛病，最好每天只喝兩杯咖啡。而且，目前也不能證實喝不含咖啡因的咖啡對預防心臟病有益。

預防膽固醇過高的食物

能夠降低膽固醇的食物：豆類・燕麥・蘋果・紅蘿蔔・橄欖油・酪梨・杏仁・核桃・大蒜・洋蔥・海鮮，尤其是富含脂肪的魚・富含維他命 C 及 β - 蘿蔔素的蔬菜和水果・富含可溶性纖維的穀類・適量的酒

能夠增加膽固醇的食物：含有高飽和脂肪和高膽固醇的食物

　　血液中的膽固醇就是造成動脈阻塞，使你罹患心臟病的原因。雖然膽固醇的某些成分對動脈有害，但是它也有某些對人體有益的成分。姑且不論膽固醇是一種多麼複雜的物質，有一件無法否認的事情是：你吃的食物能夠降低膽固醇的危險性，使它不再對身體產生致命的傷害！

　　加州大學醫學院的資深研究員丹尼爾・史登伯格博士指出，經由控制膽固醇的方式，可以大幅延緩動脈粥樣硬化的過程，甚至減少堆積在動脈壁的脂肪。他說：「現在我們能僅藉著降低膽固醇，就直接在動脈壁上對付這種疾病，這真是太令人興奮了。」

如何利用食物來控制膽固醇

　　基本上來說，膽固醇分為三種，人類應該多吃可以減少低密度脂蛋白膽固醇（LDL）和增加高密度脂蛋白膽固醇（HDL）的食物。因為，「壞的」LDL 是造成動脈阻塞的原料，而「好的」HDL 則會吃掉 LDL，並且把它運送到肝臟去徹底毀滅。顯然地，你的血液中 HDL 越多，LDL 越少的話，你的動脈就越安全，而某些食物就能幫助你達到這個目標。

　　根據史登伯格博士和其他專家提出的一種新理論，動脈阻塞的原因是這樣的：血液裏的氧氣自由基會衝撞 LDL 膽固醇的分子，使他們氧化。然後 LDL 就會開始腐壞，就像沒放進冰箱冷藏的奶油一樣。腐壞的 LDL 很快地就會被巨噬細胞吃掉，而吃掉許多 LDL 的巨噬細胞就會膨脹變成可怕的「泡沫細胞」，進入動脈壁裏面，對動脈造成傷害。如果你能夠預防這種有害的變質過程，你的 LDL 膽固醇就可以保持無害的狀態。因此，問題的關鍵不在你的血液中含有多少 LDL 膽固醇，而在有多少會讓動脈阻塞的「被氧化的、有毒的 LDL」。史登伯格博士和許多專家現在相信，血液中的 LDL 膽固醇除非是被氧氣自由基轉變成了有害的形態，否則它是不會對動脈構成傷害的。

　　這就是食物能夠發揮力量的地方了。越來越多的證據顯示，只要多吃富含各種抗氧化劑的食物，就能阻止 LDL 被轉變成有害的形態。換句話說，你可以在動脈粥樣硬化正要開始發生的階段就對它加以干預，阻止其後一連串的動脈阻塞、心臟病突發和中風等病變。這實在是一個令人振奮的消息。

　　・**最低限度**・減少壞的 LDL 膽固醇，增加好的 HDL 膽固醇，並且儘量不要讓 LDL 轉變成有害的形態，即可確保動脈不受

損傷。以下就是在飲食方面你該注意的事項。

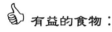 **有益的食物：**

神奇的豆類

　　豆類是大自然中最便宜、最普遍、最安全及效果最快的抗膽固醇食物。根據肯德基大學醫學院詹姆士・安德森博士的研究指出，每天吃一杯煮熟的豆子大約可以在三星期內降低 20% 壞的膽固醇，而且任何種類的豆子都行——例如扁豆、埃及豆、黃豆、黑豆、荣豆——甚至罐裝的烤豆子也行。

　　每天吃一杯豆子也能在大約一、兩年後增加 9% 好的膽固醇。另一項研究指出，豆子能將血液中 HDL 比率提高 17%。安德森博士的建議是：爲了達到減少 LDL 最好的效果，最好是午、晚餐各吃半杯豆子。豆類食品中至少含有六種可以降低膽固醇的化合物，其中最主要的可能要屬可溶性纖維了。

　　另外，根據伊利諾大學約翰・爾德門博士的一項研究報告指出，黃豆裏面所含有的蛋白質是抑制膽固醇最有效的成分，這種蛋白質在整粒或打碎的黃豆、豆漿和豆腐裏都有，但在醬油和黃豆油裏卻找不到。

> 大部分的人都可以藉著每天吃三分之兩杯的麥片或一杯
> 豆子，來降低膽固醇。
>
> ——詹姆士・安德森博士，肯德基大學醫學院

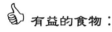 **有益的食物：**

燕麥的神效

　　荷蘭的科學家在三十年前就發現了燕麥降低膽固醇的神效，

這項發現最近也被證實。芝加哥市魯西－普萊斯比特瑞－聖路克醫學中心的心臟學助教麥可・大衛森博士說，每天最多只需要吃兩盎司的麥麩，或者三分之兩杯乾的麥片，即可降低 16% 壞的膽固醇；只吃一半的分量，也可以降低 10% 的膽固醇。不過，即使再多吃兩天的分量，也無法更進一步的降低壞的膽固醇。

安德森博士也指出，每天吃一大碗麥麩，持續兩、三個月後，即可增加 15% HDL 膽固醇。

燕麥中最主要破壞膽固醇的物質叫做 β-聚葡萄糖，是一種會在腸道內膠著的可溶黏性纖維。它能夠妨礙膽固醇的製造和吸收，使血液更加淨化。

麥麩的秘密：你不可不知

燕麥能夠使某些人的膽固醇降低 20%，有些人卻只能降低 3~4%。哈佛更有一項研究報告聲稱燕麥根本沒有降低膽固醇的功效。以下有幾個原因或許可以說明為什麼各項研究報告所發現的結果會有所不同：

1. 市售的各種麥麩所含的可溶性纖維比例，從 28% 到 8% 各不相同，有的甚至一點也沒有，所以他們降低膽固醇的功效也會隨之不同。加州健康研究中心的基尼・史匹勒博士建議：如果產品標籤上有註明「可溶性纖維」的比例，就選購含量最多的那一種。否則的話就吃麥片，因為麥片裏面多少總含有一些。

2. 杜克大學的溫蒂・狄馬克－瓦尼佛萊特博士說，燕麥就像其他任何天然食物或人造的藥物一樣，在每一個人身上的功效都不盡相同。它不是萬靈丹，但是，如果它對你有效，那麼效果會是很大的。你得試一試才知道它到底對你有沒有用。

3. 假如你的膽固醇很高——高過 230，那麼燕麥很可能讓它

降低下來(其他豆類和富含可溶性纖維的食物也可以)。不過,對於那些膽固醇指數正常或偏低的人來說,燕麥就不會再大大降低他們的膽固醇了——「因為沒有這個需要,」安德森博士這麼說。

4.年齡和性別也會影響燕麥降低膽固醇的功效。根據最近的一項研究報告指出,年輕女性有時根本不會因為吃燕麥而降低膽固醇,然而年長婦女通常都有很明顯的改善。至於男性不論年紀多大,效果都差不多。

·**最低限度**·假如你的膽固醇很高——高過230,那麼每天吃一碗麥麩應該可以降低你的膽固醇。如果你的膽固醇本已偏低,吃麥麩可能就毫無作用。此外,根據明尼蘇達大學辛西亞·瑞普欣博士的綜合分析指出,每天只需要吃三分之二杯乾麥麩或一又三分之一杯乾麥片即可,多吃無益。

👍 有益的食物:

每天吃一瓣大蒜

根據在最近一場國際性的學術會議上所提出的報告中說,每天吃三瓣大蒜,在某些人身上可以降低平均 10~15% 的膽固醇。大蒜不論是生的或熟的,效果都一樣。大蒜裏面有六種化合物已被分析出來,能夠抑制肝臟合成膽固醇,使得膽固醇降低。

> 平凡的大蒜已被發現具有強大預防心臟血管疾病的功效,可以放心地每天食用。
>
> ——英國的格魯伍德醫生

在孟買 L.T.M. 醫學院進行的一項實驗,讓五十個人每天早上吃三瓣生的大蒜,連續吃兩個月以後,發現他們的膽固醇由 213

掉到 180 ——平均降低 15%。同時，他們血液凝塊的情形也改善許多。另一項在西雅圖貝斯泰爾學院進行的實驗發現，每天服用一粒相當於三瓣新鮮大蒜的大蒜油丸，可在一個月內降低 7% 的膽固醇。而且，更重要的是，增加了 23% 好的 HDL 膽固醇！

> 附註：不論是生的、熟的或醃漬過的大蒜，都能降低膽固醇。不過，
> 在超級市場上出售的大蒜粉和大蒜鹽則沒有任何療效。

👍 有益的食物：

每天吃半個洋蔥

生洋蔥是增加 HDL 膽固醇的最佳食物。哈佛醫學院心臟科教授維克多·格爾威治博士指出，每天吃半個生洋蔥，或是喝等量的洋蔥汁，平均能夠增加心臟病人 30% 的 HDL 膽固醇。格爾威治博士是從民間療法取得這個偏方，然後開始在他自己的診所實驗。結果非常的成功，因此他建議他所有的病人多吃洋蔥。不過，洋蔥煮的時間越久，它增加 HDL 的效果就越差（煮熟的洋蔥是用別的方式來對抗心臟病）。格爾威治博士並不知道是洋蔥裏的哪些化學物質能夠增加 HDL，他說也許只有一種，也或許有上百種。洋蔥的療效在 70% 的病人身上都看得見。如果你沒辦法每天吃半個生洋蔥，那就少吃一點。因為不論你吃下多少，都可以幫忙增加你的 HDL。

👍 有益的食物：

多吃鮭魚

即使你的 HDL 已達正常標準，多吃富含 omega-3 脂肪酸的

魚依然能夠使它增加。美國農業部位於舊金山的西方國家人民營養研究中心做過一項實驗，讓膽固醇正常的人連續四十天，每天午、晚餐的主菜都吃鮭魚，結果他們的 HDL 大大提高。更重要的是，該中心的主任蓋瑞‧尼爾森博士發現，在 HDL 裏面有一種可以救命的成分也平均上升了 10%。這種成分對阻止心臟病變有很大的作用。尼爾森博士說，實驗進行到第二十天的時候，HDL 即已明顯上升，這表示多吃富含脂肪的魚能很快地改善膽固醇與心臟方面的毛病。

　　那麼，要吃多少鮭魚呢？實驗中的那些人每天大約吃了一磅新鮮鮭魚——這麼多的分量是為了要達到能夠檢驗出效果來的目的，如果吃少一點的話，HDL 增加的程度也會跟著低一些。除了鮭魚之外，其他富含 omega-3 脂肪酸的魚(如鯖魚、鮪魚、沙丁魚和鯡魚)也一樣可以增加 HDL。此外，吃這些魚也可以降低三酸甘油脂。

 有益的食物：

橄欖油的妙用無窮

　　橄欖油有三重功效：降低壞的 LDL 膽固醇，維持或稍微增加好的 HDL 膽固醇，並且改善二者在血液中的比例。相對來說，其他的油如玉米油、黃豆油、葵花子油和紅花子油不僅會降低 LDL，也會使 HDL 降低。低脂肪的飲食也一樣，會讓 HDL 和 LDL 都下降。

　　橄欖油的神秘力量就在於它能夠阻止 LDL 膽固醇被氧化成危害動脈的形態。加州大學的丹尼爾‧史登伯格博士和他的同事曾做過一項實驗，讓一組健康的自願受試者每天食用大約三湯匙的

橄欖油，另外一組人則食用紅花子油，然後檢查二組的 LDL 膽固醇。結果發現，食用橄欖油那一組人的 LDL 竟然只有一半可能會被氧化成危害動脈的形態！這並不是說你應該要痛飲橄欖油才對，而是建議你在食用脂肪的時候，不妨選擇含有大量單一不飽和脂肪的橄欖油，以預防動脈阻塞。

> 我從在克里特島上做的許多調查結果中發現，島上的農夫有許多都是百歲以上的人瑞，而這些人的早餐通常只是一杯橄欖油。
>
> ——恩索・濟斯博士，著名的流行病學家

 有益的食物：

杏仁和核桃好處多多

堅果類食物怎麼會對膽固醇有益處呢？他們不是高脂肪的食物嗎？沒錯，不過，其中大部分都是能夠抑制膽固醇和防止膽固醇被氧化的單一不飽和脂肪。基尼・史匹勒博士曾讓一組膽固醇指數平均約在 240 的男女，在連續三到九週的時間裏，每天吃 3.5 盎司的杏仁，另一組的人則從乳酪或橄欖油中攝取相同分量的脂肪。

結果發現，吃杏仁那組人的膽固醇，比吃乳酪那組的人平均降低 10~15%；和吃橄欖油那組的人比較，則沒有什麼差別。史匹勒博士說這是可以理解的，因為杏仁和橄欖油二者所含脂肪的化學成分是相同的。所以，二者對心臟同樣都有益處。

核桃也一樣有效。珞瑪林達大學的瓊・賽巴提博士曾對一群採取低脂肪飲食，膽固醇指數都標準的人做實驗。她讓這些人在

第一個月中，每天吃大約二盎司核桃(占每天1,800卡路里之中的20%)，第二個月裏則完全不吃核桃。結果在不吃核桃的那個月，他們的膽固醇平均降低 6%，在吃核桃的那個月裏，卻降低了18%！兩個月平均起來降低了二十二個百分點。可見吃核桃比吃低脂肪的飲食，更能降低膽固醇。

不過，史匹勒博士和賽巴提博士提醒你，不要吃太多堅果以免發胖(堅果每盎司大約有 170 卡路里)。重點是每天吃一點堅果，來代替從其他食物中攝取到的脂肪和卡路里。賽巴提博士說：「這是降低膽固醇的一個簡單辦法。」

👍 有益的食物：

酪 梨

酪梨和杏仁、橄欖油一樣，都能降低膽固醇。以色列的研究人員最近發現，連續三個月食用酪梨、杏仁和橄欖油，能夠降低12% 的膽固醇。澳洲昆士蘭衛斯理醫學中心的心臟科醫師，讓十五名婦女採取高醣、低脂(占 20% 的卡路里)，以及高酪梨(占37% 的卡路里)的飲食，各連續吃三週。

結果是：低脂飲食降低了 4.9% 的膽固醇，酪梨飲食使膽固醇降低了將近兩倍——8.2%。更驚人的是，低脂飲食使 HDL 降低了 14%，卻沒有降低 LDL。然而酪梨卻只會使 LDL 降低，並且可以保護動脈不受膽固醇的傷害。

・**最低限度**・雖然橄欖油、杏仁和酪梨的脂肪含量很高，但大多是單一不飽和脂肪，它不僅能夠降低膽固醇，並且可以保護動脈。

👍 有益的食物：

草　莓

　　富含維他命 C、維他命 E 和其他抗氧化劑的蔬菜水果，是對抗膽固醇的超級食品。維他命 C 不但是 HDL 的保鑣，負責掃除動脈裏的壞東西；並且和維他命 E 一樣，可以有效防止 LDL 被氧化的過程。全國健康研究中心的茱蒂絲‧霍夫瑞許博士指出，每天吃 180 毫克維他命 C 的人（相當於一杯草莓和一杯綠花莱的量）的 HDL，比每天吃 60 毫克的人要高出 11%。

　　密西西比大學動脈粥樣硬化研究實驗室的安東尼‧維藍吉瑞博士，花了六年時間研究猴子。起初他餵給猴子豬油、膽固醇、少量的維他命 C 和維他命 E，結果猴子的動脈阻塞的非常嚴重。之後，他再增加餵給猴子的維他命 C 和 E 的份量，竟然使動脈阻塞的情形大爲改善。更令人驚奇的是，連續兩年餵給猴子低劑量的維他命，實際上可以挽 8~33% 動脈阻塞的比例！

　　維他命能夠殺死氧氣自由基，使它無法將 LDL 轉變成有害的形態。哈佛大學的巴茲‧佛瑞博士說，每天只需吃 160 毫克的維他命 C ——相當於兩個大橘子——就可以供給身體足夠的能量去殺死自由基，防止 LDL 滲透到動脈裏去。（請參考第 413~415 頁列出的富含維他命 C 和 E 的食物）

👍 有益的食物：

蘋　果

　　蘋果和其他含有果膠的可溶性纖維食物都能夠降低膽固醇。法國研究人員曾讓一組健康的中年男女每天多吃兩、三個蘋果，

對抗膽固醇最佳的可溶性纖維食物

有些專家，例如詹姆士‧安德森博士，堅信食物中的可溶性纖維是對抗膽固醇的食物中最重要成分。含有越多可溶性纖維，它降低膽固醇的威力也越強。下面就是安德森博士列出的排行榜，他建議每天至少要吃 6 公克的可溶性纖維來對付壞的膽固醇。

蔬菜：1/2 杯	可溶性纖維含量：公克
煮熟的結球甘藍菜	2.0
煮熟的歐洲蘿蔔(蒲芹)	1.8
煮熟的白蘿蔔	1.7
新鮮的秋葵	1.5
煮熟的豌豆	1.3
煮熟的綠花菜	1.2
煮熟的洋蔥	1.1
煮熟的紅蘿蔔	1.1
水果：	
橘子，小的	1.8
新鮮酪梨：4個(中等的)	1.8
新鮮芒果：1/2 個(小的)	1.7
麥片：	
煮熟的麥麩：3/4 杯	2.2
麥麩片：3/4 杯	1.5
燕麥片：1/3 杯	1.4
煮熟的豆類：1/2 杯	
罐裝的烤豆子	2.6
黑豆	2.4
罐裝的白豆	2.2
罐裝的菜豆	2.0
埃及豆	1.3

連續吃一個月。結果發現，有 80% 的人 LDL 都降低了，而這其中一半人的 LDL 更降低了 10% 以上，而且他們的 HDL 也都增加了。有趣的是，蘋果對婦女的效果比較大，有一位婦女的膽固醇竟然下降了 30%。

華盛頓中央大學的大衛・基博士，利用榨蘋果汁剩下的蘋果泥，做成每片含有 15 公克蘋果纖維的餅乾（約相當於四或五個蘋果），讓 26 位膽固醇過高的男士每天吃三片，結果他們的膽固醇平均降低了 7%。雖然大多數的專家都將蘋果降低膽固醇的功勞歸之於蘋果所含的果膠（就是那種用來使果凍凝結起來的物質），不過蘋果裏面其他的成分也很重要。就像費城威斯塔研究中心的大衛・克維柴夫斯基博士所指出的，吃整個的蘋果比只吃蘋果果膠更能有效地降低膽固醇，因為「蘋果裏面其他的成分也發揮了作用。」

👍 有益的食物：

紅蘿蔔

美國農業部東部研究中心的科學家菲力浦・皮佛和彼得・荷格蘭兩位博士指出，紅蘿蔔也含有豐富的可溶性纖維和果膠，能夠抑制 LDL，增加 HDL。皮佛博士估計，每天吃兩根紅蘿蔔能降低 10~20% 的膽固醇，足以讓許多膽固醇稍高的人回復到標準範圍內。他自己開始每天吃兩根紅蘿蔔以後，他的膽固醇就降了 20%。加拿大的一項研究證實，每天吃兩根半的生紅蘿蔔，可以讓膽固醇下降 11%。根據德國的一項研究發現，在一或兩根紅蘿蔔裏面所含有的 β-胡蘿蔔素，就能夠大大的增加 HDL。

皮佛博士也指出，不論是生的、熟的、冷凍的、罐裝的、切

塊的或榨成汁的紅蘿蔔，它所含的纖維都一樣可以降低膽固醇。

能夠防止膽固醇被氧化的食物

　　刻意多吃一些富含抗氧化劑的食物，可以幫助防止膽固醇被氧化成為有害的形態。到目前為止，科學家已經從蔬菜、水果、穀類及堅果類食物中找到五種有效的抗氧化劑，來對付 LDL 毀滅性的轉變。

　　·多吃富含維他命 C 和 β-胡蘿蔔素的蔬菜及水果。

　　·多吃富含維他命 E 的油脂、堅果、種子和穀類食品，尤其是小麥胚芽。

　　·多吃富含輔酶-Q10 的沙丁魚和鯖魚，這是近來發現的一種能夠保護動脈的抗氧化劑。

　　·多吃富含單一不飽和脂肪酸食物，例如橄欖油、杏仁和酪梨。

　　·少吃容易被氧化的脂肪，尤其是 omega-6 脂肪酸最容易被氧化，例如玉米油、紅花子油和葵花子油。

👍 有益的食物：

葡萄柚

　　葡萄柚含有一種叫做半乳糖醛酸的可溶性纖維，不僅能降低 LDL，還能溶解已經堆積在動脈裏的脂肪。不過，只喝葡萄柚汁是沒有用的，必須吃果肉的部分才有效。佛羅里達大學胃腸學教授詹姆士·賽達博士發現，每天吃兩杯半葡萄柚的果肉，可以降低大約 10% 的 LDL。他更在豬身上的實驗發現，葡萄柚能夠減少豬的動脈及主動脈病變或阻塞，而豬的心臟血管系統和人類很相似。

能降低三酸甘油脂的飲食法

　　另一種脂肪，也就是三酸甘油脂，同樣是很危險的。三酸甘油脂太高會導致心臟病突發，尤其對超過五十歲的婦女和 LDL/HDL 比例不佳的男士威脅特別大。芬蘭有一項研究報告指出，LDL/HDL 比例不佳和三酸甘油脂超過 203mg/dL 的男士，他們心臟病突發的危險幾乎比別人高出四倍。如果 LDL/HDL 的比例標準，三酸甘油脂就不會造成危險。但問題是，HDL 太低通常都和三酸甘油脂過高同時出現。

　　‧能夠降低三酸甘油脂的食物：

　　海鮮是最佳選擇。奧瑞岡健康科學大學的一項研究顯示，每天吃一粒魚油——相當於吃七盎司的鮭魚、鯖魚或沙丁魚——能夠降低50% 以上的三酸甘油脂。華盛頓大學做的實驗則要受試者吃貝殼類海鮮來取代他們原來的蛋白質來源(肉、雞蛋、牛奶和乳酪)，每天吃兩次，連續吃三星期。結果發現吃蛤能夠降低 61% 的三酸甘油脂，吃蠔可以降低 51%，螃蟹可以降低 23%。

　　此外，每天吃一瓣大蒜可以降低 13~25% 的三酸甘油脂；半杯乾豆子可以降低 17%。

　　低脂的飲食也能夠降低三酸甘油脂。

　　‧能夠增加三酸甘油脂的食物：

　　白糖、白麵、果汁、乾的水果及過量的酒(每天只喝一、兩杯酒並不會增加三酸甘油脂)。

 有益的食物：

葡萄子油

　　從葡萄子裏榨出來的油，是最新發現能夠增加 HDL 的食

物，在某些食品專賣店裏可以買到。紐約市立大學的心臟學家大衛・納許博士，讓 23 位 HDL 低於 45 的男女連續四週每天食用兩湯匙的葡萄子油，並配合他們原來採行的低脂飲食。結果，他們的 HDL 平均增加了 14%！納許博士說：「雖然有些人毫無反應，但是有一半以上的人的 HDL 都增加了。」一般來說，HDL 已經達到高標準(55以上)的人，就比較不可能再增加了。

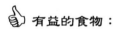 **有益的食物：**

適量的酒

適量的酒可以增加 HDL，早已是不爭的事實。英國一項研究顯示，每天喝一、兩杯酒、啤酒或調味酒，平均會增加 7% 的 HDL。奧瑞崗健康科學大學最近的一項研究發現，每月喝四杯到三十杯酒的婦女的 HDL，比每月喝不到四杯酒的婦女要高一些。

約翰霍普金斯大學的研究人員也發現，每天喝十二盎司啤酒的男士，兩個月後 HDL 也會上升，可以減少心臟病突發的危險。

但是要小心，根據研究調查指出，週末時一次把一星期的酒量全部喝掉，並不如把它分成七天平均喝掉有益；相反的，這樣反而會降低 HDL，增加 LDL。

・**最低限度**・雖然適量的酒對身體有益，但是大多數的專家都反對建議大眾以喝酒來抵抗心臟疾病的發生，並且強調沒有任何一個人，尤其是那些有家族或個人酗酒習慣的人，可以靠喝酒來改善膽固醇。

令人意外的貝殼類海鮮

假使你害怕膽固醇太高而不敢吃貝殼類海鮮，別怕。事實

上，許多專家都說，大部分的貝殼類海鮮對膽固醇是有益處的。

華盛頓大學的脂類專家瑪莉安‧柴爾斯博士讓18位膽固醇正常的男士，連續三週吃蠔、蛤、螃蟹、貽貝、蝦子和烏賊，來取代他們原本從肉和乳酪中攝取的動物性蛋白質。

結果這六種常見的海產，沒有一樣會增加膽固醇。相反的，蠔、蛤和螃蟹可以降低LDL；而且蠔和貽貝還能增加HDL。

柴爾斯博士說，蠔、蛤和貽貝是對膽固醇最好的海產，螃蟹也不錯。至於蝦子和烏賊，則既不會增加也不會降低膽固醇。

能夠增加對身體有益的 HDL 膽固醇的食物

‧橄欖油
‧生洋蔥
‧大蒜
‧鮭魚、鯖魚、沙丁魚、鮪魚和其他富含脂肪的魚
‧蠔、貽貝
‧葡萄子油
‧杏仁
‧酪梨
‧富含維他命C的食物（青椒、綠花菜、橘子）
‧富含 β-胡蘿蔔素的食物
‧葡萄酒、啤酒、適度的酒精含量

注意：超低脂食物（脂肪只占卡路里的10%或不到10%）會抑制HDL。

喝咖啡要過濾

根據研究顯示，美國式用過濾器濾過的咖啡，不像歐洲式只

煮而不過濾的咖啡那麼容易增加膽固醇。這可能是因為咖啡中所含的可以增加膽固醇的成分，被過濾紙網住了的緣故。在美國，煮好的咖啡大約有 75% 都會被過濾後再飲用。

荷蘭的研究人員解開了這個謎題。他們從歐洲式咖啡中提煉出一種「脂類因子」讓受試者服用。結果經過六週，這些人的膽固醇平均增加 23% ——從 180 升到 220 ——而且增加的幾乎全部都是 LDL。由此可見，只要你喝的是濾過的咖啡，就不必擔心膽固醇會升高了。有趣的是，約翰霍普金斯大學做的另一項研究顯示，咖啡雖然會稍微增加一點壞的 LDL 膽固醇，但也同樣會增加好的 HDL 膽固醇，所以對罹患心臟病的風險並沒有什麼影響。

不含咖啡因的咖啡暗藏危機？

你不用為了防止膽固醇過高而改喝不含咖啡因的咖啡。一來，並沒有研究結果證實咖啡因會增加膽固醇；再者，荷蘭有一項實驗讓 45 位原來每天喝五杯不含咖啡因咖啡的男女，改成喝五杯普通咖啡。結果六週以後，他們的膽固醇改變的情況「幾乎為零」。

加州大學的研究人員甚至進一步發現，181 位原本膽固醇指數是標準的人在改喝不含咖啡因的咖啡之後，他們的 LDL 膽固醇大約上升了 6%。同時，還有另外一種會造成心臟病的危險因子，叫做「阿朴脂蛋白 B」（Apolipoprotein B）的指數也上升了。

加州大學的羅伯·舒伯寇博士估計，改喝不含咖啡因的咖啡可能會增加 10% 罹患冠狀動脈疾病的危險。他說，這個比例很驚人，因為每年美國人喝掉的 1,390 億杯咖啡中，有 20% 是不含咖啡因的咖啡。舒伯寇博士認為，用來製造不含咖啡因咖啡的咖啡豆裏面有一種不明的化學成分，是造成 LDL 增加的原因。

這些研究的結果看來也許令人驚訝，不過它也告訴大家一個很清楚的訊息：不要指望喝不含咖啡因的咖啡會使你免於膽固醇過高的麻煩。

巧克力無罪

吃巧克力會增加膽固醇嗎？理論上是的，事實上不然。巧克力含有的脂肪中，大約有 60% 是飽和脂肪，它主要是來自可可奶。而可可奶主要的飽和脂肪種類是硬脂酸，不但不會增加膽固醇，甚至可能會使膽固醇降低。

賓州州立大學的研究人員讓一群膽固醇指數正常（200以下）的人，連續 25 天，每天吃十盎司的巧克力，大約相當於七條巧克力棒。

結果這些人的膽固醇並沒有明顯的升高，這表示巧克力並不會增加膽固醇。但是吃很多奶油的對照組，他們的膽固醇（大部分是 LDL）則平均升高了 18%。

雞蛋和膽固醇的關係

雞蛋、肝臟、魚子醬和海鮮這些食物，到底對膽固醇有多危險？答案是，含膽固醇高的食物只是造成膽固醇過高的一個次要因素；真正危險的敵人是飽和動物性脂肪——它增加膽固醇的威力比其他食物要高四倍。事實上，紐約洛克菲勒大學的研究結果顯示，多吃雞蛋只能讓每五個人之中的兩個人的膽固醇升高。那是因為當你吃下太多膽固醇的時候，你的肝臟會自動減少輸送到血液裏去的膽固醇，所以你的膽固醇才得以維持原來的吸收量，或者只是稍微升高一點。鹽湖城猶他大學的心臟學家保羅・霍普

金斯博士，最近分析了二十七項關於這個問題的研究報告，他得到的結論是，吃膽固醇高的食物對大部分人的膽固醇，都不會有太大的影響。

> 飽和脂肪增加膽固醇的威力，比食物中含有的膽固醇本身，要高出四倍。
>
> ——約翰·拉羅沙博士，喬治華盛頓大學心臟學家

儘管如此，最好還是不要吃太多含有高膽固醇的食物，因為這樣容易造成血液凝塊。根據德州大學健康科學中心流行病學教授理查·謝克爾博士的研究，發現多吃含有高膽固醇食物的人（每天吃掉 700 毫克或更多），平均的壽命會減少三年。

但從另一方面來說，極力避免食用含高膽固醇的食物也有害處。假如你從來不碰或是很少吃高膽固醇食物，可能就會造成你的膽素不足，進而傷害到肝臟。北卡羅萊納大學的史提芬·雷賽爾博士發現，讓健康的男性連續三週都吃不含膽素的食物，結果他們都發生肝臟功能不良的現象。膽素是一種複合維生素 B，在含高膽固醇的食物中如雞蛋和肝臟裏含有很多。膽素會轉變成一種叫做乙醯膽鹼的物質，它的作用就像是腦細胞的發射機，缺乏這種物質就會造成記憶力減退、注意力不集中，和阿滋海默症（Alzheimer's disease）。

·**最低限度**·為了攝取足夠的膽素，你應該要吃一些富含膽固醇的食物，但不要吃太多。通常心臟科權威大夫建議每天攝取不超過 300 毫克的膽固醇——大約相當於一週吃四個蛋黃——就足夠了。

☜ **有害的食物：**

最危險的脂肪

在所有食物裏，最容易使膽固醇竄高的就是肉類、家禽類和乳製品中所含的飽和動物性脂肪，它能增加壞的 LDL 膽固醇，程度則因人而異。要防止動脈阻塞的第一步，就必須遠離奶油、全脂牛奶、乾酪、牛肉、肥的豬肉和家禽的皮。

各項研究報告一再證實，只有飽和脂肪，而不是其他種類的脂肪，才是增加壞的膽固醇的禍首。每個人對飽和脂肪的反應各不相同，不過那些原本就膽固醇過高的人，如果能夠減少飽和脂肪的攝取，通常他們的膽固醇減少的也最多。

・**最低限度**・在你攝取的所有卡路里當中，飽和脂肪應該不要超過 10%，如果可能的話就再少一點。

吃肉不吃脂肪

你能夠一邊吃肉，一邊保持膽固醇不升高嗎？可以，只要你把肉上的脂肪儘可能完全除掉，因為那才是使膽固醇升高的元凶。狄金大學和澳洲皇家墨爾本醫院的研究人員，讓十位健康的男女連續三週，每天都吃大約一磅牛肉，不過把牛肉上看得見的脂肪完全除掉，使它的脂肪僅占全部卡路里的 9%。結果發現他們的膽固醇不但沒有升高，反而下降了 20%。

為了進一步證實牛肉本身不會增加膽固醇，於是在實驗接下來的兩週內，研究人員在受試者的飲食中加上牛油，結果他們的膽固醇就上升了。

👍 有益的食物：

魚　油

　　假如你的 Lp(a)———一種奇怪的膽固醇——過高的話，你可能在年紀輕輕的時候就會有動脈阻塞和心臟病突發的毛病，特別是在你的 LDL 膽固醇也很高的時候。某些專家認為，有四分之一在六十歲以前心臟病發作的人，是因為他們體內的 Lp(a) 太多了。全美有 10~25% 的人的 Lp(a) 都太多，而這是遺傳所引起的。

　　傳統的低脂飲食無法控制 Lp(a)，但是，魚油可以。丹麥的裘・戴爾伯格博士發現，持續服用魚油九個月，可以降低 15% 的 Lp(a)。每日的劑量是 4 公克——相當於七盎司的鯖魚。德國的研究也發現，大量的魚油可以抑制患有冠狀動脈疾病病人的 Lp(a)，使其平均下降 14%，不過也有些病人的 Lp(a) 並沒有獲得改善。

　　目前還沒有簡便的方法可以被普遍應用來檢驗 Lp(a)。正因為如此，你更應該每週吃兩、三次富含脂肪的魚，才能預防 Lp(a) 過高。

脂肪太少的危險

　　你也許認為你的脂肪越少越好，實則不然。哈佛的法蘭克・塞克斯博士說，超低脂肪的飲食，也就是在你攝取的全部卡路里中脂肪所占的比例只有 10% 或更少的話，一樣會讓你很容易罹患心臟病。原因是：超低脂肪的飲食不但降低你的 LDL 膽固醇，也降低你的 HDL 膽固醇。

　　塞克斯博士說，一般的情況是，你會大大減少攝取脂肪，然

後你的膽固醇會從 260 掉到 210。但是這個數字是沒有意義的，因為你的好的 HDL 膽固醇也從 40 掉到 32，少了 20%。換句話說，你的膽固醇和 HDL 的比例仍然和以前一樣高。檢查這二者的比例比單單檢查膽固醇的指數，更能準確預測罹患心臟病的機率。所以，你的努力控制飲食並沒有讓自己更健康一點。

因此，塞克斯博士比較贊同採取地中海式的飲食，多食用橄欖油一類的單一不飽和脂肪，才能真正降低 LDL 並增加 HDL，這樣才有意義。假如你吃超低脂的飲食，就該在幾個月後檢查一下你的 HDL，以確定你的行為沒有傷害到自己的健康。

> 如果我的膽固醇指數在160-190之間的話，我就會繼續保持這個樣子。但是如果它太低，譬如說是120，我就要想法子讓它變得高一點。
>
> ——大衛‧傑考伯斯博士，密西根大學流行病學家

膽固醇會有太低的時候嗎？

研究人員不停地在問這個問題，而答案是肯定的。膽固醇太低——在 160 以下——是危險的。明尼蘇達大學的詹姆士‧尼頓博士和他的同事對三十五萬個健康的中年男士做過一項調查，發現他們之中有 6% 的人的膽固醇都非常低，而且絲毫沒有心臟病的跡象。十二年以後，這些人死於心臟病的比率，是當年那些膽固醇在 200 到 239 之間的人的一半。但是，這些人有其他的麻煩：他們得出血性中風、死於慢性肺部阻塞疾病或自殺的機會多兩倍；他們得肝癌的機會多三倍；他們死於酗酒的機會多五倍。另外一項由密西根大學的大衛‧傑考伯斯博士進行的全球性研究，調查了二十九萬個男士和婦女，發現那些膽固醇特別低的人

死亡率反而比較高一點。

這是怎麼一回事呢？沒人知道，近年來發現的線索只知道膽固醇太低也不安全。以出血性中風來說，它特別和膽固醇太低有關，這可能是因爲覆蓋腦細胞的細胞膜很脆弱，它需要至少某種程度的膽固醇才能夠正常的發揮它的功能，否則血管就會裂開造成出血。有趣的是，日本人的膽固醇平均是在升高，但是他們罹患出血性中風的比例卻在下降。膽固醇太低的研究方向，一直都和結腸癌及肝臟病變特別緊密。

加州大學的伊莉莎白‧貝瑞特－康納博士在她的研究中發現，年紀在七十歲以上而且膽固醇低於 160 的受試者之中，有 16% 的人出現中等到嚴重程度的憂鬱症；而在那些膽固醇較高的人之中，只有 3~8% 出現憂鬱症的現象。這個證據說明了膽固醇太低的話，至少在老年人身上，可能會引起憂鬱症。

膽固醇的食物療法

膽固醇的食物療法通常是對那些情況最糟的人——也就是那些 LDL 太高或 HDL 太低的人——最有效，因爲他們最需要。如果膽固醇已很標準，在 180~200 以下——食療可能就沒效果，而且實在也不需要去嚐試食療。

此外，不要期望所有的食物對每一個人都一樣有效。每個人對食物的反應都不盡相同，就像每個人對降膽固醇藥的反應也不會完全一樣。你必須自己實驗看看哪些食物對你最有用。而且，很多食物都有降膽固醇的作用，你不要只依賴某一種或某一些食物，而該多吃幾種不同的食物。同時要記住，你不需要特別多吃某樣食物，而可以組合好幾種食物，然後每一種的分量都少一些，這樣也會達到相同的效

果。

特別要注意的是：

・要吃許多水果、蔬菜、豆類、富含可溶性纖維的穀類如燕麥，以及海鮮，特別是富含脂肪的魚如鯖魚、鮭魚、鮪魚和沙丁魚。

・少吃飽和動物性脂肪如全脂牛奶、乾酪、肉的脂肪和家禽的皮，這樣可以幫助你減少 LDL，增加 HDL。

・少吃含 moega-6 的蔬菜油，例如玉米油和紅花子油，以及摻在許多加工食品中的人造奶油、植物油及豬油。這種油會使 LDL 氧化成為有害的形態，對動脈造成傷害。

・多食用富含單一不飽和脂肪的油，例如橄欖油。

特別重要的是：

・多吃富含維他命 C、維他命 E 及 β - 胡蘿蔔素等抗氧化劑的水果、蔬菜、堅果和橄欖油。這些食物可以防止 LDL 被氧化成有害的形態，進而減少動脈及心臟病變。

・如果你喝酒，每天一杯酒可以增加 HDL。如果你不喝酒，也不必為增加 HDL 而刻意開始喝酒。

・其他可以減少 LDL 的食物：草菇、大麥、米麩、海帶、脫脂牛奶、綠茶和紅茶。

十種對抗血液凝塊的食物

可以溶解血液凝塊的食物：大蒜‧洋蔥‧辣椒‧木耳‧薑‧丁香‧蔬菜‧橄欖油‧海鮮‧茶‧適量的紅酒

可以形成血液凝塊的食物：高脂肪的食物‧過量的酒

血栓因子可以挽救你的性命

科學家現在知道，血栓因子——包括血流的速度、血液的黏度，及血液是否有形成凝塊的傾向——是造成心臟病突發、中風、或血管破裂的主要決定因素。飲食對心臟病的影響力，主要來自它對血栓因子的影響，其次才是來自它對膽固醇的影響。法國的塞吉‧瑞諾博士說，藉著控制飲食來改善血栓因子，能夠大幅降低罹患心臟病的機會，而且通常在一年內就可看到成效；反而是藉著降低膽固醇來減少得心臟病的效果，會需要比較長的時間才能看見。不過，許多食物都同時具有改善血栓因子和降低膽固醇的功效（例如洋蔥和大蒜），因此你可以從中獲得雙重好處。

大家都知道膽固醇並不是致命的原因，而是在已經有

膽固醇堆積的動脈裡面所形成的血液凝塊，才是眞正的
殺手。

——大衛・克維柴夫斯基博士，費城威斯塔研究中心

科學家一度以爲，因爲膽固醇堆積在動脈裡，使動脈變窄而
引起的心律不整，是造成心臟病發作的原因。但是現在大家知
道，有 80~90% 的心臟病突發和中風的直接原因，是因爲血液凝
塊的關係。至於決定你的血液到底會不會產生凝塊的幾個重要因
素，則受到飲食的強烈影響。因素之一是，你的血小板——血液
中最小的細胞——有多麼容易聚集在一起，然後形成血液凝塊附
著在血管壁上。另一個因素是：你的血液纖維蛋白原——一種蛋
白質，是製造血液凝塊的原料——在血液中循環的越快，就越容
易造成中風和心臟病突發。

另一個重要的因素，就是你的「纖維蛋白溶酸」系統是否活
躍，它的功用就是溶解那些危險的血液凝塊。哈佛大學的心臟學
家維克多・格爾威治博士說，纖維蛋白溶酸和纖維蛋白原二者活
動力的強度，就是「造成心臟病的首要因素。」

食物如何控制血液凝塊

醫生總是告誡病人在手術前不要服用阿斯匹靈，因爲怕阿斯
匹靈會使「血液變稀」，延長血液凝結的時間。如此一來，你流
血的時間就會延長，使你的手術變得更複雜、更危險。

但是有沒有醫生叫你在手術前不要吃中國菜，太多的薑、大
蒜、香菇、鮭魚和沙丁魚的呢？事實上，這些食物和阿斯匹靈的
作用一樣，也會延遲血液凝結的時間。

相反的，高脂肪的食物如乾酪和牛排，則會使血小板凝聚而

造成血流速度減緩。

　　不容否認的是，小量而且規律地食用某些食物，的確能夠幫助你預防心臟血管病變。下面就告訴你哪些食物有益，哪些食物有害。

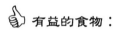 **有益的食物：**

行之有年的大蒜和洋蔥

　　埃及的古老紀錄稱洋蔥是血液的滋補品；早年美國的醫生認為洋蔥是「血液淨心劑」。法國的農夫給馬吃大蒜和洋蔥來溶解馬腿裡的血液凝塊；俄羅斯人宣稱伏特加酒加大蒜可以幫助血液循環。這已不再是未經證實的民間傳說，大蒜和洋蔥的確具有強效的抗血液凝塊成分。

　　紐約州立大學化學系系主任艾瑞克・布拉克博士，從大蒜中分離出一種叫做 ajoene（西班牙文大蒜的意思）的化合物，它能夠對抗血栓因子的活動，效力甚至比阿斯匹靈更強。事實上，阿斯匹靈只具有抗凝血劑的功效，而 ajoene 比它還多了七種防止血小板凝聚的方法。因此，德拉瓦大學生物化學和化學系的教授馬漢卓・簡恩博士說：「大蒜的功效是獨一無二的。」

　　臨床研究顯示，大蒜裡的某些成分的確能夠防止血液凝塊。

　　　　　　　　　　　　——艾瑞克・布拉克博士，紐約州立大學

　　喬治華盛頓大學的研究人員在大蒜和洋蔥裡又發現三種抗血液凝塊的化合物，其中主要的一種叫做腺苷（adenosine）。

　　印度一項研究證實，每天吃三瓣生大蒜，可以改善血液凝塊的程度大約二十個百分點。

德國的研究發現，大蒜可以同時加速血液凝塊溶解活動和增加血流的速度。

那麼要吃多少大蒜才有用呢？英國的專家說，一、兩瓣就夠了。

附註：生大蒜和煮熟的大蒜一樣能夠促使血液凝塊溶解。加熱並不會破壞大蒜的成分，反而可以使它的效力釋放出來。

簡恩博士教你吃大蒜的高招

德拉瓦大學生物化學系的教授，馬漢卓・簡恩博士，教你如何讓 ajoene ——大蒜裡最有效的抗凝血劑——盡量從大蒜裡釋放出來。

・把大蒜壓碎比切碎好。壓碎的大蒜釋放出的各種酸和蒜頭素，可以轉換成 ajoene。

・稍微煎一下大蒜，有助於釋出 ajoene。

・把大蒜和蕃茄或其他酸性的食物一起烹調。即使一點點的酸也有助於釋放出 ajoene。

・將壓碎的大蒜加入適量的伏特加酒，不加蓋子讓它浸泡數天，這樣也可以讓 ajoene 釋出。除了俄羅斯人的這個法子，希臘人把壓碎的大蒜、乾酪和橄欖油混合在一起，也可以釋放出許多 ajoene。

👍 有益的食物：

洋蔥可以分解脂肪

哈佛的維克多・格爾威治醫生勸他所有的心臟病人每天吃洋蔥，部分原因就是因為洋蔥含有的化合物能夠阻止血小板凝結，並且加速血液凝塊溶解的活動。事實上，洋蔥分解脂肪的能力的

確驚人。印度的古普達教授曾做過實驗，首先他讓受試者吃一餐高脂肪的食物，發現他們血液凝塊溶解的活動趨緩。

然後他依舊讓受試吃一餐高脂肪的食物，不過這回加上兩盎司洋蔥，生的、煮的、炒的都行。餐後兩小時和四小時再驗血，發現洋蔥完全阻止了脂肪堆積及造成血液凝塊的危險。

‧**最低限度**‧當你吃高脂肪食物的時候，記得加點洋蔥。例如加在漢堡、煎蛋捲及披薩裡的洋蔥，都可以幫助抵消高脂肪食物引起的血液凝塊。

👍 有益的食物：

來些魚肉如何？

富含 omega-3 脂肪酸的魚類，是血液凝塊的剋星。科學家將魚肉保護心臟的功勞，歸因於魚油具有強大防止血液凝結的力量。

魚油可以對血液凝塊發動多重攻擊：它可以抑制血小板凝聚，使血液變得清純一點，它可以減少纖維蛋白原，並且可以增加血液凝塊溶解的活動。澳洲的一項實驗發現，每天吃五盎司的鮭魚或沙丁魚，可以降低 16% 的纖維蛋白原，延長 11% 的流血時間。有趣的是，同一實驗中也發現，魚油膠囊卻不會影響血栓因子。該實驗的主持人保羅‧奈斯特博士說，這可能是因為除了魚油之外，魚肉中還有其他的化合物也會影響到血栓因子。

哈佛的研究人員也建議，每天吃 6.5 盎司的罐頭鮪魚可以「稀釋血液」，其功效如同服用阿斯匹靈一樣；而且在吃下鮪魚四小時後，作用就會出現。同時，受試者從鮪魚肉中吸收到的魚油，比從魚油膠囊中吸收到的還要多。

　　·**最低限度**·只要吃大約 3.5 盎司富含脂肪的魚——如鯖魚、鮭魚和沙丁魚——或六盎司的罐頭鮪魚，你就可以從中得到有利於抗血栓的影響。

　　魚油能夠「稀釋血液」的祕密

　　　　美國農業部的諾伯達·修恩博士發現，食用魚油會改變血小板的形狀，使它們無法聚合在一起，形成血液凝塊。因為吃下魚油後，血小板釋放出的一種叫做凝血酶元（thromboxane）的物質會減少。而這種物質正是讓血小板脹大成氣球狀，然後再長成穗狀以便與其他的血小板連結在一起。

　　　　在這個狀態的血小板被稱做「活化」或「黏性」的血小板，已經準備好要形成血液凝塊了。而含有脂肪的魚肉，因為能夠抑制 thromboxane，使血小板保持正常的平面形狀，所以他們就不會聚集在一起形成血液凝塊而造成動脈阻塞了。

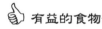 有益的食物——

紅酒是絕佳的抗凝血劑

　　適量的紅酒能夠稀釋你的血液，阻止血液凝塊。這不只是酒精的緣故，還有紅酒裡面其他複雜的成分也發揮了作用。法國的馬丁·塞紐爾和賈基斯·波奈特博士，曾對十五名健康男子實驗酒對血液凝塊的影響。他們讓這些人每天喝半公升的波爾多紅酒或波爾多白酒，或由水、酒精和調味料製成的酒，連續喝兩週。結果是：喝人造酒的那些人血小板聚集增多，壞的 LDL 膽固醇減少。喝白酒的人的 LDL 稍微增加了一些，HDL 增加了很多，血

小板則沒有改變。紅酒顯然贏了，它不僅抑制了血小板聚集，而且還增加了 HDL。因此兩位研究人員宣稱，紅酒保護心臟的能力獨一無二。但到底是什麼成分使紅酒具有這種力量呢？法國人說他們並不確定他們真的想要知道這個答案，他們也不想找出這種成分，而堅持說「這種藥的味道已經相當令人愉快了。」康乃爾大學的科學家認為，葡萄皮裡的一種叫做 resveratrol 的化學成分，是紅酒能夠防止血液凝塊的主要物質。

葡萄可做抗凝血劑

每次葡萄遭到病菌傳染時，它就會自動釋出一種殺蟲劑來保護自己，而這種天然的殺蟲劑也是一種很有效的抗凝血劑。日本人把這種叫做 resveratrol 的化合物濃縮到一種藥劑裡，然後加以實驗，發現它的確可以阻止血小板聚集造成血液凝塊，並且可以減少淤積在動物肝臟裡面的脂肪。

康乃爾大學農學院的里洛伊・克利斯教授說，如果你喝紅葡萄汁或紅酒的話，就可以攝取到藏在葡萄皮裡面的 resveratrol。他發現這種物質在紅酒中含量很高，但在白酒裡面卻沒有。他的解釋是：做紅酒的時候，壓碎的葡萄是和葡萄皮一起發酵的；但是製造白酒的時候，葡萄被擠了出來而葡萄皮卻丟棄不用。他分析了三十種酒，結果發現波爾多紅酒的 resveratrol 含量最多，波爾多白酒的含量最少。

克利斯博士在紅葡萄汁裡也找到這種抗氧化劑（白葡萄汁裡則沒有）。超級市場裡出售的葡萄因為在栽培的時候，農人很小心地培育它，並使其免於受到病菌傳染或有任何瑕疵，所以可能含量也不多。不過，自家栽培的葡萄每一磅含有的 resveratrol，大約相當於兩杯紅酒的含量。

·**最低限度**·用餐時規律地喝適量的紅酒,可以加強抗血栓活動,減少心臟病變;喝太多的話反而容易造成血液凝塊及心臟血管疾病。重要的是在用餐時喝酒,才能讓酒馬上發揮作用來解除食物引起的血栓因子活動。

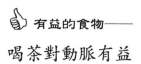 有益的食物——

喝茶對動脈有益

英國的一份科學期刊 *Nature* 在1967年刊登了幾張精彩的照片——兔子的主動脈。這些兔子全部被餵給高脂肪、高膽固醇的食物,不過有些餵水,有些餵茶。結果餵茶的那些兔子的主動脈受高脂肪飲食的傷害要小很多。加州勞倫斯‐利波摩爾實驗室的研究人員受此啓發,開始注意到習慣喝茶的華裔美國人的冠狀動脈受損的程度只有習慣喝咖啡的美國人的三分之一。他們的推論是,茶葉裡面的神祕化合物能夠防止血管阻塞。

這項推論現在已被證實。1991年在紐約召開的國際科學會議,討論的專題是茶葉對人體的生理與藥理作用,揭開了茶葉如何藉著影響血栓因子來保護動脈免於受損。茶葉含有的化學物質可以降低血液凝結的能力、阻止血小板活化和聚集、增加血液凝塊溶解的活動和減少堆積在動脈壁裡的膽固醇——這一切都有助於防止動脈受到傷害。

在這次會議上,中國的羅富勤博士(譯音)提出他的研究報告,發現一般美國人常喝的紅茶和亞洲生產的綠茶的色素,都有阻止血小板聚集和促進血液凝塊溶解的功能,而且二者的功效一樣好。日本的科學家也在綠茶裡面發現一種叫做兒茶酚的單寧酸,它阻止血小板聚集的效果和阿斯匹靈一樣的強。此外,茶葉

還可以抑制 LDL 膽固醇去刺激平滑肌細胞在動脈壁裡再增生，這樣就可以防止脂肪在動脈裡面堆積。

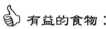 有益的食物：

蔬菜是血液凝塊的剋星

瑞典最近對 260 位中年人做了一項調查，發現最愛吃水果和蔬菜的人，他們的血液凝塊溶解系統最有活力，最不愛吃蔬菜水果的人則正好相反。其他的實驗也證明，蔬果中的維他命 C 和纖維，的確能夠防止血小板凝聚並且加速血液凝塊溶解。

此外還發現，素食者，尤其是連雞蛋和牛奶也不吃的人，血液中的纖維蛋白原最少。這可能是因為蔬果中的化合物能夠抑制纖維蛋白原，而動物性脂肪和膽固醇卻會使它增加。素食者的血液黏度也比肉食者低，而血液黏度低的人的血壓也比較低，這也是預防心臟病變的一個有利因素。

 有益的食物：

辣椒的作用

泰國人一天吃好幾次辣椒當做開胃菜和調味料，泰國研究人員認為這可能是泰國人很少罹患血管栓塞的主要原因。

為了證明這個理論，泰國的血液學家蘇孔・維蘇德漢博士及他的同事做了一項實驗。他們讓十六名醫學院的學生吃下 200 公克摻了兩茶匙辣椒粉的米粉，另外四個人吃不加辣椒粉的米粉。結果，吃了辣椒的人的血液凝塊溶解活動立刻變得活躍起來，但大約在三十分鐘後即回復正常。沒吃辣椒的人的血液狀態則沒有什麼變化。

辣椒的作用雖然維持的時間不長，但是維蘇德漢博士相信，泰國人就是因為吃辣椒的次數頻繁，才能夠持續地清除血液凝塊，所以比較不容易得動脈阻塞的毛病。

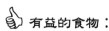 **有益的食物：**

香　料

丹麥的克里斯納・斯里瓦斯德瓦博士曾經檢驗了十一種香料，發現其中七種有阻止血小板凝聚的作用，其中又以丁香的效果最強，甚至超過了阿斯匹靈。斯里瓦斯德瓦博士說，丁香裡面所含的丁香酚，甚至在血小板已經「凝結」之後，還能夠保護血小板的結構。

此外，薑也是一種有效的抗凝血劑。康乃爾大學的查爾斯・杜索博士做了一個實驗，他把磨碎的薑和自己的血小板混合在一起，結果發現血小板的黏性變得比較差了。

有益的食物：

木　耳

木耳是中國人用來活血化淤的食物，有些人稱之為「養生食品」。明尼蘇達大學醫學院的血液學家戴爾・漢莫史密特博士說，有一次他吃了一道中國菜——麻婆豆腐，裡面有很多木耳，結果他的血小板變得比較不容易凝結。他認為這是木耳具有的抗凝血劑的功效。

他進一步發現，木耳所含的幾種抗凝血的化合物，例如腺草，在大蒜和洋蔥裡面也有。他推測因為中國菜裡面常常用到好幾種具有抗凝血劑功效的食物——如大蒜、洋蔥、木耳和薑——

所以中國人得冠狀動脈疾病的比率也比較低。

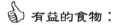 **有益的食物：**

橄欖油

英國的研究人員曾讓志願受試者每天食用 3/4 湯匙的橄欖油，連續八星期之後，發現他們的血小板凝結指數降低了。研究人員更進一步發現，血小板的細胞膜含有較多的油酸（oleic acid，又稱十八烯酸，橄欖油的主要成分），而另一種容易造成血液黏稠的花生四烯酸的含量則比較少。

總之，橄欖油對血小板有正面的作用，這也更進一步的說明何以食用大量橄欖油的地中海地區人民比較少罹患心臟病。

有害的食物：

高脂肪的食物

毫無疑問的，高脂肪的飲食不但會增加你的膽固醇，對你的血液也有不良影響。丹麥的研究人員最近發現，飽和動物性脂肪和某些含有 omega-6 多不飽和植物性脂肪的食物，都能增加纖維蛋白原，促進血液凝塊。他們讓一群原本吃高脂肪飲食的成人，改吃低脂肪的飲食。兩星期後，這些人的血液形成凝塊的可能性下降了 10~15%。

另一項研究顯示，吃下高脂肪的食物，它會在你的血液中停留四個小時，給你製造麻煩。

👍 **有益的食物：**

記得要吃早餐

聖約翰市紐芬蘭紀念大學的心臟學家蕾娜塔・西可娃博士發現，血小板在夜間的黏稠度最低，然後在你早晨起床後快速升高。不吃早餐會讓血液凝結的可能性增加三倍，讓你更容易中風或心臟病突發。這也許就是為什麼大多數人都是在早晨起床後的幾小時內心臟病突發的原因。奇怪的是，吃早餐似乎可以不讓血液變黏稠。

為了證明這一點，西可娃博士測量了 29 位男女的 β - 血栓球蛋白（β-TG），不吃早餐比吃早餐的日子裡平均高出 2.5 倍。看來若想避免自己的血小板黏性太高，方法之一就是要記得吃早餐。

對抗血液凝塊該注意的飲食事項

站在防止冠狀動脈病變和中風的角度來看，利用調節飲食來控制血栓因子比控制膽固醇更重要。下面就是幾項你該注意的事：

・多吃富含脂肪的魚、大蒜、洋蔥、薑和適量的紅酒。

・少吃飽和動物性脂肪和含有 omega-6 脂肪酸的多不飽和植物性脂肪的食物。

・記住一個重點就是，當你吃下容易讓血液凝結的食物時，同時也要吃一些能讓血液凝塊溶解開來的食物。例如雞蛋配洋蔥、紅酒配乾酪就是很好的搭配。

注意：如果你已經在服用活血的藥，或者家族或個人有出血性中風的毛病，你就不應該再吃太多會讓血液變得稀薄的食物，以免造成更大的危險。

預防高血壓的食物

> 可以降低血壓的食物：芹菜·大蒜·含脂肪的魚·水果·蔬菜·橄欖油及高鈣和高鉀的食物。
>
> 可以升高血壓的食物：含鈉高的食物和酒。

血壓是檢驗心臟健康的一個重要指標，只要保持在不超過140/90的範圍內，就能幫助你預防心臟病的突發和中風。當然，你也可以吃藥來控制血壓；但是，越來越多的專家會建議你，先嘗試以食物來控制它。

👍 **有益的食物：**

芹菜：古老的藥方

亞洲各國早在西元前200年，就已開始使用芹菜做爲降血壓的藥方。芝加哥大學的藥理學家威廉·艾略特博士有一位越南籍的研究生，其祖父在吃了一位東方醫生開給他的藥方(每天吃兩根芹菜)七天後，血壓從158/96降到正常的118/82。

這使得艾略特博士不禁推斷芹菜裡的化合物有使血壓下降的

功效。於是他把從芹菜裡提煉出來的化合物餵食給血壓正常的老鼠，結果老鼠的收縮壓平均下降了 12~14%，膽固醇也下降了14%。

艾略特博士認為芹菜的功效是獨一無二的，因為芹菜具有許多降血壓的化合物成分，而且在別的蔬菜中找不到。他推測這種化合物可以減少因荷爾蒙分泌過多而引起的血管收縮，以防止高血壓。所以他認為以芹菜來治療那些因為精神壓力而鬧血壓高的人，可以得到很好的效果。

> 附註：雖然芹菜的含鈉量比其他蔬菜高，不過一根中等大小的芹菜含鈉量也只有 35 毫克。即使一天吃兩根來治療高血壓，也只多攝取了 70 毫克的鈉，在整體均衡的飲食上並無不妥。

👍 有益的食物：

大蒜的傳奇功效

中國在很久以前就廣泛的以大蒜來降血壓。而德國最近的實驗報告也指出，給血壓稍高的人服用相當於兩顆大蒜的劑量，可以下降病人的舒張壓。

根據報告中指出，實驗實施三個月之後，吃大蒜的那組人，血壓由 171/102 降到 152/89；而吃鎮靜劑的那組人，血壓則仍然一樣。有趣的是，大蒜的影響力在實驗中越來越強，這顯示出大蒜的功效可以日積月累下去。

大蒜和洋蔥一樣，含有大量的腺苷，這種化合物能夠放鬆平滑肌，使血管得以擴張，降低血壓。此外，洋蔥還含有少量的前列腺素 A1 和 E，也是可以降低血壓的物質。

> 附註：大蒜和洋蔥不論是生、熟，對血壓都有益處，不過生大蒜可能效果會比較好。

👍 **有益的食物：**

來罐鯖魚罐頭吧！

柏林大學的彼得・辛格博士說：「自從我每天吃一小罐鯖魚罐頭之後，我自己的血壓就從 140/90 降到 100/70。」許多研究魚油的結果顯示，魚油中的 omega-3 脂肪酸是使血壓降低的主要成分。不過，魚油如果與降血壓的藥一起服用，效果會比二者分開來單獨服用好。

那麼，要吃多少魚才能降血壓呢？辛帝那提大學的研究結果顯示，每天服用 2,000 毫克的 omega-3 脂肪酸三個月後，就能夠讓舒張壓下降 4.4 點，收縮壓下降 6.5 點。2,000 毫克的魚油相當於吃下 3.5 盎司的新鮮鯖魚、4 盎司的罐頭鮭魚、或 7 盎司的罐頭沙丁魚。

丹麥的一項研究報告則建議你每週至少吃三次魚，這樣就不需要再吃魚油來幫助降血壓；事實上，額外補充的魚油也不會讓血壓再降得更低了。但是，如果你無法每週吃三次魚的話，就需要靠魚油來幫忙降血壓了。換句話說，部分患有高血壓的人可能是因為魚吃得太少。

・**最低限度**・每週至少吃三次魚，而且最好是富含脂肪的魚，如鯖魚、鮭魚、沙丁魚和鮪魚等。

👍 **有益的食物：**

多吃水果和蔬菜

素食者的血壓都很低；從葷食轉到素食的人，血壓也會降低。這是什麼緣故呢？哈佛大學醫學院的法蘭克・塞克斯博士說

有兩種明顯的可能：一是蔬果中有某種降血壓的成分，二是肉類含有某種促使血壓升高的成分。

起初塞克斯博士認為肉類是使血壓升高的原因，但是在他讓素食者也吃肉以後，他就推翻了這個理論。因為在實驗中，他讓素食者每天吃 8 盎司的瘦牛肉，吃了一個月之後，他們的收縮壓只略微上升，舒張壓則根本沒有上升。讓他們仍多吃蛋或不同種類的脂肪之後，血壓還是沒有升高。

另一方面，塞克斯博士認為蔬菜水果裡面有些神秘的力量能夠降低血壓。其中之一可能是纖維，尤其是水果裡面的纖維。哈佛大學最近曾對 31,000 位中老年男士進行研究，調查的結果顯示，較少吃水果的人在往後四年內罹患高血壓的可能性，比那些每天吃下相當於五個蘋果的纖維含量的人，要高出 46%。不知道為什麼，水果裡面的纖維有很強的抵抗緊張的作用，蔬菜和穀類纖維的這種作用就比較弱一點。

另一種可能是水果和蔬菜裡面所含有的抗氧化劑，可以增加某種類似荷爾蒙物質的分泌，使得血管擴張，血壓下降。

另外一種可能就是維生素 C 了。

👍 有益的食物：

維生素 C 上升，血壓就下降

英國的克里斯多福・巴皮特博士提出許多證據顯示，較少攝食維生素 C 的人最容易罹患高血壓和中風。這項論點也得到塔夫茨大學營養與老化研究中心的保羅・賈基斯博士的同意。他在一項實驗中發現，每天只吃一個橘子的老人比每天吃四個橘子的老人，要多兩倍的機會罹患高血壓；而且他們的收縮壓和舒張壓也

分別高出十一點及六點。

　　賈基斯博士說：「維生素 C 攝取的不夠，與罹患高血壓有些關連。」因此，如果你有高血壓，最好每天至少吃一個橘子。此外也有證據顯示，如果你攝取的維生素 C 超過你不足的分量，還能進一步降低你的血壓。

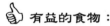 有益的食物：

鉀也能夠降低血壓

　　不要忽略了鉀的攝取，它對降血壓也很有效。天普大學醫學院曾讓十名血壓正常的人先吃含有適量鉀的飲食九天，然後再吃缺乏鉀的飲食九天。結果發現，缺乏鉀的飲食使這些人的血壓平均從 90.5 上升到 95（收縮壓和舒張壓都有上升）。缺少鉀的飲食如果再加上攝取很多鈉，這些人的血壓就升得更高了。主持該實驗的戈保・克利斯納博士說，人體若缺乏鉀就會導致鈉無法代謝，時間久了就容易引起高血壓。

　　攝取足夠的鉀也可以減少服藥的劑量。根據義大利那不勒斯大學的研究發現，在給與一群病人含鉀量高的飲食一年之後，其中 81% 的人都只需要他原先所服一半的劑量，就足以控制他們的高血壓了。（請參考第 411~412 頁所列富含鉀的食物）

 有益的食物：

多吃含高鈣質的食物

　　有些專家認為，高血壓主要和人體缺乏鈣質有關，倒不是因為攝取了太多鈉的緣故。奧瑞岡健康科學大學的大衛・麥克凱隆博士說，有些人對鈉特別敏感，只要多吃一點就會使水分累積在

體內，導致血壓上升；而適量的鈣可以消除鈉在這些人身上所引起的高血壓。這是因為鈣具有像利尿劑一樣的功用，能夠幫助腎臟排除尿液和水分，進而使血壓下降。另外一種更複雜的說法是，鈣可以抑制甲狀旁腺素（也叫副甲狀腺素）的分泌，這是一種能夠使血壓上升的荷爾蒙。

根據德州大學健康科學研究中心的研究顯示，每天攝取 800 毫克鈣可以使 20% 的人血壓下降 20~30 點；大部分人的血壓也會略微下降；不過，奇怪的是，也有 20% 的人血壓反而會上升。

此外，南加州大學醫學院的詹姆士・杜爾博士指出，酒精能夠反制鈣的降血壓作用。以每天服用 1,000 毫克的人來說，如果他每天最多只喝一杯酒，那麼他罹患高血壓的機會要少 20%；但如果他再少喝一點酒，他患高血壓的機會就更減少了 40%。

> 附註：牛奶和乳製品雖然含豐富的鈣質，不過，牛奶也會造成許多人過敏和消化方面的問題，所以不妨以其他富含鈣質的食物來代替。例如綠色蔬菜和罐裝沒去魚骨的沙丁魚、鮭魚等。（請參考第 410 頁所列富含鈣質的食物）

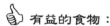 **有益的食物：**

橄欖油

史丹佛醫學院在數年前對 76 位患高血壓的中年病人做過研究，結果發現病人在每天吃三湯匙的橄欖油後，舒張壓下降了六點，收縮壓降低九點。荷蘭的研究發現，即使是血壓正常的人，多吃橄欖油也會使血壓下降。另外一項針對 5,000 名義大利人做的飲食分析，發現特別是在男人之中，攝食較多橄欖油者的血壓，比不攝食者平均要低三、四點。所以，如果你有高血壓，不妨試試橄欖油。

☞ **有害的食物：**

該不該吃鹽呢？

大多數人一想到防止高血壓，就認為該少吃鹽。不過，科學家對這個問題多年來一直沒有定論。如果你有高血壓，又是那種對鈉特別過敏的人，那麼少吃鹽對你會特別有效。不過，這一定得試了才知道。

少吃鹽到底會多有效？倫敦大學的馬爾孔・洛博士估計，如果你有高血壓，每天少吃一茶匙的鹽，平均可以使你的收縮壓下降 7mmHg，舒張壓下降 3.5mmHg。

西安大略大學的羅斯・費德門博士及他的同事發現，老化的血管會喪失部分的擴張能力，容易造成高血壓；而鈉會使這個情形更加惡化。費德門博士做的實驗顯示，老年人吃了四天的高鹽飲食後，他們血管擴張的程度只有年輕人的一半。而吃低鹽飲食的老人，他們的血管雖已老化，擴張的程度卻和年輕人一樣好。費德門博士說，由此可知，少吃鹽可以使老化的血管恢復年輕。

> 附註：少吃加工食品是減少攝取鈉的一個重要方法，因為加工食品中的鈉，佔了我們每天攝取鈉的 75%。

令人意外的鈉

事實上，減少鈉的攝取量對一小部分人來說反而有害。根據艾伯特・愛因斯坦醫學院的伯納・藍伯特博士指出，有 20~25% 的人，在遵照醫生叮囑少攝取鈉之後，高血壓都會下降；但相反的，也有 15% 的人，高血壓不降反升。他說：「對這些人來講，控制鈉的攝取是件危險的事。」

　　藍伯特博士建議患有高血壓的人，不妨在醫生的指導下，試試兩個月少吃點含鈉的食物。如果高血壓下降了，很好，你可以繼續下去；如果高血壓上升了，那你就該立即停止。總之，重點就是：大家不能把控制鈉的攝取量當成是治療高血壓的萬靈丹。

　　全國健康研究中心建議每個人每天只需攝取 6 公克的鈉——也就是三茶匙的鹽即可。

　　・最低限度・少吃鹽能否控制高血壓，完全要看個人的體質而定。不過，明尼蘇達大學的路易斯・托比安博士說，就算你沒有高血壓，少吃點鹽也是對的，因為吃太多鹽也有可能造成腦血管受損和中風等病變。如果你除了高血壓之外，還有腎臟和心臟方面的毛病，那你就更應該少吃鹽了。

☞ **有害的食物：**

小心飲酒過量

　　根據大量的研究報告顯示，酒精毫無疑問會使血壓上升。澳洲皇家伯斯醫院的醫生在1992年的年度報告中指出，不論男女，也不分種族和年齡，只要你喝了任何一種含有酒精的飲料，你的血壓都會上升，而且是喝越多，血壓上升也越高。因此，酒精比鈉對高血壓更具威脅力。

　　一般來說，每天喝三杯或三杯以上的酒，會使你的血壓高過160/95 的機會增加一倍。

> 每天喝三杯或三杯以上的酒，是造成高血壓最普遍的原因。
>
> ——開普蘭博士，德州大學健康科學研究中心

　　哈佛大學最近針對女性護士做了一項大型研究，結果發現每

天喝兩罐啤酒或兩杯酒對血壓並沒有影響。但是超過這個分量，血壓就會持續上升。而且，和不喝酒的女性比較起來，每天喝二到三杯酒的女性，血壓高的機會要多出 40%；每天喝三杯酒以上的，危險更高出 90%。

不過，這種因爲飲酒而引起的血壓高，會在停止喝酒後的幾天之內回復正常。如果你喝得太凶（每天六杯以上）可能會讓你的血壓升高將近 50%！但是只要你能完全不喝酒，你的血壓就可以下降二十五點。

・**最低限度**・到底能喝多少酒而不用擔心高血壓呢？全國健康研究中心的答案是：每天只喝兩杯。同時要知道，喝酒會抵消低鹽飲食和降血壓藥所帶給你的益處。

不用太擔心咖啡

咖啡因能夠讓服用者的血壓暫時上升，尤其是那些剛好精神碰到壓力的人。不過，它的效果不會持久。德州大學健康科學研究中心曾對 10,064 位患有高血壓的人做過調查，發現不論他們是喝茶或咖啡——煮的、即溶的，或不含咖啡因的咖啡——都不會增加他們死於心臟病或任何其他疾病的機會。

不過，假如你處在精神有壓力的狀況下，咖啡因就比較容易使你的血壓升高。加州大學的喬・岱斯戴爾博士曾讓十二位習慣喝咖啡的人，在喝過咖啡之後來做算術習題，結果所有的人血壓都上升了（平均收縮壓上升十二點，舒張壓上升九點）。

此外，奧克拉荷馬大學的麥可・威爾森博士還發現，有些在遺傳上比較容易得高血壓的人和那些已經得高血壓的人，在面對壓力時，喝上兩、三杯咖啡後，血壓就比較容易升高。威爾森博士說，那是因爲這種人在碰到壓力的時候，他們的腎上腺皮質素

對咖啡因的反應太過強烈，才會引起血壓上升。

　・**最低限度**・對大多數患有高血壓的人來說，喝咖啡通常是不會造成血壓大幅上升的。不過，如果你常常處在壓力之下，喝咖啡就可能會讓血壓升高而對你有害。

高血壓患者應注意的飲食事項

　・最重要的就是要多吃富含維生素 C、鉀和鈣的蔬菜及水果。素食者患高血壓的比例低得驚人。

　・多吃大蒜和芹菜。

　・每週吃三次富含脂肪的魚，如鯖魚、鮭魚或沙丁魚等。

　・烹飪時少放點鹽，菜端上桌後就不要再加鹽。尤其重要的是，少吃加工食品。據統計，飲食中有 70% 的鈉都是來自加工食品。

　・每天只喝一、兩杯酒就好。盡量避免大喝一場，這樣會讓血壓明顯上升。

　・如果你太胖了，減減肥，這樣一定可以使血壓下降。

預防中風的食物

可以預防中風或減輕中風傷害的食物：水果·蔬菜·海鮮，尤其是富含脂肪的魚·茶·適量的酒

易造成中風的食物：鹽·過量的酒·飽和動物性脂肪

年齡越大，中風的機會也越大。在美國中風的人口中，約有80%是因為腦部和頭部的血管裡有血液凝塊而造成的，其他則是因為血管破裂，血液流到腦裡而造成的出血性中風。因此，凡是能夠保持血管的彈性和暢通，或防止血液凝塊、維持血壓正常的食物，都可以預防中風。即使你每天只是多吃上述有益的食物，仍可降低 40~60% 罹患或死於中風的機會。目前除我們日常食用的自然食品外，還沒有發明治療中風的特效藥，就算有的話，恐怕也所費不貲而且還可能會有麻煩的副作用。

保護腦部的自然食品

預防中風的「正確食物」就是蔬菜和水果。十餘年前，研究人員就發現，多吃蔬菜和水果能夠預防中風，或是減輕中風造成的傷害。劍橋大學的研究人員發現，常吃新鮮蔬果的老人家死於

中風的機會較少。挪威一項研究結果也發現，男性多吃蔬果可以減少45%中風的危險，女性則可以減少三分之一的機會。

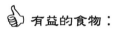 **有益的食物：**

每天多吃一根紅蘿蔔

　　每週吃五次或五次以上紅蘿蔔的人，比每個月只吃一次或不到一次紅蘿蔔的人，要少68%罹患中風的危險！這是哈佛大學追蹤90,000位女護士長達八年之後，所得到的結果。另外，菠菜也是很有效的預防中風的食物。紅蘿蔔和菠菜的保護功效是因為它們富含β-胡蘿蔔素的緣故。據研究指出，每天攝取15~20毫克β-胡蘿蔔素的人，和每天只攝取6毫克的人相比，二者的中風機率相差得很明顯。

　　哈佛醫學院資深研究員瓊安・梅森博士推測，像胡蘿蔔、菠菜和其他各種富含β-胡蘿蔔素的蔬菜之所以能預防中風，是因為胡蘿蔔素能夠防止膽固醇被氧化成有害的形態，進而堆積在血管內，造成血液凝塊。

　　更重要的是，血液中若含有大量β-胡蘿蔔素和維生素A，可以幫助你免於中風而死亡，或減少中風所造成的神經傷害，並且加速身體復原！這是布魯塞爾大學的研究人員在檢驗了八十位中風病人病發後二十四小時內的血液之後，所得到的結論。這是因為當你中風，也就是腦部缺氧的時候，你的腦部細胞功能開始發生障礙，最嚴重的情況就是腦神經細胞受傷。但是如果你的血液中含有許多維生素A，它就能夠在各種細胞病變發生的時候加以阻止，因而減輕腦部受損的程度或死亡的機會。

　　含β-胡蘿蔔素——也就是維生素A——的食物，除了紅蘿

葡之外,還包括深綠色的葉菜類,例如菠菜、萵苣、芥藍,以及深橘色的蔬菜,如南瓜和蕃薯等。這一類的食物含鉀量也很高,對預防中風也很有效。

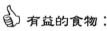 **有益的食物:**

富含鉀的食物

　　研究人員曾分析居住在加州南部 859 位五十歲以上男女的飲食,發現攝取鉀最多的人(每天超過 3,500 毫克)之中,沒有一個人是死於中風的;而且罹患中風的機會最少。那些攝取鉀最少的人(每天還不足 1,950 毫克),他們中風的比率甚高;而且因中風致死的機會,男性高出 2.6 倍,女性高出 4.8 倍。研究人員最後獲得的結論是,每天從食物中額外攝取 400 毫克的鉀,可以減少40% 中風的機會!

　　這關鍵的 400 毫克的鉀,只需要你多吃 1/4 個哈密瓜、半個酪梨、一個烤馬鈴薯、十個乾杏子、半杯烤豆子,或一小罐沙丁魚,就可以攝取得到,並且還可以幫助你預防中風,你認為這樣做值不值得呢?

　　明尼蘇達大學的高血壓病專家路易斯‧托比安博士,分別餵給有高血壓的老鼠兩種飲食:一種含鉀量很高,一種只含標準量的鉀。結果食用含標準量鉀那一組老鼠,有 40% 因為腦部出血而有輕微中風跡象;另一組老鼠則全部沒有腦出血的現象發生。因此,托比安博士的理論是,大量的鉀除了能夠降血壓而間接幫助預防中風以外;更能直接幫助血管壁保持彈性,防止血管因血壓太高而受損破裂。

　　同樣的情況也可能在人類的身上發生。

👍 有益的食物：

富含脂肪的魚

　　如果你的血液中含有大量 omega-3 脂肪酸，你中風的機會就比較少一點；而且即使中風，傷害也會比較小。荷蘭最近的研究發現，年齡在 60~69 歲之間，每週至少吃一次魚的人，比那些不吃魚的人，在往後十五年內中風的機會要少一半。

　　日本所進行的一連串研究也發現，每天吃 9 盎司魚肉的漁民，比每天只吃 3 盎司魚肉的農夫，因中風而致死亡的機會要少25~40%。

　　這是因為神奇的 omega-3 脂肪酸能夠調節血液的狀態，使血液較不容易形成凝塊，進而防止大腦血管阻塞。如果你的年齡已大到會令你擔心自己的血管阻塞，你不妨想像一下這種情況：當你服下魚油以後，它就會在你的細胞膜內停留。這種充滿魚油的細胞較富彈性，有如液體般的柔軟。也就是說，像這種柔軟形態的細胞比較容易擠過狹窄收縮的血管，把氧氣運送給腦部和心臟的細胞。這種巧妙的變化可以救你一命，特別是當你的血管已經老化和受阻塞的時候。

　　順便一提的是，吃飽和動物性脂肪的作用恰恰相反，會使細胞膜變得更僵硬。因此，為了預防中風和心臟血管疾病，最好別吃這一類的脂肪。

👍 有益的食物：

茶能救命

　　多喝茶，尤其是綠茶，可預防中風。日本曾針對六千位四十

歲以上的婦女做調查：常喝茶的婦女，比那些較少喝茶的婦女要
減少一半中風機會。這是首次把綠茶和中風的直接關係拿來深入
探討的研究報告。雖然以前在日本、中國和美國所做的動物實
驗，都曾經發現綠茶可以降血壓。

預防死於中風的食物

　　下面所列的每一種食物，都可以提供每日所需關鍵的 400 毫克的
鉀，因為它可以減少你 40% 中風死亡的機會：
- 1/2碗煮熟的菠菜（423毫克）
- 1/2杯煮熟的甜菜根（654毫克）
- 1茶匙糖蜜（400毫克）
- 1杯蕃茄汁（536毫克）
- 1杯新鮮柳橙汁（472毫克）
- 1/4個哈密瓜（412毫克）
- 10個乾杏子（482毫克）
- 2根紅蘿蔔（466毫克）
- 1/2杯煮熟的蕃薯（455毫克）
- 1杯脫脂牛奶（418毫克）
- 1/2個酪梨（742毫克）
- 1根香蕉（451毫克）
- 2盎司杏仁（440毫克）
- 1盎司烤黃豆（417毫克）
- 17盎司去皮的烤馬鈴薯（512毫克）
- 17盎司帶皮的烤馬鈴薯（844毫克）
- 1/2杯烤豆子（613毫克）
- 3盎司的罐裝沙丁魚（500毫克）
- 3盎司的旗魚排（465毫克）

　　綠茶抵抗中風的功效，可能是來自它所含有的大量抗氧化劑可以保護血管的緣故。有一項研究發現，綠茶抗氧化的效力甚至比維生素 E 和維生素 C 更強。

👎 **有害的食物——**

鹽的危害

　　托比安博士說，即使鹽不會使你的血壓上升，它也可能對腦部組織有害，引起微小的中風。他曾用老鼠做實驗，分別餵給它們高鹽和低鹽的飲食。吃高鹽飲食的老鼠在十五週內，竟然全部中風死掉，雖然它們的血壓並沒有升高；而吃低鹽飲食的老鼠，只有 12% 因中風而死掉。吃高鹽飲食致死的老鼠，則因一連串輕微中風，最後導致腦部組織壞死和動脈受損。

　　即使吃鹽並不會使你的血壓上升，托比安博士仍建議大家少吃鹽以預防中風。他強調，尤其是 65 歲以上的人和非洲裔美國人，最容易因攝取太多的鹽而引起病變。

酒能救命，也能要命

　　適量的酒能預防中風，過量的酒則會導致中風。英國的研究人員發現，每天喝一、兩杯酒，罹患出血性中風或因血管栓塞而引起中風的機會，只有不喝酒的人的 60~70%。至於每天喝三到四杯酒的人，比不喝酒的人要高出三倍的中風機會。

　　赫爾新基大學研究所得到的結果更可怕，喝太多酒的人中風的機會竟然比其他人多六倍！芬蘭的神經學家提醒我們，酒精是腦的毒藥，喝太多的話，容易引起腦部血管栓塞、血液凝塊和局部缺血——而這一切都是中風的前兆。芬蘭人另外還發現，適量

飲酒的人中風的機會，竟然只有不喝酒的人的 6%！

　　·**最低限度**·如果你已經開始喝酒，那麼每天喝一、兩杯，對你會有益處；不過你用不著爲了防範中風而開始喝酒。喝太多酒的人則應該小心，要少喝一些，因爲很少有別的病比中風更慘的了。

預防中風該注意的飲食事項

　　如果你擔心中風，就必須立刻做到下面五件事：

　　·多吃蔬菜和水果——每天至少吃五種或更多，其中一定要有紅蘿蔔才行。

　　·每週至少吃三次魚，尤其是富含脂肪的魚。

　　·控制鈉的攝取量。

　　·不要過量飲酒——每天只喝一、兩杯即可。

　　·不妨考慮喝茶，尤其是喝綠茶。

　　記住，採取這些行動，能夠在你萬一中風時，減輕你神經的受傷程度，並降低死於中風的機會。

對消化不良有
益的食物

預防便秘的食物

能夠預防和治療便秘的食物：麥麩‧米麩‧水果和蔬菜‧李子‧無花果‧棗子‧咖啡‧大量的水分

對預防便秘效果不大的食物：大黃(rhubard)

便秘是什麼，食物又如何預防它？

全美國有三千萬人為便秘所苦，假如你也是其中之一，不妨試試大自然早已為你準備好的良方。靠吃藥來治便秘不僅沒必要、浪費金錢，而且還可能有害，因為許多通便劑會使腸子的神經反應遲鈍，無法正常收縮，這樣反而讓便秘的情形更嚴重。

不過，便秘也不全都是飲食習慣不良所致。如果你的便秘是慢性的，或者你知道它是因為某種疾病引起，你就該先請教醫生而不要冒然改變你的飲食。另一方面，有的時候可能你自認有便秘，事實上卻沒有。沒有每天排便，並不意味著那就是便秘。專家說，在每週排便三次和每天排便三次的範圍中間，都是正常的。便秘的症狀通常是指排便時很費力，大便乾硬，想要排便時卻排不出來，排便前後腹部感覺不適，以及排便次數稀少——通

常一週少於三次。基本上來說，因為飲食所引起的便秘是指大便量少而且乾燥。

> 麥子有沒有去皮，麵包是粗糙或是細白的，對人體造成的差別很大。

> ——希波克拉底

含有高纖維的食物如麥麩和蔬菜，能夠吸收及保持水分，使大便較柔軟，易於排出。此外，纖維因為大部分未被消化分解，所以它會增加大便的分量；又因為它粗糙，所以能夠刺激腸壁蠕動，幫助排便。其他食物像李子和咖啡，也可以刺激腸子蠕動。同時你也需要足夠的水分，來保持大便柔軟。

用天然食物來預防便秘，還可以減少你罹患其他因為便秘所引起的疾病，例如痔瘡、靜脈曲張，以及腸憩室病等。

👍 有益的食物：

麥　麩

治療便秘最好的方法，就是多吃天然的粗糙食品，主要是指多吃全麥麵包和全穀類食物，其中又以麥麩的淨腸威力最大。英國薛菲爾德大學人體營養研究中心主任尼古拉斯・瑞德博士指出，每天吃些許麥麩，可以使便秘者達到恢復六成的功效。另外，丹尼斯・伯其特博士表示，從前的人每天大約吃一又四分之一磅的全麥麵包，而現代人每天只吃四分之一磅的全麥麵包，其他都是吃用高度精製、缺乏纖維的白麵粉所做的麵包。

麥麩不像某些便秘藥只是刺激腸子蠕動而已，它還能增加大便的分量，所以比藥更安全、更溫和。渥太華大學的葛倫特・湯姆森博士也同意這個看法。

如果平均每天能夠攝取 40 克纖維，大部分的便秘問題就
會不見了。

——愛麗生・史泰芬博士，塞斯卡契宛大學

剛開始的時候，你可以每天吃 1/3 杯到 1/2 杯的麥片，然後
再看自己的需要來增加。買麵包的時候，也要選「全麥」爲主材
料的。另一個簡便的方法就是，在你喜歡吃的食物中加一些未經
處理過的麥麩進去。這種磨麵粉剩下來的殘渣，也就是所謂的
miller's bran，英國人特別愛用。根據英國的研究結果指出，每天
吃 1.5 盎司的 miller's bran，可以使排便量增加一倍，這是因爲它
很粗糙的緣故。瑞德博士說：「如果麥麩不需要你咀嚼，那它可
能對治療便秘就沒什麼效果了。」

瑞德博士說，腸子裡的神經末稍非常敏感，只要輕輕用柔軟
的刷子一碰，就會引起肌肉收縮和分泌物出來。因此，麥麩有雙
重作用——增加排便量及刺激腸壁蠕動。要吃多少麥麩才夠呢？
瑞德博士建議，每餐飯都加一湯匙的 miller's bran 在你愛吃的食
物裡，以預防便秘。不過事實上，每個人需要的分量都不相同。
最好你自己試試看效果如何，再酌量增減。

👍 有益的食物：

比麥麩更棒的通便劑：米麩

米麩在亞洲各國早已被食用，近來在美國的超級市場或健康
食品店內也可以買到。瑞德博士原來是想找一樣比 miller's bran
更可口的替代品，卻意外發現米麩的效果比麥麩更棒。他要八位
健康的年輕人連續十天分別吃 15 克的麥麩或是 15 克磨成粉的米
麩，或者兩樣都不吃。這樣每天大約吃下了 2.5 盎司的米麩或 1.3

盎司的麥麩。

結果二者都使排便次數及排便量增加，不但縮短排便時間，也都沒有造成排便時任何的不適。不過，吃米麩者的排便量和次數都要比吃麥麩者高出 25%。瑞德博士推測這可能是因為米麩中含有的大量澱粉刺激了大腸裡的細菌，便其更為活躍，因而增加了排便量。他還說燕麥片也具有一些通便劑的功效。

> 每天吃一湯匙的麥麩（miller's bran），通常就可以防止便秘了。
>
> ——丹尼斯・伯其特博士

逐漸增加高纖食品分量並且補充足夠水分

一旦開始多吃高纖維食物，你可能會有些不舒服——例如脹氣。雖然這種不舒服的情況通常在兩、三週後就會消失，不過，約翰霍普金斯大學的馬文・休斯特博士說，一開始你最好慢慢增加所吃麥麩的分量，如果覺得實在不舒服，就得趕快少吃一點。

如果你一開始就突然吃下太多纖維，又沒有喝下足夠水分，就會造成大便乾硬、排便困難。休斯特博士說，通常每天喝六到八杯水就夠了。

☞ 有害的食物：

吃太多的麥麩反而有害

喬治城大學醫院的丹尼爾・朱勒博士，曾在美國醫學學會期刊上報告了一個因為突然吃太多麥麩而開刀的病例。

有一位 34 歲的男士，醫生叫他每天吃一大碗麥麩來治療便

秘。顯然他吃了不只這些，因為他相信吃越多，效果越好。十天之後，他的腹部嚴重疼痛，並且嘔吐、發燒。醫生給他照了 X 光後，發現他的腸子裡有一大塊東西。開刀拿出來一看，竟然是一條長達十八英吋的纖維物質。

米勒博士說，過量麥麩使那個人的消化系統一時不能適應，而且那人也沒有喝足夠的水分。同時，那人還服用利尿劑，使水分更容易排出體外。所以米勒博士建議要治療便秘的人，應該在四到六週的時間裡，逐漸增加吃下的纖維量，好讓消化系統有個適應的機會。並且一定要喝足夠的水分，特別是你還在服用利尿劑的話。此外，各種蔬菜、水果和富含纖維的穀類也都要攝取。

伯其特博士提出的防止便秘八大食物——按照效果大小順序排列

1. 麥麩，例如未經處理過的 miller's bran 和米麩。
2. 處理過的麥麩和麥片。
3. 全麥麵包。
4. 豆莢／豌豆、豆子和堅果。
5. 乾的水果和漿果。
6. 根莖類蔬菜，包括馬鈴薯和紅蘿蔔。
7. 葉菜類蔬菜如波菜。
8. 蘋果、橘子和其他水果。

 有益的食物：

咖啡：快速的通便劑

瑞德博士說，不論是普通咖啡或不含咖啡因的咖啡，都能夠

讓三分之一的健康人增加排便次數。他曾試驗讓十四位健康男女喝下六盎司普通咖啡或不含咖啡因的咖啡，或者喝白開水，然後用直腸探針來測量直腸內壓力的變化情形。

令人驚訝的是，在喝下咖啡後僅僅四分鐘內，腸子就有明顯的收縮動作。瑞德博士說，咖啡可能是藉著胃裡的激素，或某種神經的傳導，來向直腸提前發出訊號，因為咖啡絕沒有任何辦法這麼快就到直腸裡面。喝咖啡的人，直腸會持續收縮約半小時，喝熱開水的人則沒有任何變化產生。

瑞德醫生還發現，咖啡對女性的作用比男性大，同時他推測咖啡在早上的效果最好，在其他的時間就沒效了。至於是咖啡中的那一種化合物使咖啡具有通便劑的功效，瑞德醫生也不知道。但顯然不像大家想像的以為是咖啡因的緣故。

> 偶爾便秘，可以喝一杯濃咖啡來刺激排便。但是不要長期靠咖啡來刺激排便，因為咖啡喝多了會上癮。
>
> ——安德魯‧威爾博士，亞利桑納大學醫學院

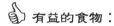 有益的食物：

李子：原因不明但確實有效

長久以來，李子就被認為有淨腸的作用。但奇怪的是，科學家從未自李子中分離出一種類似瀉藥的成分來過。加州大學的芭芭拉‧施尼曼博士認為，李子中的纖維就是緩瀉的成分。「除了纖維之外，李子裡面再沒有其他神奇的成分了，」她堅持的說。她曾讓 41 位男士每天吃 12 個李子，結果發現他們的排便量平均增加了 20%。（同時，他們壞的 LDL 膽固醇也降了 4%。）另外一種可能是：李子含有一種叫做山梨糖醇的成分特別高，約佔

15%；其他大部分水果則只含 1% 的山梨糖醇。山梨糖醇是一種天然的糖分，對許多人具有緩瀉的作用。

美國農業部在1960年代用老鼠做過無數試驗，確定李子具有排便的功效，並且認為可能是鎂這種金屬元素的作用。但是一旦把鎂從李子中分離出來，它又沒有效了。研究人員的結論是：「看來只有整粒的李子才能發揮作用。」這個謎團至今還沒有解開，只知道李子的確有緩瀉的效果。

可以治療便祕的果醬

這是加拿大魁北克的榮民醫院開給 42 位便祕病人的藥方。這些病人每天吃一湯匙這種果醬，結果不僅排便量增加，同時也減少了服用通便藥的劑量。果醬的材料及做法如下：

材料：5盎司去核的棗子（大約一杯）

　　　5盎司去核的李子（大約一杯）

　　　1又1/2杯開水，如果要果醬濃一點，就少放一些水

做法：把棗子和李子切成小塊，放入開水中煮，直到煮成濃稠狀。這樣煮好後，大約有 20 湯匙的分量。

大黃：古老的傳說

老祖母們常說大黃可以通便，但事實上，普通在花園裡種植的大黃並沒有這種功效。雖然一些常用的通便劑裡面也含有大黃的成分，但都是很微量的。

伊利諾大學的藥草專家，諾曼·法蘭斯渥斯博士說，真正可以當做通便劑來用的大黃，其實是生長在中國西部和西藏高山地

區。它的根部曬乾後磨成粉，可以當做通便劑。中國人早在西元前 2700 年時，就已經知道這味藥材，並且把它賣到希臘、土耳其和波斯去。在美國出售的某些通便劑也許仍然含有大黃的成分，但整株當做藥用的大黃在美國是找不到了。

現在我們在超級市場裡看到的大黃，和中國產的大黃是不一樣的，它的莖部完全沒有緩瀉的作用。至於葉子的部分，雖然可能有一些緩瀉的效果，但法蘭斯渥斯博士說最好不要用它，因為葉子有毒。

 有害的食物：

你該小心的食物

・咖啡因・

雖然咖啡具有通便劑的作用，但是咖啡因也會造成某些便秘。根據北卡羅萊納大學對 15,000 名男女所做的調查結果顯示，那些常常便秘的人都比較愛喝茶和咖啡。這可能是因為直腸內的神經逐漸習慣了咖啡和咖啡因持續的刺激作用，所以變得反應遲緩，就像有些人吃了太多通便劑，也會造成腸內神經反應遲鈍一樣。另外一種可能就是，咖啡因擾亂了體內水分的均衡狀態，它像利尿劑一樣使腸內的水分排出體外，而使得腸內的大便變得乾硬，難以排出。

假如喝咖啡會使你便秘，現在你應該別再喝它了。

・牛奶和鈣質・

休斯特博士提醒大家說，牛奶和乾酪也能造成某些人便秘，可能是因為這些食物含有大量鈣質的關係。

防止便秘該注意的飲食事項

‧為防止或改善便秘，應多吃高纖維食品，包括水果、蔬菜和穀類食品，其中又以未經處理過的麥麩(miller's bran)和米麩的效果最好。

‧逐漸增加高纖維食品的分量，不要一下吃太多，而且要多補充水分。有了這種天然、方便又安全的食物療法，大家真的沒有必要去服用便秘藥。

注意：最好不要給便秘的孩童吃 miller's bran 或米麩，而應多給他們吃全麥麵包、麥片、水果、蔬菜，並補充水分。如果這樣還是不見效，就該帶孩子去看小兒科醫生了。

腹瀉與飲食：古代的真理，現代的迷思

> 引起腹瀉的食物：牛奶‧果汁‧山梨糖醇‧咖啡
>
> 改善或防止腹瀉的食物：含有大量澱粉的濃湯和穀類食品‧優酪乳（yogurt）
>
> 延緩腹瀉康復的食物：咖啡因‧太甜的果汁和飲料‧「讓腸子休息的」飲食

　　每個人都有腹瀉的經驗，尤其是嬰兒特別容易腹瀉。對大多數人來說，腹瀉來得快，去得也快。但對某些人來說，它們似乎是一種不明原因的、習慣性的、慢性的毛病。此外，有些觀光客也會因為水土不服而瀉肚子。

　　簡單的說，腹瀉就是因為腸子吸收的水分減少，或是因為腸子分泌的水分增加，或者是這兩個原因一起所引起的大便中含水量太多，而必須常常跑廁所拉肚子的毛病。造成腹瀉最常見的原因包括胃腸被細菌、病毒或寄生蟲感染；對某種食物過敏；或是因為某種疾病如腸道過敏徵候群的關係。如果腹瀉超過幾週或幾

個月都沒好，那就很可能是因為某種疾病所引起的，應該趕快看醫生才行。

毫無疑問的，食物會引起腹瀉，也能使它惡化或好轉。因此，選擇正確的食物，也可以縮短腹瀉的時間。

嬰兒腹瀉時的注意事項

嬰兒腹瀉遠比小孩或成人腹瀉要來得嚴重，甚至有死亡的可能。最危險的狀況是嬰兒因為體內失去太多水分和各種礦物質而脫水，這種脫水的情形很可能會在嬰兒腹瀉後的數小時內突然發生。因此，立刻給腹瀉的嬰兒補充體液是第一個要做的動作。

一般在藥房和雜貨店可以買到的像 Ricelyte、Rehydralyte，和 Pedialyte，是專家認為給嬰兒補充體液的最佳選擇。因為其中已調配好嬰兒所需的各種營養素和電解質，能夠確保嬰兒不會脫水。

👎 有害的食物：

要讓腸子休息嗎？錯了！

不論你的年紀多大，腹瀉的時候最重要的就是——你得不斷吃東西。「要讓腸子休息」這個觀念是錯誤的。

約翰霍普金斯大學的威廉‧葛林諾博士說，腹瀉時如果你繼續吃東西，你可能會復原得比較快。他說：「別不吃東西，你只要改吃一些像米飯、紅蘿蔔湯等容易縮短腹瀉時間的食物，而且不要吃太多甜的東西就好。」多吃幾次東西，而且要慢慢吃；吃太快反而會想嘔吐。

葛林諾博士說，一般所謂的 BRAT ——也就是指香蕉、米

飯、蘋果醬和烤麵包,是青少年腹瀉時很好的食物。而且最好讓他們每天吃五到七次,或是每三、四個小時吃一次東西。千萬不要讓他們超過二十四小時都沒吃任何東西。

選擇正確的飲料——清澈的飲料不要喝

近來研究人員發現,腹瀉時要喝濃稠的,而不要喝那些看起來清澈透明的飲料或湯。第一:因為像清湯和茶這種稀稀的東西,不但沒有營養而且會延長腹瀉的時間。第二:這種稀稀的湯和飲料要不就是含鈉太多(例如牛肉湯和雞湯),要不就是含鈉太少(例如茶),或是含糖分太多(例如果汁)。阿肯色大學的海倫・卡斯提爾博士的結論是:「像這些家庭裡常喝的東西並不適於腹瀉的人飲用,對嬰兒尤其不好。」

> 千萬別給腹瀉的嬰兒喝甜的飲料、果汁或運動飲料,這些東西只會使腹瀉的情形更嚴重!
>
> ——威廉・葛林諾博士,約翰霍普金斯大學

葛林諾博士還說:「糖分可以把你體內的水分和鹽分排出體外,使你有想要嘔吐的感覺。」事實上,含有太多糖分的飲料可以造成腹瀉的嬰兒死亡,所以千萬不可以給嬰兒喝太甜的東西。

此外,葛林諾博士說,以糖分為主的飲食,也不像以穀類為主的飲食能夠縮短腹瀉的時間。

👎 **有害的食物:**

不含糖分的軟性飲料

華盛頓大學的保羅・路易斯博士說:「不含糖分的軟性飲料

是最糟糕的東西。」因為這種飲料除了卡路里之外，根本沒有任何營養價值。他最近有個五歲的病人，因為腹瀉住院治療。抽血檢查一看，這個小男孩幾乎是處在「飢餓」的狀態下。他直覺的認為這男孩的父母給孩子喝了不含糖分的汽水。一問之下，果然如此。

路易斯博士警告說，在小孩子最虛弱，最需要營養來抵抗腹瀉的時候，父母竟然讓孩子處於飢餓的狀態下，這實在是非常危險的事。

 有益的食物：

濃稠的湯或飲料

任何用米、玉米、小麥或馬鈴薯等含有大量澱粉的食物，所煮出來的濃湯或飲料，都是對抗腹瀉最好的藥方。因為這類濃稠的食物可以減低腹瀉的人想吐的感覺，減少他們體液的流失，並且加速復原的時間。

事實上，許多研究報告都指出，利用各種含有大量澱粉的食物來對抗腹瀉，比用化學方法合成的處方更有效。而且，更驚人的是，前者還可以縮短腹瀉的時間。科學家對這種現象還無法解釋，只是推測「這類食物中可能有某種未被吸收的成分，例如纖維或澱粉」，能夠促使大便恢復到正常的狀態，因此也就讓腹瀉早一點好起來了。

 有益的食物：

葛林諾博士的麥片粥

當你一發現有腹瀉的症狀，馬上喝這一道葛林諾博士的麥片

粥,可以使嚴重的腹瀉情形在三小時內改善一半,或者讓普通的腹瀉情形在一到三天內完全好起來。

- 半杯到一杯的即溶嬰兒麥片
- 兩杯水
- 1/4茶匙鹽
- 將所有材料仔細攪拌均勻。

注意:麥片的分量多少可隨個人喜好增加,不過,不要加入超過 1/4 茶匙的鹽,那樣反而有害。另外,也不要加糖。

不要一下子把麥片粥全喝光。嬰兒和小孩應該每一分鐘餵他們一茶匙就好,看他們想吃多少就餵多少。如果嬰兒吐了,就減少每次餵食的分量,但是要增加餵食的次數。大人可以多吃一些,不過也要有間斷的時間,不要一次吃太多。

> 附註:麥片必須是已經煮熟立即可食的,否則你得自己先把它煮熟才行。

治療腹瀉的飲食

腹瀉時應該吃的食物
- 穀類食品、香蕉、米、芡粉、根莖類蔬菜如紅蘿蔔和馬鈴薯。

腹瀉時應該少吃的食物
- 豆類、甘藍菜及洋蔥,容易造成腹部絞痛、氣脹。
- 高纖維食品如全穀類、粗糙的蔬果及果皮,都比較難消化。
- 牛奶,特別是患有乳糖不耐症的人更不能喝。
- 含太多糖分的飲料和果汁。
- 咖啡和含有咖啡因的飲料,容易造成體液流失。
- 過分稀薄的湯,因為通常都不夠營養,而且含鈉太多。

吃胡椒會讓腹瀉的情況更糟嗎？

　　一般盛行的說法是，胡椒會加速腸子蠕動，使腹瀉的情況更糟糕。不過根據最近的研究發現，這未必是真的。事實上，胡椒不但不會加速腸子蠕動，反而會延緩排便的時間。這並不是說你應該要吃胡椒來改善腹瀉，不過這麼做並不會有害。

👍 **有益的食物：**

瑞典人愛用越橘湯（blueberry soup）

　　瑞典的醫生和老祖母喜歡用乾的越橘（blue berry）煮成湯來治療孩子的腹瀉，通常用 1/3 盎司的乾越橘就夠了。因為越橘可以殺死引起腹瀉的大腸桿菌。此外，黑莓（black currants）對於治療腹瀉也很有效。在瑞典，甚至將從黑莓皮裡提煉出來的成分，製成治療腹瀉的藥在市面上出售。

👍 **有益的食物：**

優酪乳是安全食品

　　根據明尼蘇達大學的丹尼斯・薩維安諾和麥可・李維特兩位博士的實驗指出，優酪乳（yogurt）是預防腹瀉的最佳食品。因為大腸桿菌及其他會造成腹瀉的細菌一碰到優酪乳，不是死掉就是無法再繼續成長；不像在普通的牛奶或湯裡面，這些細菌會發狂似的大量繁殖。兩位博士說，這可能說明了為什麼比較落後地區的人民通常都喝優酪乳而不喝牛奶，因為長期的經驗告訴他們，

喝牛奶會腹瀉，而喝優酪乳卻不會。

加州大學的喬治・赫本博士也發現，健康的人如果每天喝六盎司的優酪乳，那麼他一整年裡鬧腹瀉的次數也比較少。

李納特博士說，喝優酪乳也可以讓你的腹瀉早點復原。因為優酪乳裡的細菌會在腸子裡面製造乳酸，使腸子變得更富酸性，這樣一來，本來會造成腹瀉，具有傳染力的細菌就無法在腸子裡面生長或繁殖了。

至於喝優酪乳對抗腹瀉的效果有多大，則須視其中細菌的性質而定。舉例來說，塔夫茨大學的薛伍德・戈巴及巴瑞・高定兩位教授，就曾經利用一種叫做 GG 乳酸桿菌的特別的菌株，來製造一種專門預防和治療腹瀉的優酪乳，在芬蘭的市面上推出銷售。結果發現有嚴重腹瀉的嬰兒在食用這種優酪乳以後，復原速度快了 30%。在土耳其的研究也發現，這種優酪乳可以防止四成的觀光客腹瀉。

正在服用一種叫做紅黴素抗生素的病人，如果每天吃半杯優酪乳，也可以減輕他們腹瀉、胃痛、腹脹及其他腹部不適的症狀。戈巴博士說，用 GG 乳酸桿菌製造的優酪乳與其他的優酪乳不同，它能夠在人的腸子裡存活好幾天，製造出一種類似抗生素的抗微生物物質。戈巴博士希望這種優酪乳能在全球銷售，以防止腹瀉。

注意：優酪乳如果被加熱了，就無法再殺死大腸桿菌，不過仍然能夠抑制他們的繁殖。

觀光客的水土不服

去拉丁美洲、非洲、中東和亞洲等地旅遊的觀光客，其中有 30~50% 的人，會在抵達後的七天之內，出現腹部絞痛、嘔吐及

身體不適等現象，這就是所謂的水土不服。造成水土不服的原因，至少有一半是因爲大腸桿菌在作怪。

爲了避免水土不服，出門在外應盡量別吃生冷食物及飲水，而應該吃煮熟的食物、去皮的水果、罐裝的及熱的飲料如咖啡或茶。未經過高溫殺菌的乳製品、自來水、冰塊，及路邊攤販出售的小吃，也最好避免。如果你要喝當地的水，應該讓水煮開以後再沸騰五分鐘，或是在水裡加一點碘或氯消毒，才可飲用。

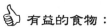 有益的食物：

加入二氧化碳的飲用水

當你在國外旅遊時，不妨選擇加了二氧化碳的瓶裝飲用水，而不要喝普通的水。因爲以二氧化碳處理過的水是呈酸性的，可以殺死大多數的微生物，包括那些會引起腹瀉的細菌。

約翰霍普金斯大學的大衛·賽克博士說，在1970年代中期，葡萄牙爆發了霍亂，而霍亂的來源是來自一家裝瓶工廠。在這家工廠裝瓶的水有一半是普通的水，另一半則是加了二氧化碳的水。事後追蹤調查發現，只有那些喝了普通水的人被感染，喝加了二氧化碳的水的人則平安無恙。

賽克博士說，如果你出外旅遊時不慎腹瀉，記著要像你處理其他腹瀉的情形一樣去做：繼續吃東西；喝不含咖啡因和糖分，並且以二氧化碳處理過的飲料；吃當地生產的含大量澱粉的食物，例如馬鈴薯和米。雞湯麵如不太鹹的話，也可以吃。其他像鹹蘇打餅乾、香蕉、米和烤麵包也可以吃。不過牛奶、咖啡因、多脂肪的食物，和任何粗糙的食物，都不要吃。

👇 有害的食物：

發酸的牛奶

　　不論年紀多大，都可能因為無法消化牛奶中的糖分，也就是所謂的乳糖不耐症，而引起腹瀉。至於嬰兒，也常常因為對牛奶裡所含的蛋白質過敏而腹瀉，甚至於對優酪乳也會過敏。實驗顯示，那些「高危險群」的嬰兒，也就是出生在家族中有人會對牛奶過敏的嬰兒，他們有 36% 的機會也會對牛奶過敏，甚至會腹瀉、胃腸不適、哮喘和皮膚發疹。有兩個方法可以讓嬰兒免受這些折磨：一是餵母奶，這樣嬰兒就不會受到牛奶中的致敏原和病原體的影響而導致腹瀉；另一個最好的辦法就是餵嬰兒吃經過特殊配方，已經將那些會令嬰兒過敏的蛋白質中和了的奶粉。

如何照顧腹瀉的幼兒

　　・繼續餵母乳。

　　・注意觀察幼兒是否有乳糖不耐症的症狀。如果有的話，不妨改餵他吃特殊配方的奶粉，或請教醫師。

　　・如果幼兒還不滿五歲，可以給他補充一些藥房裡出售，已加入各種營養素的水分，或者給他吃第 108 頁提到的麥片粥。

　　・讓幼兒不斷吃些富含澱粉的食物如米湯，或是稀稀的麥片。

如果是因為牛奶而引起腹瀉，該怎麼辦？

　　・如果嬰兒對牛奶過敏，比較可靠的方法是讓他改吃經過特殊配方，已經把會造成腹瀉的蛋白質中和了的奶粉。

- 如果嬰兒吃母奶，那麼母親就暫時不要喝牛奶（改吃別的東西來補充鈣質），因為母奶會把牛奶中的致敏原傳給嬰兒。這種情況經常發生，很多研究都證實，只要哺乳的母親不吃任何乳製品，那麼嬰兒腹瀉及其他胃腸不適的症狀通常都會完全消失。
- 小孩和大人如果患了慢性腹瀉，可以試試幾個星期不要吃任何含有乳糖的食物，像牛奶、乾酪、冰淇淋等。優酪乳可以吃，但不能吃冷凍過的優酪乳。如果腹瀉稍有好轉，就表示腹瀉的原因至少有一部分是因為對牛奶過敏所致。

不要給嬰兒吃優酪乳

對比較大的孩子和成人來說，吃優酪乳能夠預防，甚至治療腹瀉，尤其是對水土不服的觀光客很有效。但是專家認為，最好不要給未滿週歲的嬰兒吃優酪乳。雖然在某些中歐及地中海地區的國家這種情形很普遍，但是優酪乳裡面的某些蛋白質，就像牛奶裡的一樣，可能會造成嬰兒腹瀉、腹部絞痛、失眠，甚至造成嬰兒長大後有皮膚和呼吸過敏的毛病。

👎 有害的食物

果汁：對幼兒無益的食物

如果你的小寶寶一直腹瀉（持續兩週以上），那可能是喝果汁引起的。大約15%的嬰幼兒都有慢性不明原因的腹瀉，而神奇的是，許多寶寶只要不喝果汁，特別是不喝蘋果汁、梨子汁和葡萄汁，腹瀉就會不藥而癒。

那是因為這些果汁含有大量的糖分，也就是山梨糖醇及果糖，會讓無法完全消化這些糖分的寶寶腹瀉。根據研究顯示，大約每三個小寶寶中就有兩個無法吸收這種果糖。結果就是這些糖分停留在大腸內，受到細菌的感染以後，就會造成腹瀉及腹痛。

專家指出，蘋果汁含有的山梨糖醇及果糖最多，因此最不適宜幼兒飲用。其次是梨子汁和白葡萄汁。最安全的要算橘子汁了，因為它只含有少量的果糖，而且根本不含山梨糖醇。

不過不用擔心，只要不喝或少喝這些果汁，問題就解決了。通常腹瀉的情形會在幾週之內恢復正常，而且大多數的寶寶到了四歲的時候，就不會因為喝果汁而腹瀉了。

造成腹瀉的常見原因

- 牛奶
- 咖啡
- 含山梨糖醇的糖
- 果汁

👎 **有害的食物：**

減肥糖果

減肥的人和有糖尿病的人請注意，假如你有腹瀉的話，可能是因為你吃了太多的山梨糖醇，一種在減肥糖果、無糖口香糖和加工食品中用來代替天然糖分，而在醫學上被認為是一種輕瀉劑的東西。根據一項研究顯示，有41%的健康成人無法吸收山梨糖醇——難怪許多人只要吃一點點就會鬧肚子了。

　　根據一項研究指出，只要吃下四、五顆加了山梨糖醇的薄荷糖，就可以使其中 75% 的人腹痛、腹瀉及腹脹。如果喝下一杯加了山梨糖醇調味的飲料，那麼在半小時到三個半小時之內，就會開始不舒服了。這個問題是在1966年時，有一位醫生因為發現一個嬰兒在吃了減肥糖之後腹瀉，才首次被注意到。

　　山梨糖醇在許多水果裡都有，例如櫻桃、梨和李子，不過通常含量沒有高到會造成麻煩。根據專家指出，大約 3.5 盎司的櫻桃所含的山梨糖醇，才等於一顆加了山梨糖醇的薄荷糖的含量。

👎 有害的食物：

咖　啡

　　對某些「結腸很敏感」的人來說，只要一杯咖啡，不論有沒有含咖啡因，就能夠刺激腸子收縮，造成腹瀉。此外，咖啡因還具有利尿劑的作用，在你腹瀉的時候很容易將你體內的水分排出體外，使腹瀉更嚴重。

👎 有害的食物：

別吃太多鬆餅

　　有一位 64 歲的醫生，一輩子的排便次數都很正常，每天一次，近來卻每天都有兩、三次完全無法預知，非常尷尬的突發性腹瀉，反而正常的排便次數掉到每週一次。原來是因為他在開會時，吃了許多院方準備的「高效」麥麩鬆餅。自從他不再吃這種含有大量纖維的麥麩鬆餅後兩、三天，他的腹瀉就好了。

　　纖維可以改善許多困擾你的毛病，但是你可別過於熱中而吃太多，否則就會腹瀉。

防止腹瀉該注意的飲食事項

·假如腹瀉是慢性的，不管發生在嬰兒、孩童或成人身上，都可能是因為飲食中的某樣東西所引起的。

找到慢性腹瀉原因的方法

·不要喝牛奶，也不要吃任何乳製品，看看腹瀉會不會停止。

·去掉含有山梨糖醇的食物或飲料。

·假如還是沒用，就連咖啡也不要喝，普通咖啡和不含咖啡因的咖啡都不要喝。

·避免吃那些容易製造氣體的食物。

·如果是幼兒腹瀉，就少給他喝果汁，尤其少喝蘋果汁。

如何治療腹瀉

·不斷補充低糖、低鹽的飲料。

·吃一些麥片粥(請參考第 108 頁)，或者喝一些市面上販售的加入各種營養素的飲料。

·繼續吃一些富含澱粉的食物，如煮熟的紅蘿蔔、馬鈴薯等。

·不要喝那些「清澈透明」的稀薄飲料或湯，也不要為了「讓腸子休息」而禁食。

·不要吃高纖維的穀類、容易製造氣體的食物，也不要喝牛奶。

·不要喝含有很多糖分的飲料，如果汁、蘇打水。也不要給小孩喝無糖的蘇打水。

·即使你覺得想吐或是已經吐了，也要吃一點或喝一點東西，這樣才能縮短腹瀉的時間。每次喝東西的分量一定要少一點，因為一次喝太多的話會更想嘔吐。基本上，你必須喝下足夠的水分來彌補你所失去的水分。

胃不舒服該吃什麼東西

　　每個人都偶爾有胃不舒服的時候——像是胃酸過多、作嘔、動暈症，或是腸子裡有寄生蟲，不過這些不舒服通常不會太嚴重，時間也很短。正因為胃不舒服是很常見的毛病，因此民間也有很多方法來治療它。例如，民間最常用來治療嘔吐的東西就是薑。

👍 有益的食物：

香　蕉

　　常常在吃過東西以後，你會覺得胃不舒服，有時還會腹痛、嘔吐。你可能以為自己消化不良，不過醫生稱它為非潰瘍性消化不良。沒人知道是什麼原因造成這種情形，但是最新的證據把它歸因於你的胃太過「敏感」。

　　民間長久以來就知道吃香蕉可以幫助消化，而印度學者針對46位消化不良的病人所做的實驗，也證明了香蕉的確可以幫助消化。

　　另一方面，密西根大學的研究發現，消化不良的患者，其中

一半人每天至少要喝兩杯咖啡。即使是不含咖啡因的咖啡，也會造成消化不良。因此專家建議患有消化不良的人，最好少喝一點咖啡。

 有害的食物：

胃痛可能是食物造成的

哪些食物容易造成胃痛呢？根據慕尼黑一家醫院的研究報告指出，健康的人在吃了美乃滋、甘藍菜、油炸的和鹹的食物以後，最容易覺得胃痛。那些有非潰瘍消化不良的人，在吃了肉、油炸的食物，喝了咖啡、果汁和加了二氧化碳的飲料後，最容易胃痛。至於那些有胃潰瘍的人，則在吃了美乃滋，喝了咖啡、果汁和加了二氧化碳的飲料後，胃部會很不舒服。

胃酸：什麼該吃，什麼不該吃

假如你胃酸過多，不妨試試吃半碗飯。因為米是一種碳水化合物，可以阻止胃酸分泌過多，對胃也是很溫和的食物。

其他食物像白豆、紅豆、玉米，尤其是豆腐，都能中和胃酸。

其他碳水化合物食物，例如麵包，也可以減少胃酸分泌。不過要注意的是，任何食物都不要吃太多，否則只會刺激胃部分泌更多的胃酸來幫助消化。

至於容易刺激胃部分泌胃酸的飲料包括：酒、牛奶、咖啡（普通咖啡和不含咖啡因的咖啡都會）、含有咖啡因的茶、汽水及可樂。根據德國的研究，啤酒是所有飲料中最糟的，能夠在喝下去一小時之內增加將近兩倍的胃酸。而牛奶看起來好像能夠減輕

胃痛，實際上它反而會增加胃酸的分泌。

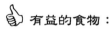 **有益的食物：**

薑：治療嘔吐的超級驗方

對於治療動暈症如暈機、暈船的嘔吐，手術後及害喜時的嘔吐，甚至一般身體不適的嘔吐，薑的效果甚至比某些現代藥物還要好。而且薑沒有副作用，也不會令人昏昏欲睡，因為它不像藥是經由神經系統來發揮效力的。

猶他大學的心理學家丹尼爾・莫瑞博士實驗發現，服用 100 毫克動暈症藥物的受試者，在坐上旋轉椅不到六分鐘的時間內，全都開始噁心嘔吐；而服用半茶匙薑粉的受試者，其中有一半的人能夠維持超過六分鐘以後才開始胃部翻騰。

丹麥人曾以八十名海軍軍校的學生做實驗，給他們吃等於半茶匙薑粉的藥丸。薑粉的效力在服下後 25 分鐘內開始發揮，效力約可維持四個小時。結果在波濤洶湧的海上，有 72% 的人因為吃了薑粉而免於嘔吐，38% 的人因而沒有暈船。

近五十年來，儘管不斷有新的止吐藥問世，但是手術後從麻醉中恢復過來的病人，仍然大約有三成會有嘔吐現象。倫敦聖巴索洛繆醫院的波恩醫生和他的同事，於是給六十位要進行婦科手術的婦女，在手術前口服 0.5 公克的薑粉（1/3 茶匙），結果發現「效果比注射 10 毫克的止吐劑更好。」

薑最大的好處是沒有副作用，而止吐劑卻有許多可怕的副作用。因此，有些專家認為，以後可能會廣泛地給手術前的病人用一點薑，來預防病人嘔吐。

美國農業部的金姆・杜克博士說，在鬆薑餅和薑汁啤酒裡也

含有足夠的薑，能夠防止輕微的嘔吐。

寇許博士建議的止吐食物

賓州州立大學的胃腸學家肯尼斯・寇許博士，基於多年的研究及臨床經驗，發現「飲食和嘔吐有密切的關係」。下面就是他的建議。

喝些透明清澈的飲品或湯，可以幫助胃部安定下來，只是必須少量並慢慢地喝，一次最多喝二、三盎司。寇許博士通常建議嘔吐的病人喝些溫熱的瘦牛肉湯，湯裡加少許的糖和鹽都對胃很好。尤其是鹽，可以補充嘔吐後體內流失的電解質，使你不致於脫水。

果汁最好不要喝，尤其是柑橘屬的果汁，因為它的果酸會讓胃更不舒服。

該喝冷的或熱的飲料？許多人認為熱的飲料讓胃比較舒服，不過寇許博士說那倒不一定。因為即使你喝冷的東西下去，它也很快會達到與體溫相同的溫度。所以，完全看哪一種令你覺得更舒服，你就喝哪一種。

假如你要喝加了二氧化碳的飲料，例如可樂和汽水，最好等氣泡都沒了再喝。因為氣泡容易使胃膨脹，或者使你打嗝，反而會使胃有灼熱感，令你更不舒服。

至於一般家庭中常用的止吐糖漿有沒有效呢？寇許博士曾做過實驗，給嘔吐和懷孕害喜的病人喝一種叫做 Emetrol 的止吐糖漿，結果不但沒有明顯改善嘔吐的情形，甚至使情況更糟。寇許博士認為，也許是因為它太甜了。

可不可以喝茶呢？絕對可以。寇許博士說：「茶似乎讓很多人都感覺舒服，不過我不知道是因為茶熱熱的，還是因為茶裡面

某些成分的關係。」

　　咖啡呢？最好不要喝。它和自來水一樣，都讓許多嘔吐的人覺得胃部更不舒服。

胃腸脹氣怎麼辦

> 最容易引起脹氣的食物：牛奶・豆類
> 可以防止脹氣的食物：薑・大蒜・薄荷

　　健康的人平均一天排氣十四次，假如你沒有排氣的話，那表示你已死亡了。然而腸道裡若是聚積了太多的氣體，也就是所謂的腸胃氣脹，則會令人不舒服，或者在社交場合中十分難堪。通常這不是什麼嚴重疾病的徵兆，不過，假如這種現象令你感到煩惱的話，那麼經由飲食著手來控制它，是再好不過了。

食物如何製造氣體

　　你吃下的碳水化合物——例如蔗糖、纖維和澱粉類食物——大部分在胃和小腸裡並沒有完全被吸收和消化。這些殘渣最後到了大腸，成為大腸裡細菌的盛宴。細菌分解殘渣的發酵過程就會產生許多混合的氣體；其中大部分的氣體都是無味的，只有一小部分異味的氣體，才會被人的鼻子聞到。

　　至於食物會在人體內製造多少氣體，則因人而異。下面就是幾種在大多數人體內都能製造出許多氣體的食物：

- 最厲害的就是含有寡糖，尤其是植物蜜糖的豆類和蔬菜。因為人類缺乏一種叫做 alpha-galactosidase 的酸，無法好好消化這一類的食物。根據一項研究指出，吃烤豆子會增加十二倍的排氣量。

- 牛奶裡的乳糖，也會讓缺乏乳糖酸的人無法消化乳糖，而產生許多氣體。像這種有「乳糖不耐症」的人，只要喝下兩杯牛奶，就會使排氣量增加八倍。

- 可溶性纖維，像麥麩裡所含的 β - 聚葡萄糖，及蘋果中所含的果膠，通常也都會進入大腸成為細菌的養料。一項研究指出，喝下一夸脫（約 1100c.c.）的蘋果汁，會增加四倍的排氣量。

- 甚少澱粉類的食物在胃或小腸裡可以逃離大腸菌的分解。也就是說，基本上所有澱粉類的食物除米以外——例如小麥、燕麥、馬鈴薯、玉米，甚至白麵包、麵條等，都是容易製造氣體的食物。

食物製造氣體的排行榜

下面列出的是最容易製造氣體的各種食物，不過實際情形會因人而異：

- 會製造大量氣體的食物：綠花菜、結球甘藍、包心菜、花菜、乾的豆類、豌豆、牛奶和乳製品（對那些無法完全消化乳糖的人而言）、洋蔥、大頭菜、黃豆、白蘿蔔。

- 會製造中量氣體的食物：蘋果、香蕉、麵包、紅蘿蔔、芹菜、茄子。

- 會製造少量氣體的食物：雞蛋、魚、肉、油、家禽、米。

👎 **有害的食物：**

牛奶和乳製品

令人意外的是，牛奶和乳製品（優酪乳除外）是全美國造成胃腸脹氣的首要原因，而非豆類。這個道理很簡單，許多人都有不同程度的乳糖不耐症，而自己卻多半不知道。（詳細情形請參考第127~130頁討論乳糖不耐症的部分。）

如何找出在你體內製造氣體的食物

一位28歲，已有五年飽嚐胃腸脹氣之苦的人，看過七位大夫。他們用內視鏡為他檢查，都說他身體沒事，是因為他吞下空氣才造成氣脹的。於是勸他吃東西時要把嘴巴閉攏，細嚼慢嚥，並且放慢他的生活步伐。結果這樣做並沒有幫助，就連吃了很多種藥也無效。最後，醫生宣佈他的問題是心理因素引起的，而非器官變化所致。但是他可不信這一套。

於是，他決定記錄下自己每一次排氣的時間，以及在排氣前所吃的食物種類。一年之後，他發現自己平均一天排氣34次——比同年齡的人要多出250%。這時他終於找到了明尼蘇達大學研究胃腸脹氣的權威麥可‧李維特博士。李維特博士懷疑他的問題是牛奶造成的，建議他做個實驗。

接下來的兩天，這個人只喝牛奶，其他的東西一概不吃。果然不出所料，他一天排氣的次數高達141次，甚至有在四小時內排氣70次的紀錄。之後，他只在吃飯時喝兩杯牛奶，結果排氣的情形也很嚴重。因此可以確定，他是患了乳糖不耐症。當他完全不喝牛奶之後，胃腸脹氣的情況有了大幅的改善，但他仍不滿

意。於是他繼續記錄自己的飲食，終於發現除了牛奶之外，洋蔥、豆類、芹菜、葡萄乾，醃燻豬肉和結球甘藍菜，也會讓他脹氣。如果你也有像他一樣強烈的動機、足夠的耐心和毅力，也許你也能夠找出所有令你脹氣的食物。

排氣的時間表

食物下肚後需要多久的時間才會製造出氣體呢？專家說，健康的人吃下豆類三個小時後，會開始排氣，五個小時後排氣的量最大，然後會逐漸減少，在七小時之內應該可以恢復正常。

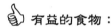 **有益的食物：**

薑和大蒜可以防止氣體產生

印度的研究人員在動物實驗中發現，豌豆是製造氣體的一種主要食物。於是他們在給狗吃的豌豆中加入一點薑或大蒜——分量就像平常烹飪時用的那麼多。結果大蒜和薑幾乎使豌豆完全無法製造氣體。因此研究人員認為，傳統上在烹調豆類和蔬菜時加些大蒜或薑這一類的香料，其實是蠻有道理的。

有益的食物：

讓豆類降低氣體產生

美國農業部的研究人員提供了一個方法，可以讓豆類製造的氣體減少 50%，做法如下：

把豆子洗淨，放入滾水中加蓋煮三分鐘，熄火後等兩小時，倒掉鍋中的水，再加入冷水浸泡豆子。兩小時後，再換一次水浸

泡豆子過夜。第二天再把豆子清洗一遍,然後加水放入有蓋的鍋中一直煮到熟了為止,大約需要 75~90 分鐘。(事實上,研究人員一共換了五次水,不過他們說,換一、兩次水就可以了。)

　　注意:超級市場出售的一種叫做 Beano 的東西,在烹調時加一點,對於防止食物製造氣體也很有效。

防止食物製造氣體所需注意的飲食事項

　　・假如你有脹氣,很可能是因為你有乳糖不耐症,除了優酪乳之外,最好不要碰牛奶和乳製品。

　　・少吃含有山梨糖醇的食物。

　　・注意觀察自己的飲食,看看是那些食物容易製造氣體。

　　・利用烹調的方式來使豆類製造的氣體減少到最低的程度。

　　・烹調容易產生氣體的食物時,記得加一些大蒜和薑。

　　・如果排氣的情形令你困擾,就少吃那些你知道會產生氣體的食物。

乳糖不耐症

會造成胃腸不適的乳製食品：牛奶‧生奶油乳製品（butter-milk）‧酸性奶（acidophilus milk）‧乾酪‧奶油‧冷凍優酪乳（frozen yogurt）‧乳漿（whey）‧加工食品中所含有的一切乳製品

不會造成胃腸不適的乳製食品：優酪乳（yogurt）‧巧克力牛奶

全球約有 70% 的人患有乳糖不耐症，其中又以非洲、亞洲和地中海地區的人民罹患率最高。這種毛病是遺傳性，病因是人體缺乏乳糖酸來消化及吸收牛奶中的乳糖。沒有被消化的乳糖停留在大腸內開始發酵，造成腹痛、脹氣、腹瀉等各種胃腸不適，有時甚至會被誤診為其他嚴重的胃腸疾病。

至於牛奶所造成的不舒服的程度，則要看個人缺乏乳糖酸的嚴重程度而定。根據一項研究指出，正常人可以吸收 91% 的乳糖；患有乳糖不耐症的人則只能吸收 25~58% 的乳糖。所以，除非你能確定自己並沒有乳糖不耐症，否則就不要輕易相信自己有其他嚴重的胃腸疾病。

有益的食物：

優酪乳是乳糖不耐症患者的救星

大自然的奇蹟之一就是優酪乳裡面的細菌代替了乳糖酸的作用，能夠把乳糖給消化掉。根據明尼蘇達大學丹尼斯・薩維安諾博士的實驗指出，能夠把牛奶轉變成優酪乳的乳酸桿菌和鏈球菌，在牛奶發酵的過程中就把許多乳糖給吃掉了。等到優酪乳被人吃下以後，這兩種細菌又在腸子裡把優酪乳中剩餘的乳糖再吃掉。如此一來，吃優酪乳就不會造成有乳糖不耐症的人胃腸不適。不過要注意的是，優酪乳中必須是含有活的細菌才有用，死掉的細菌就沒用了。市面上一般的優酪乳都含有活菌，而原味的優酪乳比調味的優酪乳更能消化乳糖。至於生奶油乳製品和酸性奶雖然也經過了發酵的過程，卻和普通牛奶一樣會造成許多人的腸胃不適。

如何判斷自己是否患有乳糖不耐症

如果你懷疑自己患有乳糖不耐症，那麼試試兩個禮拜不要吃任何乳製品或喝牛奶，同時也不要吃任何含有乳製品的加工食品。

兩週後如果你胃腸不適的症狀減輕，你不妨再回過頭來試著喝一點牛奶，吃一點乾酪，然後等個兩、三天，看看會有什麼情況發生，藉此來決定自己應該避免吃哪些乳製品。

假如你覺得這種方式太麻煩，也可以請醫生幫你驗血或做呼吸測驗，來診斷你是否患有乳糖不耐症。

　　至於一般市售的冷凍優酪乳，有時會再以高溫殺菌一次，結果把能消化乳糖的細菌也殺死了。即使有些品牌的冷凍優酪乳聲稱其中含有活菌，但它的數量已經不夠用來對抗乳糖不耐症了。

 有益的食物：

巧克力牛奶

　　羅德島大學食品營養系的李博士，曾給 35 位患有乳糖不耐症的受試者喝下加了一茶匙半可可粉的牛奶，結果其中 51% 的人症狀都有改善。李博士同時發現，在試管實驗中，可可粉能夠刺激乳糖酸的活動，使其增加五到六倍。

　　李博士的巧克力牛奶做法如下：

　　1. 在牛奶中加入一茶匙半的可可粉，或是三茶匙半市售的巧克力粉，隨個人喜好還可以加一點點糖。

　　2. 兩、三天後觀察自己的反應如何。如果仍然不舒服，就再少喝一些巧克力牛奶，直到你找到自己所能容忍的分量為止。有些人或許不能一次喝一杯巧克力牛奶，但喝半杯卻沒問題。李博士還提醒大家，不要加太多的可可粉。因為他從動物實驗發現，少量可可粉比大量的可可粉，實際上更能刺激乳糖酸的活動。

患有乳糖不耐症的人該怎麼吃

- ‧每次喝牛奶的分量要少一點。
- ‧用餐時才喝牛奶。
- ‧喝全脂牛奶，不要喝脫脂牛奶。
- ‧喝巧克力牛奶。
- ‧不要吃生奶油乳製品、酸性奶和冷凍優酪乳。

遵守這幾項原則，你不舒服的情形就會減輕。此外，你也可以在牛奶中加入補充乳糖酸的藥丸，或者是選購經過特殊處理，已經把乳糖去掉的牛奶。

怎樣吃才不會胃灼熱

> 十種最容易引起胃灼熱的食物：巧克力‧脂肪‧薄荷‧大蒜‧洋蔥‧橘子汁‧辛辣的調味料‧蕃茄‧咖啡‧酒

全美約有 10% 的人受胃灼熱之苦———一種胸部裏面熾熱的灼痛感。

事實上，胃灼熱主要是由於胃裏的酸性消化液和胃蛋白酶向上反流到食道的末端，而造成胸骨下有一種悶燒的感覺和壓迫感。(某些人胃灼熱的壓迫感甚至會嚴重到誤以爲是心臟病突發。)食道不像胃一樣可以忍受和腐蝕性的物質接觸，所以在受到胃液的刺激後會有不舒服的反應。

毫無疑問地，你吃下去的食物就是造成胃灼熱的主要原因。有些人也許天生就比較容易胃灼熱，但大部分人都是因爲飲食引起的。賓州大學醫學院的唐納‧卡斯奈爾博士認爲，胃灼熱的起因和惡化的原因，都在於飲食不當，與上了年紀無關。但是他說：「一旦你有了胃灼熱，就像糖尿病和高血壓一樣，很難根治了。」所以重要的是如何不讓胃灼熱變成慢性毛病，而這就要靠飲食來調節了。

胃灼熱是如何發生的

在食道和胃的中間有一塊環狀肌肉，它的功用是將兩者隔開。通常當你嚥下食物的時候，這塊肌肉會張開一個口，好讓食物由食道進入胃裏。然後它就很快緊緊閉合起來，讓食物停留在胃裏面。但是，這塊環狀肌肉也會像用舊的橡皮筋一樣失去了彈性，而無法再緊密閉合起來；或者它也可能在錯誤的時候鬆弛開口。不論是那一種情形，這個開口會讓胃裏的胃酸和尚未完全消化的食物倒流進食道內，碰觸到食道內敏感的細胞，造成灼熱的痛楚，而且嘴裏也有酸苦的味道。

食物引起胃灼熱的四種方式

1.某些食物會使環狀肌肉鬆弛張口，讓胃酸倒流入食道內，例如巧克力、薄荷、含有脂肪的食物、酒和洋蔥。這其中有某幾種食物，同樣也會令你打嗝。

2.某些食物會增加胃液的酸性，使得胃液倒流進食道裏時會更難受，例如咖啡（普通咖啡和無咖啡因咖啡都會）、可樂、啤酒和牛奶。

3.有些食物像柑橘、蕃茄、辛辣的食物以及咖啡，在吞嚥的時候能夠直接刺激已經受傷的食道，而造成疼痛與灼熱感。

4.吃太多、太快的時候，胃裏裝了太多食物，會壓迫到鬆弛的環狀肌肉而使它開口。飯後不久就躺下休息，尤其是靠右邊側躺的話，由於地心引力減少了，也容易將食物向上推擠到環狀肌肉處，造成肌肉張口。或者是腹部有太多贅肉，也會使得環狀肌肉受到更大的壓力，迫使它變得鬆弛而更容易造成食物倒流。如果是這種情形，通常減肥就能夠減輕胃灼熱的侵襲。

不容諱言的，某些食物就像肌肉鬆弛劑一般，會讓原來具有彈性的環狀肌肉鬆弛。而由於胃部裏面的壓力大於外面的壓力，所以當環狀肌肉鬆弛開口的時候，胃裏的東西和胃酸就會向上衝入食道內。如果這種情況常常發生，食道因爲經常受到胃酸的侵襲，就會有灼熱的感覺。這時如果吞下某些刺激性的食物，也會引起陣陣疼痛。由此可知，吞嚥食物和胃液反流兩種情況，都能造成胃灼熱的疼痛。

顯然地，胃液的酸性越強，食道受傷的程度和灼熱的感覺就越強。

☞ 有害的食物：

巧克力

卡斯泰爾博士已經花了二十多年的時間來研究哪些食物會引起胃灼熱。他有許多病人在吃了巧克力薄片餅乾或巧克力牛奶糖後就會胃灼熱，他自己也會這樣，於是他開始研究到底巧克力是如何造成胃灼熱的。

他發現巧克力就像鎮靜劑一樣，會讓原本應該要防止胃酸入侵食道的環狀肌肉變得怠忽職守。他認爲，這是因爲環狀肌肉受到了巧克力裏的某些化學物質影響，使肌肉變得鬆弛所致。而巧克力中所含有的可可鹼的分量，遠比其他食物要高，正是使得肌肉鬆弛的主因。

爲了證明這一點，卡斯泰爾博士要受測者喝下半杯巧克力糖漿，然後他再來測量這些人食道下端的肌肉壓力時，結果發現肌肉逐漸變得鬆軟無力，平均長達五十分鐘之久。在另一項實驗中，他要已經有胃灼熱的人在飯後分別喝下一杯糖水或是加了巧

克力糖漿的水。結果發現在一小時內，喝巧克力糖漿水的人食道中的胃酸明顯增加，喝糖水的人卻沒有。

不過，健康的人或是很少有胃灼熱的人，並不會因為吃巧克力而使胃酸倒流入食道，它只對那些已經患有胃灼熱的人有威脅。

巧克力的四種威脅

巧克力，特別是牛奶巧克力，至少含有四種容易引起環狀肌肉鬆弛的物質：咖啡因、可可鹼、茶鹼及脂肪，會造成胃酸倒流入食道，導致胃灼熱。

👎 **有害的食物：**

脂肪——最危險

卡斯泰爾博士說，吃高脂肪的食物，例如奶昔、乾酪、漢堡等，比只吃巧克力引起胃灼熱的機會，要高出兩倍。而且，更值得警惕的是，常吃高脂肪的食物，容易造成慢性的胃灼熱，實在應該要小心才是。

👎 **有害的食物：**

在麥當勞做的脂肪實驗

要測知脂肪與胃灼熱的關係，必需去一趟麥勞才行。卡斯泰爾博士找了十位偶爾有胃灼熱的人和十位有嚴重胃灼熱的人，

去麥當勞吃了一份低脂餐——脂肪佔了全部卡路里的 16%。第二天，這些人再去吃了一份高脂餐——脂肪佔全部卡路里的 61%，在餐後三小時，由卡斯泰爾博士和他的同事來檢查所有人食道中胃酸的含量。

在那些原來已經有嚴重胃灼熱的人身上發現，不但高脂肪的食物會使胃酸倒流入食道，就連低脂肪的食物也會如此；而且如果他們在用餐後很快躺下來的話——在三小時之內——甚至會更不舒服。至於那些偶爾才有胃灼熱的人，在吃了高脂肪的食物後，胃酸倒流入食道的分量，竟然比吃低脂肪的食物要多出四倍，而且是在用餐後持續三小時的時間內，都會有胃酸倒流的情形發生！

由此可知，高脂肪的食物的確會使環狀肌肉鬆弛，讓胃酸倒流。這是因為脂肪會增加某些調節肌肉收縮的激素分泌；而且會延遲胃裏食物消化完畢的時間，這就更增加了胃酸及食物倒流入食道的機會了。

☝ 有害的食物：

辛辣的食物

胃腸學家馬克‧麥洛博士曾做過一項實驗，他要十六位平均每週有 4.4 次胃灼熱的病人，和十六位健康的人（每週胃灼熱還不到一次）吃一個普通的漢堡，不加任何辛辣佐料。第二天再讓他們吃一個加了 1.5 盎司生洋蔥的漢堡，然後測量他們食道中胃酸的多寡及胃酸反流的次數。

結果發現：那些健康的人並沒有因為吃生洋蔥而有任何不適或胃灼熱的情形；那些已經有胃灼熱的人，不但食道中胃酸增

多，疼痛灼熱的感覺更劇烈，而且打嗝的次數也增加了。

值得注意的是，在吃下生洋蔥後的兩小時內，食道中痛楚的情況竟然會持續惡化，這顯示洋蔥不但很容易造成胃灼熱，而且時間也拖得很長。不過，由於這項實驗用的是生洋蔥，因此不能確定煮熟的洋蔥是否也會引起胃灼熱。

此外，假如食道已經因為常常受到胃酸的侵蝕而受損，那麼僅僅是吞嚥某些食物就足以刺激食道，造成灼熱、疼痛的感覺。例如許多胃灼熱的病人最常抱怨的就是吞嚥柑橘屬的果汁及加了蕃茄的辛辣食物，會讓他們很不舒服。當然，吃下辛辣食物分量的多寡，也是決定會不會造成胃灼熱的因素之一。

☞ **有害的食物：**

酒

蘇格蘭的研究人員發現，喝酒，尤其是在睡覺前不久喝酒，很容易造成胃酸倒流，不論你原來是否已經有胃灼熱的毛病都一樣。

十七位志願者在晚上十點左右喝下四盎司的蘇格蘭威士忌酒，然後在兩小時內上床睡覺。結果其中有七個人在睡眠中，都有胃酸倒流的情形發生，雖然他們自己並不覺得有任何胃灼熱不舒服的感覺。胃酸倒流最常發生的時間，是在喝下酒後三個半小時；胃酸在食道內停留的時間平均大約是 47 分鐘，有些人則更久一點，超過了 90 分鐘。

避免胃灼熱的飲食注意事項

假如你還沒有經常胃灼熱，那就要盡量少吃脂肪、少吃大餐、少喝酒，同時避免睡前吃東西，或是吃過東西後很快就躺下，這樣才能預防胃灼熱常常發生。

假如你已經時常有胃灼熱的情形，那麼遵守下面幾項原則，可以幫助減少發生的次數及減輕發作時的嚴重程度。

‧少吃高脂肪的食物，多吃碳水化合物及含有蛋白質的食物。

‧少吃或不要吃巧克力、薄荷、咖啡、酒和生洋蔥。

‧假如你懷疑自己的食道對柑橘屬果汁和辛辣食物很敏感，你就不要吃這些東西。假如你在吃了這些刺激性的食物後有胃灼熱的感覺，就趕快喝水（或其他不是酸性的飲料）把這些食物沖下食道。

‧假如你太胖了，減減肥。卡斯泰爾博士說，減掉十到十五磅的體重可以改善胃灼熱的症狀，因為多餘的贅肉會壓迫到環狀肌肉。

‧吃過東西後三小時內都不要躺下來。因為當你站著或坐著的時候，地心引力可以幫助防止胃酸倒流。睡覺時把頭部墊高，也可以避免胃灼熱。

‧睡覺時盡量靠左側睡下，而不要靠右側睡下。這是因為食道是由右邊進入胃裏的，如果你用右側身體躺下的，食道就會剛好在胃部開口的下面，這樣胃酸就比較容易倒流進食道裏。所以如果你用左側身體躺下，就比較不會有胃灼熱的情形發生。

注意：喝過酒後不要立刻就去睡覺，這樣即使是沒有胃灼熱病史的人，也會很容易引起胃灼熱的發生。

腹部絞痛

會造成腹部絞痛的食物：牛奶
能夠減輕腹部絞痛的食物：糖水

　　研究人員相信大部分的嬰兒腹部絞痛——全美每年大約有五十萬名的新生兒——主要是因為食物引起的，而首號的嫌疑犯就是：牛奶。

👎 有害的食物：

牛　奶

　　嬰兒腹部絞痛可能與食物有關的這種想法，可溯自1927年開始。不過直到1970年代，才確定牛奶是造成嬰兒腹部絞痛的主因。事實上，最近有三項研究顯示，大約 70% 有腹部絞痛的嬰兒都是因為喝牛奶造成的。

　　瑞典、英國及義大利三地的研究人員，都成功地證實了只要把嬰兒喝的牛奶換成經過特殊處理，已經去掉了牛奶中會造成嬰兒不舒服的蛋白質的牛奶，就有七成的嬰兒腹部絞痛的情形很快

好起來。

如何從嬰兒的哭聲中判斷嬰兒是否腹部絞痛

　　所有的嬰兒都會哭，但是因為腹部絞痛所引起的哭聲，和普通的哭聲完全不同。

　　醫生說，當嬰兒開始尖叫，兩腿膝蓋彎曲向上頂著自己的腹部，看起來好像很痛苦的時候，大概就是腹部絞痛了。他們可能會排氣，安靜一會以後，又開始大聲哭鬧。這種情形通常在傍晚或晚上的時候發生，可能會持續數小時之久，對嬰兒本身及父母親來說，都是一大折磨。

　　像這種一陣陣不明原因且無法休止的哭鬧不安，通常在嬰兒出生後的一、二週就會開始，在四到六週時最劇烈，然後可能會一直持續到嬰兒三、四個月大為止。

☞ **有害的食物：**

母奶也會有麻煩

　　自己哺乳的媽媽請注意：如果你喝了牛奶或吃了乳製品，這些食物中所含有的引起嬰兒腹部絞痛的物質，會經由母奶直接傳送給嬰兒，一樣會造成嬰兒腹瀉。

　　瑞典的小兒科醫生愛琳‧傑考布森博士，曾讓 85 位自己哺乳而寶寶有腹部絞痛的母親們，在一週之內不吃任何乳製品或喝牛奶。結果一週後有 48 個嬰兒（56%）的腹部絞痛都好了；但是一旦他們的母親又開始喝牛奶，其中 35 個嬰兒的腹部絞痛症狀

很快又出現了。傑考布森博士說,做母親的人只需要喝一杯牛奶,就足以使嬰兒有腹部絞痛的危險。

> 自己哺乳而寶寶卻有腹部絞痛的母親們,只要不再吃任何乳製品或喝牛奶,那麼大約其中三分之一的寶寶腹部絞痛就會不見了。
>
> ——愛琳・傑考布森博士,瑞典的小兒科醫生

牛奶為何會造成嬰兒腹部絞痛

牛奶為何會造成嬰兒腹部絞痛呢?華盛頓大學醫學院的安東尼・庫塞斯基博士和他的同事派屈克・克萊恩博士發現,這是因為牛的一種抗體所引起的。

牛就像人一樣,體內會製造許多抗體來保護自己不受細菌和病毒的感染。很明顯的,其中有一種抗體是某些新生兒所無法接受的。庫塞斯基博士發現,母乳中含有這種牛的抗體的分量越多,就越容易造成寶寶腹部絞痛;越少的話,寶寶也越不容易腹部絞痛。

不過,也不是每一個吃母奶的嬰兒都會因此而腹部絞痛。庫塞斯基博士推測,某些嬰兒可能消化系統功能較差,無法應付自身以外的抗體,才會導致腹部絞痛。但不論如何,庫塞斯基博士認為,牛奶中的抗體才是造成嬰兒腹部絞痛的主要原因,甚至可說是唯一的原因。

值得注意的是,這種討厭的抗體在母奶中和嬰兒的體內逗留的時間可以長達一週,然後才會被排出體外。也就是說,即使你停止給嬰兒喝牛奶,或是做母親的人本身也停止喝牛奶,至少也得經過一週的時間才能看到效果。

如何判斷嬰兒腹部絞痛是由牛奶造成的

下面是判斷嬰兒腹部絞痛是否由牛奶所造成的幾項原則：

- 如果你自己哺乳的話，那麼至少一個禮拜不要喝牛奶或吃任何乳製品。如果擔心鈣質不夠，就吃別的食物來補充。
- 如果你的寶寶喝牛奶，那麼就讓他改喝經過特殊處理，已經把牛奶中會引起腹部絞痛的蛋白質去除掉的奶粉。或者是給寶寶改喝豆奶，不過許多嬰兒對豆奶也同樣會過敏。
- 在嬰兒停止喝牛奶之後的幾週中，每天紀錄寶寶腹部絞痛的情形。如果寶寶腹部絞痛發作的次數減少，而且程度也減輕，甚至完全不痛了，你就可以判斷牛奶就是罪魁禍首。另外一種比較不花時間的方法，就是觀察晚上寶寶會醒來幾次。如果連續幾週寶寶晚上醒來的次數都減少了，那就證明了牛奶是造成寶寶腹部絞痛的原因。
- 假如你肯冒險，就再喝一、兩天牛奶試試看。如果寶寶又開始腹部絞痛的話，那就更證實了你的判斷無誤。

· 最低限度 · 庫賽斯基博士說，如要確定嬰兒是否因為牛奶中的抗體才腹部絞痛，要讓嬰兒至少有一週的時間不喝牛奶或不吃任何乳製品，因為牛奶中這種討厭的抗體至少需要七天的時間，才會從嬰兒的體內和母奶中完全排掉。

👍 **有益的食物：**

糖　水

另一方面，只要給哭鬧的寶寶喝一點糖水，通常他們都會馬上安靜下來。康乃爾大學心理系的教授若略特・布萊斯博士，曾

經實驗給哭鬧中的寶寶每分鐘餵一滴水，或是餵一滴含有 14% 糖分的水，連續餵五次。結果發現餵了糖水的嬰兒馬上就停止哭泣，並且安靜了大約有十分鐘之久。

此外，嬰兒的心跳也由每分鐘 155 次，降到每分鐘 125~130次的標準範圍內。布萊斯博士說：「喝了糖水的嬰兒變得比較放鬆、平靜；但是他們仍然非常有警覺性，而不是處於一種昏昏欲睡的狀態。」在安撫嬰兒哭鬧這一方面，糖水的效果比鎮靜劑要好三到五倍。

布萊斯博士還發現，給那些要割包皮或進行某些疼痛的醫療檢查的嬰兒喝一點糖水，可以減少一半他們哭泣的時間。布萊斯博士推測這是因為糖水可以使得嬰兒腦部裏的某些化學物質變得活潑起來，進而減輕嬰兒疼痛與不安的感覺。換句話說，糖分能夠直接在腦部發揮止痛的作用。除了乳糖沒效以外，蔗糖和果糖都有這種功效。

母奶中的其他成分會不會引起嬰兒腹部絞痛？

如果你親自哺乳，是否應該少吃一些辛辣刺激的食物，以免這些物質引起嬰兒腹部絞痛呢？印第安那大學醫學院的小兒科主任莫里斯・格林博士說：「目前並沒有證據顯示，辛辣的食物是造成嬰兒腹部絞痛的主要問題。」

實際上，吃母奶的嬰兒看起來似乎還蠻喜歡他的母親吃一些味道濃烈的食物。根據最新的研究顯示，母奶中帶有的大蒜香味會使嬰兒吸吮更多的母奶，而且延長吸吮的時間。然而，母奶中如果帶有一點酒味的話，反而會破壞了嬰兒的胃口。

不過，庫塞斯基博士說，哺乳的母親也許應該少吃一些巧克力。因為巧克力之中通常都含有許多牛奶，其中的某些蛋白質可

能會影響到嬰兒。

防止嬰兒腹部絞痛的飲食注意事項

‧假如喝牛奶的嬰兒哭鬧不休，就讓他改喝豆奶，或是經過特殊處理，已經把牛奶中會造成嬰兒過敏的蛋白質去除掉的牛奶。然後等一個星期，看看情況是否有改善。

‧假如嬰兒是吃母奶，那麼母親就連續一週不吃任何乳製品，也不要喝牛奶。如果要補充鈣質，就改吃其他食物。

‧如果確定嬰兒不是因爲其他未經檢查出的疾病而引起腹部絞痛，不妨給他喝一點糖水。

痙攣性結腸

能夠惡化痙攣性結腸的食物：牛奶·山梨糖醇·果糖·咖啡·穀類和其他會引起結腸「過敏」的食物

能夠緩解痙攣性結腸的食物：高纖麥麩

醫學上所稱的「腸道過敏症候群」（irritable bowel syndrome），也就是一般俗稱的「痙攣性結腸」（spastic colon），基本上很難用藥物完全治癒，因為主要是由於人體對某些食物過敏，才會出現諸如腹瀉、腹痛、脹氣等不舒服的毛病。因此，如果能找出、限制攝取，或根本不要吃那些會令人產生過敏反應的食物，問題就可以完全解決了。

☞ 有害的食物：

牛奶是頭號嫌疑犯

在從前醫生還不知道有所謂「乳糖不耐症」的時候，很多人由於不能消化乳糖而引起的腹瀉、腹痛，就常常被誤診為腸道過敏症候群。即使到了現在，也經常如此，因為這兩種毛病的症狀

很難分得清楚。義大利的醫生就曾檢查 77 位因為腹部長期不舒服而住院的病人，其中有 74% 的人其實是患了乳糖不耐症，卻都被誤診為腸道過敏症候群。這些人只要三星期不喝牛奶，他們不舒服的情況就好轉了或是完全好了。而一旦他們又開始喝牛奶，這些毛病又都回來了。

因此研究人員建議，假如你也有長期腹瀉、腹痛等毛病，第一要確定的就是它不是由牛奶所引起的，否則就不要輕易以為自己患了腸道過敏症候群。

☞ 有害的食物：

不要吃糖

就像牛奶一樣，天然的糖——如山梨糖醇（sorbitol）和果糖（fructose），也會引起與腸道過敏症候群類似的不舒服情形，尤其是慢性的腹瀉。而且只需要吃下很少量的山梨糖醇——例如五片無糖口香糖，或一湯匙減肥果醬——就足以造成很多對它過敏的人嚴重的腹部不適。這種因為山梨糖醇或果糖而引起的腹部不適，雖很普遍但卻很少被正確診斷出來。

因此，專家建議有慢性腹瀉或其他腹部不適的人，少吃一些或根本不要吃含有大量山梨糖醇的食物，例如蘋果汁、桃子、梨、李子、乾梅、無糖口香糖、減肥果醬和巧克力等。

☞ 有害的食物：

少喝咖啡

根據英國對 65 位有腸道過敏症候群的病人所做的調查顯

示，有三成的人在喝了咖啡後會更不舒服。

> 每天吃一些麥麩，一個橘子和一個蘋果，就能幫助防止
> 腸道過敏症候群、便秘，以及腸憩室病。
>
> ——馬丁・伊斯威特博士，愛丁堡大學醫學院胃腸學家

👍 有益的食物：

多吃纖維質食物

在十幾二十年前，醫學界還認為對付腸道過敏症候群的方法就是少吃纖維。而現在則剛好相反，專家呼籲大家要多吃纖維。因為纖維可以幫助減緩或加速腸子收縮，進而改善便秘或腹瀉的情況，以及調節腸子的功能。而且吃高纖食物，例如麥麩，既便宜又無副作用，實在是解決胃腸疾病的最佳方法。

食物引起的腸道過敏症候群

約翰霍普金斯大學醫學院的免疫學家傑洛・穆林博士說，某些罹患腸道過敏症候群的病人，的確會有過敏的反應，但只要他們不再吃某些食物，這些症狀就會好起來。

根據英國一群專家的研究顯示，在 189 位罹患腸道過敏症候群的病人中，有 48% 的人在連續三週不吃某些食物後，他們的症狀都獲得「大幅的改善」。這些人指出五種會令他們不舒服的食物，其中又以乳製品和穀類食物最容易引起不適。

而一年後的追蹤檢查結果更證實了一件事情，那些謹守不吃過敏食物的病人情況一直很好，那些又恢復舊日飲食習慣的病人中，則有三分之一的人又開始不舒服了。雖然醫學界認為罹患腸

道過敏症候群的病人中，只有少數人是因爲對某些食物敏感而引起的，但根據實際情形來看，這樣的病人其實爲數不少。

最容易引起過敏的食物

　　英國的約翰・杭特博士和艾倫・瓊斯博士建議有腸道過敏症候群的人，不要吃下面這些食物，等三星期後看看病情是否會好轉：
- 穀類食品，特別是小麥和玉米
- 乳製品
- 咖啡
- 茶
- 巧克力
- 馬鈴薯
- 洋蔥
- 柑橘屬的水果

☞ 有害的食物：

小麥引起的過敏

　　諷刺的是，杭特博士與瓊斯博士列出的最容易引起過敏的食物中，小麥竟然位居榜首——而這正是大多數醫生用來紓解腸道過敏症候群的處方！事實上，正是因爲有些病人抱怨在吃了麥麩後感覺更糟糕，研究人員才特地針對這個問題做了研究。杭特博士說：「我們從不問病人，『你覺得那些食物吃了以後會不舒服？』因爲如果你問這個問題，他們總是會告訴你一樣很奇特的

食物名稱。大多數的病人都無法把他們的症狀和穀類食品或乳製品聯想在一起，因為這些東西是他們每天都會吃的。然而根據我們的研究，正是這些日常的食品最容易引起不適。」

杭特博士與瓊斯博士所做的這項研究非常成功，許多醫生據此來治療罹患腸道過敏症候群的病人也相當有效。這種控制飲食的方法對那些腹瀉、腹痛的人特別有效，對便秘的人效果較差。

> 那些對小麥過敏的人，通常也會對黑麥（rye）或玉米過敏。大麥（barley）造成過敏的機會比較少一些；而米則是最安全的，很少會引起過敏的現象。
>
> ——約翰・杭特博士

食物如何引起腸道過敏反應

食物引起的腸道過敏反應，並沒有牽涉到人體的免疫系統，而只是在腸道內發生的一些反應。杭特博士相信，這個問題是由於吃下了某種食物或是抗生素之後，造成了腸子裏細菌的數目不均衡所致。在正常情形下，健康的腸子裏厭氧細菌（anaerobes，不需氧氣就可生存的細菌）的數目是好氧細菌（aerobes，需要氧氣才能生存的細菌）的兩倍。但是罹患腸道過敏症候群的人在吃下某種過敏的食物後，好氧細菌的數目就大大增加。而在情況較嚴重的病人的腸子內，好氧細菌的數目竟然比正常時候高了一百倍。因此，杭特博士認為，某些食物能夠破壞正常的細菌的活動，引起腸子不舒服，進而導致便秘、腹瀉、腹痛、脹氣等問題，也就是所謂的腸道過敏症候群。

防止痙攣性結腸的飲食注意事項

‧首先要確定你的症狀不是因為對某些日常食品過敏而引起的，例如牛奶、山梨糖醇、小麥、玉米和咖啡。

‧想要知道飲食和你的症狀是否有關，就必須詳細紀錄每天吃下了那些食物，分量是多少，吃下後有那些症狀出現，以及症狀出現的次數和持續的時間。這個紀錄至少要有七天，才能看出是否可以找到某種食物和你的症狀會一起出現的某個模式。

‧如果你懷疑你的症狀和飲食有關，可以連續三週完全不吃你所懷疑的這項食物，看看症狀會不會有所改善。如果的確有了起色，而你想要更進一步的確定，你可以再開始吃這種食物，看看症狀是否又重新出現了。同時，你也應該把你的發現告訴醫生。

‧假如你有便秘或腹瀉，試試看多吃一些纖維，例如麥麩。如果沒有效，那麼可能是因為你對小麥過敏的關係。你可以再試試看吃米麩，那比較不容易引起過敏反應。

腸憩室病

直到1990年以前，腸憩室病（diverticulosis）——腸道壁上出現許多異常的外凸小袋或囊狀擴張，稱之爲憩室的這種疾病——依然是醫學上的一個謎。而現在它是西方人最常見的結腸病，在超過 60 歲的人口裏，大約有三分之一到一半的人都有這個毛病而不自知。這其中又有將近 10% 的人病情會發展成憩室炎——也就是憩室產生發炎而導致腹痛、腹瀉或便秘等狀況發生。

高纖食品，尤其是麥麩，是預防和治療便秘的良方，也被認爲是對抗腸憩室病的方法。因爲排便時若很費力，也會使得結腸壁上的憩室跟著擴展而造成疼痛。所以，能夠紓解便秘之苦的方法，就能對腸憩室病有幫助。

👍 有益的食物：

麥　麩

想想看，有將近五十年的時間，醫生都採用低纖維食品來治療腸憩室病，理由是「粗糙的食物會刺激腸子」。然而可笑的是，這正是造成腸憩室病的原因，絕非治療這種毛病的方法。英

國的尼爾‧潘特醫生在1972年公布的一項研究報告，證實了腸憩室病是由於飲食中缺乏纖維所造成的。他發現患有腸憩室病的病人攝取的纖維量，只有結腸健康的人的一半，於是他說服了70位病人開始採取高纖飲食。經過22個月的追蹤檢查，他發現竟有高達89%的病人症狀都改善了，或者完全好了(例如腹痛、脹氣、嘔吐、便秘等)。病人排便的習慣也恢復正常；除了少數人仍然需要用通便劑之外，絕大多數人都沒有便秘的情形了。

這些病人到底吃了那些食物呢？他們吃的是百分之百的全麥麵包、麥麩、大量的蔬菜及水果。每餐加一些 miller's bran (未經處理的麥麩)，並且逐漸增加它的分量，直到他們每天可以不費力氣地排出兩條軟便爲止。潘特醫生說，這種麥麩的纖維含量大約是普通全麥的五倍之多。

要吃多少麥麩才有效？

潘特醫生指出，需要吃多少麥麩才會有助於腸憩室病復原並無定論，完全因人而異。他建議先從每天吃三次，每次吃兩茶匙的分量開始。等到兩週後，再視排便狀況來增減，直到可以每天不費力地排便一次或兩次爲止。

麥麩有些難以下嚥，不妨把它加在粥、牛奶、湯或飲料裏面，會比較容易入口。

有種子的食物能不能吃？

專家一度認爲有腸憩室病的人，不宜吃有種子和有皮的食物，例如蕃茄、草莓和爆玉米花等，以免它的種子掉到憩室內而引起發炎和疼痛。但是現在專家已改變了看法，認爲這類含有種

子的食物其實並不會造成什麼大麻煩，不用擔心。

> 麥麩就像胰島素一樣，每個病人對它的需求量都不相
> 同。因此，每個病人都必須採取嚐試錯誤法，花上至少
> 三個月的時間，才能找出自己真正需要的分量是多少。
>
> ——尼爾・潘特博士，英國醫生

潰瘍：向牛奶說再見，和辛辣食物打招呼

> 能夠改善潰瘍的食物：香蕉‧芭蕉‧甘藍菜汁‧歐洲甘草‧茶‧辣椒
>
> 能夠惡化潰瘍的食物：牛奶‧啤酒‧咖啡‧咖啡因

　　過去將近二千年裏，人們一直採用清淡的飲食來治療潰瘍患者。但是，現代科學已經把這個觀念徹底推翻了。

食物如何影響潰瘍

　　造成胃潰瘍的直接原因很簡單。主要是胃部分泌了過多的胃酸和消化酶，侵犯胃和十二脂腸(小腸的第一段)的黏膜，結果就造成了發炎、疼痛、穿孔，有時甚至會出血，並且伴隨著腹部咬齧般的灼熱疼痛。換句話說，潰瘍就是指胃的黏膜無力抵抗胃酸的侵襲所致。

　　至於造成胃潰瘍的間接原因為何，目前依然眾說紛紜，不過

大多認為是因為細菌感染，導致胃酸增加而造成潰瘍。因此，許多醫生現在都利用抗生素來試著防止潰瘍復發。

你所吃的食物和喝的飲料，必然會進入胃部和腸道內，因此一定能改善或惡化潰瘍症狀。食物可以幫忙控制胃酸分泌；加強胃部黏膜細胞抵抗胃酸侵蝕的能力；甚至可以殺死造成感染的細菌，使潰瘍好起來。相反地，食物也會延緩潰瘍痊癒的時間。

👎 有害的食物：

牛奶的迷思

其實一般人相信牛奶可以「中和」胃酸或是減緩胃酸分泌，幫助潰瘍快點好起來的想法是錯的。事實上，牛奶中和胃酸的時間僅是曇花一現，通常只能持續二十分鐘而已。二十分鐘以後，牛奶會刺激胃泌激素的分泌，結果反而釋放出更多的胃酸。

加州大學在1976年做了一項實驗，讓健康的人和有十二指腸潰瘍的人，分別喝全脂、低脂和脫脂牛奶。結果發現所有的人胃酸都增加了許多，而且有潰瘍的人增加的特別多（可見有潰瘍的人對牛奶特別敏感）。同時發現牛奶刺激胃酸分泌的時間，大約可以持續三小時。

到了1986年，另一項實驗更證實了牛奶甚至會妨礙潰瘍的治療工作。實驗中的65位十二指腸潰瘍病人，全部都在服用治療潰瘍的藥物，只是有些人吃普通的醫院伙食，有的人則完全只喝牛奶——每天要喝八杯。一個月之後發現，那些吃普通伙食的病人中，有78%的人潰瘍好了；而那些喝牛奶的病人之中，只有50%的人好起來！

然而，有趣的是，所有的病人都有類似的疼痛紓解的感覺。

也就是說，雖然實際上牛奶會使得潰瘍更加惡化，但是卻讓人覺得胃部比較舒服。研究人員說，這就是因為長期以來，牛奶一直被誤認為可以治療潰瘍而引起的一種錯覺。

 有害的食物：

向清淡的飲食告別

長久以來，人們一直相信清淡、低纖維的飲食可以減輕或預防潰瘍。但是，英國的飲食與潰瘍研究專家法蘭克・托維博士說，飲食中缺乏粗糙的食物正是造成潰瘍，特別是十二指腸潰瘍的原因。

托維博士指出，日本人罹患胃潰瘍的比率是世界第一，而他們的主食就是精製的白米。其他像印度南部及中國南部的人民，也是以白米為主食，得潰瘍的比率也很高。相反地，印度北部及中國北部出產小麥，當地人民得潰瘍的比率就比較低。

此外，在印度和挪威所做的實驗也發現，在潰瘍治癒之後，如果能採取高纖飲食，那麼潰瘍復發的機會就大大減少；如果繼續吃低纖飲食，潰瘍復發的機會就仍然很高。

至於纖維是如何發揮作用來防止或治療潰瘍的，大家還不太清楚。有可能是它減少了胃酸的濃度；或者是它能夠刺激胃部黏膜，使胃部黏膜變得更強壯，來抵擋胃酸的侵蝕。

・**最低限度**・專家說，高纖維的食物對治療或預防潰瘍有益處；低纖維的食物則有害。

> 從來沒有任何一項實驗發現，清淡的飲食或嚴格控制的飲食，會比普通的飲食對治療胃潰瘍更加有效。
>
> ——沙林博士，印度醫生

👍 有益的食物：

香蕉能夠健胃

香蕉和芭蕉早就被用來健胃及防止潰瘍。它的功效並非中和胃酸，而是能夠刺激細胞及黏液增加，在胃部黏膜及胃酸之間形成一道屏障來保護胃部。

事實上，當動物被餵食香蕉粉後，研究人員發現動物的胃壁有明顯增厚的情形。印度的醫生常用一種由尚未成熟的芭蕉中提煉出來的藥粉治療潰瘍，成功率達到七成。澳洲一項以老鼠做的實驗，也證實香蕉可以防止大約七成五的潰瘍發生率。

> 附註：未成熟的芭蕉治療潰瘍的效果，比成熟的芭蕉更好。不過因為生的芭蕉太硬了，必須要先煮過以後才能吃。

👍 有益的食物：

神奇的甘藍菜

1950年代，史丹福大學醫學院的嘉涅特・錢尼博士的一項實驗，證實了甘藍菜能夠治療潰瘍。他讓55位病人每天喝一夸脫的新鮮甘藍菜汁，在二到五天之內，95%的病人都覺得自己好多了。再用X光及胃內視鏡來檢查病情，結果發現不論是患有胃潰瘍或十二指腸潰瘍的病人，他們平均只用了一般治療潰瘍療程的四分之一到三分之一的時間就康復了。

甘藍菜是如何治好潰瘍的呢？基本上來說，甘藍菜就像芭蕉一樣，能夠刺激胃部細胞及黏液活動，形成一層保護膜，防止潰瘍發生。另外一種可能性就是，甘藍菜能夠殺死引起潰瘍的細菌，就像抗生素一樣。

錢尼博士的甘藍菜汁

選用新鮮的甘藍菜榨汁，每天喝一夸脫，在三週之內應可見效。錢尼博士說，春天和夏天的甘藍菜療效比較好。而且，甘藍菜越新鮮越好，放久了的話效果就差了。此外，甘藍菜也不可加熱或加工處理，要用生的才行，否則就無效了。

 有益的食物：

歐洲甘草

美國農業部的植物學家詹姆士・杜克博士說，許多研究報告都指出，歐洲甘草的根部對治療潰瘍有極大的效果。例如，北歐的科學家就發現歐洲甘草所含的化合物可以減少胃酸、刺激黏液分泌，並且能修補胃壁細胞。還有一些製藥公司用歐洲甘草製成藥劑來治療潰瘍，效果也很好。

> 附註：在美國製作及出售的「歐洲甘草」糖果，大多數只是在糖果中加了茴芹子(anise)調味而已，並不具有任何療效。只有那些從歐洲進口的歐洲甘草才能治潰瘍，在健康食品店內可以買得到。不過，吃太多歐洲甘草容易引起高血壓，孕婦及有高血壓病的人應格外小心。吃二或三條用真正歐洲甘草做的糖果棒，就會使血壓由 120/70 上升到 240/160。

豆類食品可以緩和胃酸的侵蝕

許多研究報告指出，豆類食品具有高度緩和胃酸侵蝕胃壁的功效，其中又以紅豆抵抗胃酸的效果最好，其次是白豆。此外，玉米和糙米也很有效。

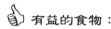 **有益的食物：**

茶

許多日本人都患有胃潰瘍，但是如果他們不喝綠茶的話，恐怕得這個病的人會更多。

根據日本人用老鼠做的實驗發現，先給老鼠一些會導致潰瘍的化合物，然後再給牠們喝茶，結果潰瘍的發生率及嚴重程度都降低了。事實上，綠茶裏的兒茶酚（catechins）含量越高，潰瘍造成的傷害就越少。

研究人員認為，兒茶酚能夠抑制潰瘍的機轉可能主要在於它的殺菌能力，當然也可能是因為它可以中和胃酸。由於茶葉中也含有一些咖啡因，會刺激胃酸分泌，因此研究人員建議最好是喝不含咖啡因的茶。在美國比較常見的紅茶和烏龍茶，雖然其中也有兒茶酚的成分，但是含量比綠茶要少一些。

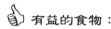 **有益的食物：**

辛辣的食物並不會傷害胃部

一般以為辛辣的食物對胃不好，然而根據大衛・葛拉漢博士的研究卻不是這樣。葛拉漢博士讓志願參與實驗的人在不同的時間內，分別吃下三種食物：一是牛排和炸薯條；一是披薩；一是墨西哥式的辛辣食物。

然後他檢查這些人的胃和十二指腸，結果並未發現任何損傷。為了格外確定，於是他又用一個管子把一盎司磨碎的辣椒直接送入這些人的胃裏，結果依然沒有出血或胃部黏膜受到侵蝕的現象。

容易製造胃酸的飲料

　　下面是加州大學研究人員發現的幾種最容易製造胃酸的飲料排行榜：

　　1. 牛奶

　　2. 啤酒

　　3. Kaca咖啡（低酸咖啡）

　　4. 七喜汽水

　　5. Sanka 咖啡（不含咖啡因的咖啡）

　　6. 普通咖啡（含咖啡因的咖啡）

　　7. 茶（含咖啡因的茶）

　　8. 可口可樂

附註：顯然地，咖啡因並不是造成胃酸增加的主因。由上表可知，排名第5的 Sanka 咖啡（不含咖啡因）比排名第6的普通咖啡（含咖啡因）更容易刺激胃酸分泌。七喜汽水更令人感到意外，因為它既不含咖啡因，也不含任何已知會刺激胃酸分泌的物質在內。啤酒也出人意料之外地會大大刺激胃酸分泌，不過研究人員懷疑這不是因為酒精本身的緣故。高居榜首的牛奶，倒是並不令人意外。

　　儘管這看起來有些瘋狂，不過辣椒的確可以幫助保護胃部黏膜。辣椒裏面的辣椒素（capsaicin），在動物實驗中證實可以減少阿斯匹靈或酒精對胃部造成的傷害。奧地利的彼得・賀茲博士給老鼠服下阿斯匹靈，造成老鼠胃部出血。不過，那些同時還服下辣椒素的老鼠，胃出血的情形卻少了92%。專家推測這可能是因為辣椒素刺激了胃壁上的神經，使得血管擴大，血流更順暢，才能減少出血的情形。

另外還有一些研究報告指出,常吃辛辣食物的潰瘍病人——例如常吃咖哩的印度人和常吃辣椒的拉丁美洲人——比那些吃清淡食物的潰瘍病人,較少抱怨自己有潰瘍的症狀。

威爾博士治療潰瘍的辣椒茶

試試看用辣椒茶來治潰瘍。這聽起來也許荒唐,但事實上辛辣的食物不但不會使潰瘍惡化,反而對潰瘍特別有幫助。尤其是紅辣椒,它有麻醉的作用,而且可以讓血液暢通。你可以試著喝一杯紅辣椒茶(加 1/4 茶匙的辣椒粉到一杯熱開水內),如果怕太辣的話就改吃膠囊裝的辣椒粉。

 有益的食物:

大蒜對胃有益處

韓國的研究人員曾實驗餵給老鼠酒精,使老鼠的胃部黏膜受到損害。不過,其中同時被餵給大蒜的老鼠,胃部受傷的情形則輕微許多,尤其是胃出血及黏膜表層細胞受損的情況少了很多。研究人員認為這不是因為大蒜能夠減少胃酸分泌,而是因為大蒜可以刺激某些類似激素的物質增加,而加強了胃部黏膜抵抗胃酸侵蝕的能力。

有害的食物:

咖啡會增加胃酸分泌

根據研究顯示,三杯到六杯咖啡中所含的咖啡因,就足以刺

激胃酸及胃蛋白酶的增加。而有趣的是，即使不含咖啡因，咖啡也會增加胃酸的分泌。因此，如果你有潰瘍或胃酸過多的毛病，最好少喝點咖啡。誨

理論上來說，咖啡既然會增加胃酸的分泌，就應該也會增加潰瘍的痛苦；但事實上不然。根據密西根大學的研究發現，喝咖啡的潰瘍病患和不喝咖啡的潰瘍病患相比，二者潰瘍疼痛的程度是一樣的。

患有胃潰瘍的病人應該盡量少喝酒，尤其是少喝烈酒。

——馬丁・福婁曲博士，耶魯大學醫學院

喝酒對潰瘍到底是好是壞仍是個謎

你擔心喝一點酒會造成潰瘍嗎？雖然大多數的醫生會建議患有潰瘍的病人少喝點酒，但是根據許多研究的結果來看，卻沒有確切的證據能夠證明喝酒一定會造成潰瘍、延遲潰瘍康復的時間，或者使潰瘍復發，只能證明喝酒容易引起胃部黏膜損傷，包括潰瘍及出血等現象。

德國的研究人員曾對66位潰瘍病人追蹤檢查達一年之久，結果令他們感到意外的發現是，適量的飲酒竟然可以加速潰瘍復原的時間。研究人員認為這是因為胃部黏膜不斷地受到溫和的刺激後，例如一點點酒的刺激，會加強胃部黏膜本身的抵抗力，使它能夠承受其他較強烈的刺激，包括胃酸的侵襲在內。

不過，這仍不足以構成你要藉著喝酒來使胃部變得更強壯的理由，因為還有其他更安全的方法可以健胃。

☞ **有害的食物：**

啤酒：製造胃酸的工廠

　　根據德國的馬丁・辛格博士研究發現，啤酒特別容易刺激胃酸分泌。在喝下啤酒後一小時之內，胃酸會增加將近兩倍之多；而在同樣的時間之內，喝下白酒則會增加60%的胃酸。值得注意的是，無論喝威士忌或白蘭地，都不會增加胃酸。

　　研究人員認為，啤酒中所含的酒精並不是造成胃酸增加的主因，而是由於加了酵母後，啤酒發酵才是造成胃酸增加的原因。

　　這份研究報告顯示，患有潰瘍、胃灼熱和胃酸過多等胃部不適的人，或許不喝啤酒為妙。此外，白酒最好也少喝一點，雖然目前還不確知為何白酒也會刺激胃酸增加。

☞ **有害的食物：**

太燙的食物和飲料

　　不要喝滾燙的飲料。即使吃辛辣的食物不會傷害到你的胃，但是太燙的食物則會。不管你相不相信，有些人就是喜歡喝很熱的飲料，而且是喝那種熱到足以使皮膚灼傷的程度的飲料。這種人最容易罹患食道、胃和十二指腸方面的疾病。早在1922年就有一位醫生指出，在他的潰瘍病人中，大部分都比較喜歡喝熱的飲料。目前醫學界的看法則是，喝下滾燙的飲料，特別是熱茶，甚至能夠導致食道癌。此外，由動物實驗中得知，喝下超過攝氏60度的熱水還能夠傷害到胃部黏膜及造成胃炎。

　　英國的研究人員最近曾要求志願參與實驗的人，喝下他們認為是「適溫」的茶或咖啡，結果有一半的人得了潰瘍，另一半人

則沒有得潰瘍。猜猜看誰喝的飲料比較燙？沒錯，得潰瘍的人喜歡喝接近華氏144度的熱飲，而沒得潰瘍的人喝的熱飲比較涼一點，只有華氏133度。不過有趣的是，那些愛喝滾燙飲料的人，並沒有發覺自己有任何不舒服或疼痛的感覺。

　　由此可知，患有潰瘍的人實在不應該喝太燙的飲料，其他的人也不應該喝。（日本人已經宣布，喝滾燙的茶是造成食道癌的原因之一。）

預防和治療潰瘍的飲食之道

　‧顯然地，從前認為清淡的飲食可以治療潰瘍的想法是不正確的，甚至反而有害。不過，這也並不表示有潰瘍的病人就絕對不能再喝牛奶了——許多醫生認為一天喝兩杯牛奶並無大礙——但是刻意多喝牛奶以便治療潰瘍，則是不智的舉動。你也應該少喝那些會刺激胃酸分泌的飲料，尤其是啤酒。

　‧多吃能夠防止潰瘍的食物，包括甘藍菜汁、香蕉（特別是芭蕉）、綠茶（特別是不含咖啡因的茶）、適量的歐洲甘草、高纖食物，以及紅豆。

　‧辣椒及大蒜對潰瘍都有益處，並非如一般相信的會有害處。但是如果你感覺不舒服或疼痛，就不要繼續吃了。

　‧專家指出，少量多餐並不會比一日吃三餐對治療潰瘍更有益處。事實上，常常吃東西容易增加胃酸分泌，反而對潰瘍有害。而另一方面，一次吃下大量食物會使得胃部膨脹，對潰瘍也不好。

預防膽結石的食物

> 能夠預防膽結石的食物：大量的蔬菜·黃豆·一點點酒·橄欖油
> 可能引起膽結石的食物：咖啡·糖

膽結石如何引起疼痛，而食物又如何預防膽結石的形成

有人形容膽結石痛起來的時候，是從右上腹部開始向上輻射到右下方的胸部，有時候疼痛的感覺甚至會越過肩膀，一直延伸到後背去。這種疼痛能夠持續數分鐘或幾個鐘頭之久，不但痛苦難當，有時還會令人嘔吐。

膽囊是一個位於肝臟下方的梨形中空小袋，它收集來自肝臟的膽汁，並將其排入腸道內幫助消化。西方人的膽結石有90%是因為膽汁內的膽固醇達到超飽和的程度，以致結晶成為堅硬的圓球狀物體；這些圓球小的只有一粒沙子那麼小，大一點的則有直徑一英吋那麼大。這些結石形成後，有80%的時間它都是無害的，甚至常常沒被發覺到。但有的時候，當膽囊收縮要輸送膽汁

的時候，會有一粒結石也跟著射出來，並且阻塞了通往小腸和肝臟的管道開口，這時就會感到疼痛。如果結石又掉回膽囊內，疼痛也就跟著停止了。假使情形更複雜一點，例如膽囊發炎的時候，那麼就可能嚴重到必須開刀了。膽結石發作的機會隨著年齡增加而提高，而女性罹患的機率，尤其是肥胖的婦女，又比男性要高出三倍。

　　有些人就是比較容易罹患膽結石。不過，你所吃的食物卻能夠阻撓結石的形成——只要降低膽汁中膽固醇的飽和度，膽結石自然就不易形成了。此外，適當的飲食還能夠調節膽囊的收縮，使結石不致被排入膽管內而引起疼痛。

 有益的食物：

蔬　菜

　　多吃蔬菜可以預防膽結石的形成及發作。英國的研究發現，不論年齡和體重，素食的女性患膽結石的機會，只有肉食的女性的一半。

　　哈佛大學最近一項大規模的研究，針對88,000位標準體重的中年婦女進行調查，結果發現蔬菜攝取量最多的婦女出現膽結石症狀的機會，只有吃最少蔬菜的婦女的60~70%。那些吃最多堅果、豆類、扁豆、豌豆、菜豆和橘子的婦女，她們的膽結石也最不容易發作。

　　蔬菜裏到底有那些成分可以防止膽結石呢？研究人員認為有可能是纖維的關係，不過最有可能的還是植物性蛋白質的關係。因為根據動物實驗的結果顯示，餵動物吃植物性蛋白質，包括黃豆中的蛋白質，能夠減少動物膽汁裏膽固醇的飽和度，也就阻止

了結石的形成。研究人員認爲，這種情形也可能在人類的身上發生。另外在費城的威斯塔研究中心也發現，給倉鼠吃下大量的黃豆蛋白質，甚至可以使倉鼠體內小的膽結石溶解掉！

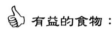 **有益的食物：**

少許的酒

根據哈佛大學的研究結果顯示，每天喝半杯的酒或啤酒，或是 1/3 杯威士忌，可以減少40%罹患膽結石的機會。不過，即使你喝的酒超過了這個分量，也不會得到更多的保護。理論上來說，這是因爲少量的酒能夠分解膽固醇，使它比較不容易成爲膽結石。

有害的食物：

忌食高糖分；多吃高纖維質食物

現代人的典型飲食就是纖維太少，糖分太多。英國的研究人員曾做過一項實驗，讓一群有膽結石傾向的人分別攝取高纖或低纖的飲食，連續吃六週。低纖的飲食中每日只含有13公克的纖維和大約 4 盎司的糖分，再加上白米和白麵粉。高纖的飲食中則含有27公克的纖維、大量的蔬菜和水果及全穀食品，但是沒有任何糖分。

結果不出所料，攝取低纖飲食那一組的人膽汁內的膽固醇含量快速增加（超飽和的膽汁最容易形成膽結石）。因此，研究人員建議大家要少吃糖分，多吃蔬菜水果及全穀食品，以預防膽結石。

👎 有害的食物：

咖　啡

　　荷蘭的研究人員發現，健康人只需要喝下半杯不論是否含有咖啡因的咖啡，就會刺激膽囊收縮。相較之下，喝鹽水就沒有這種效果。顯然地，咖啡中含有某種成分會刺激膽囊的分泌——一種由上部小腸黏膜分泌，能夠刺激膽囊收縮的激素——而這種成分絕不會是咖啡因。因此研究人員建議有膽結石傾向的人，最好任何一種咖啡都不要喝。

👎 有害的食物：

不吃早餐的人容易有膽結石

　　根據詹姆士・艾伯哈特博士追蹤調查4,730位婦女長達十年之後發現，那些在晚餐後即長達14小時或14小時以上不再進食的婦女，也就是說那些不吃早餐的婦女，是最容易得膽結石的人。而最不容易得膽結石的婦女，是那些少於 8 小時沒有吃東西的婦女。換句話說，不吃東西的時間越長，得膽結石的危險也越大。艾伯哈特博士說，沒有食物的刺激，膽囊就無法產生足夠的膽汁來溶解膽固醇，以免膽結石形成。因此，艾伯哈特博士建議：為了預防膽結石，要記得吃早餐，並且避免長時間不進食。

👎 有害的食物：

體重過重

　　根據哈佛大學最近一項大型的研究結果顯示，即使體重只超

過標準10磅的婦女，尤其是中年婦女，她罹患膽結石的機會竟然會增加將近兩倍之多。而且體重越重，危險也越大。肥胖的婦女比標準體重的婦女，要高出六倍罹患膽結石的機會。

這可能是因為某種新陳代謝的作用，會使體內過多的脂肪轉變成更多的膽固醇，然後進到膽汁裏去，成為潛在的結石原料。此外，如果你的三酸甘油脂過高，而且 HDL 膽固醇太低的話，那麼你罹患膽結石的危險也會提高。

👎 有害的食物：

快速減肥是危險的事

很顯然地，既然體重過重容易造成膽結石，那麼解決之道就是要減肥。但矛盾的是，快速減肥竟然也是引起膽結石的原因之一。事實上，有好幾項研究報告顯示，藉著嚴格控制飲食來快速減肥的人（每天攝取的卡路里低於600，脂肪低於 3 公克），其中有一半的人都罹患了膽結石。

但是，如果你每天能增加攝取至少 5 公克到10公克的脂肪，或許就能避免罹患膽結石的危險。因為膽囊需要有脂肪來刺激，它才能將膽汁完全排到腸道內。否則膽汁累積在膽囊內，就比較容易形成膽結石。

許多專家認為每週減肥超過 0.5~1 磅，就不太安全了。

對脂肪的誤解

大家都知道吃太多脂肪容易發胖，也比較容易罹患膽結石。希臘的研究人員最近就發現，愛吃動物性脂肪如肥肉和奶油的人，就比較容易有膽結石；但是多吃橄欖油反而可以減少結石的

形成機會。

　　但是，在膽結石已經形成之後才開始少吃高脂肪的食物，是否能遏止膽結石被排入腸道內所造成的疼痛，則令人懷疑。

　　根據一項曾經很熱門的理論的說法，高脂肪的食物能夠刺激一種叫做縮膽囊素的激素分泌，而這種激素會促使膽囊收縮，迫使膽結石被排到膽管內。但是根據喬治城大學醫學院研究人員的實驗結果顯示，膽結石被排到膽管內與脂肪攝取量多寡完全無關。只不過低脂飲食對整體健康而言，是有好處的。

預防膽結石的飲食之道

　　・多吃蔬菜，尤其是莢豆類的食物。

　　・少吃糖分。

　　・喝少許的酒。

　　・不要長時間都不吃一點東西，而且一定要吃早餐。

　　・體重過重的話要慢慢地減肥，太快瘦下來反而容易引起膽結石。此外，每天不妨吃一點橄欖油。

預防腎結石的食物

能夠預防腎結石的食物：水果·蔬菜·高纖穀類食品(例如米麩)·流體食物，主要是水分

能夠引起腎結石的食物：高蛋白質食物，特別是肉類·鈉·高草酸鹽的食物，例如菠菜和大黃

腎結石是如何形成的

全美每年約有一百萬人因腎結石而需住院治療，其中男性患病的比率又比女性高三倍。一旦罹患此病後，五年內復發的機會是40%，在二十五年內復發的機會則高達80%。

造成腎結石的因素很多，包括遺傳、新陳代謝異常、感染、藥物影響，以及飲食的關係。通常礦物質結晶體，包括那些由食物中的鈣和草酸鹽(oxalates)所累積的結晶體，都能夠在人的尿液中溶解，然後經由腎臟排出體外。但是當尿液的飽和度超高的時候，其中的結晶體就會沉澱而累積成為堅硬的小石子。

腎結石就像其他現代慢性疾病一樣，是由於西式飲食過於豐盛所造成。今日西方國家罹患腎結石的人比1900年多了十倍，而

其中大約有80%的結石，是因為飲食中的鈣和草酸鹽造成的。

從飲食著手來預防腎結石

　　假如你有腎結石，那麼你首先該嘗試的治療方法就是飲食療法。賓州大學醫學院的史丹利・戈德法教授說，改變飲食習慣能夠減去一半以上腎結石復發的機會，並且不會像長期服藥來治療腎結石會有許多的副作用，何樂而不為呢？

　　不過需要注意的是，飲食療法對那些新近形成的結石或結石正增大的病人才比較有效。此外，病人尿液中的鈣、草酸鹽或其他礦物質的比例是否太高，也是影響飲食療法成效的因素之一。一般來說，腎結石病患最需要特別注意的是下面這五個因子：蛋白質、鈣、草酸鹽、鈉和水分。

有害的食物：

肉　類

　　吃太多動物性蛋白質會使尿液中的鈣、草酸鹽和尿酸的比例增高，也就增加了結石形成的機會。根據哈佛大學的研究顯示，攝取過多動物性蛋白質的人比攝取標準量的人，要多出三分之一罹患腎結石的機會。不過，有些人即使只攝取標準量的動物性蛋白質，也會使尿液中的鈣比例增高，但不知原因為何。

有益的食物：

素食的功效

　　英國的研究發現，素食者罹患腎結石的機會，只有肉食者的

三分之一。素食者攝取的纖維量多，尿液中的鈣也較少。但是一旦讓他們開始吃肉，尿液中的鈣就增加了。

 有益的食物：

日本人的實驗

第二次世界大戰後，日本人罹患腎結石的比率增加了三倍。根據報告指出，這是因為日本人的飲食習慣越來越像美國人的飲食習慣所致。於是日本的研究人員做了一個實驗，讓370位參與實驗的人，一部分人每天多補充水分，另一部分人則必須每餐都吃蔬菜、少吃肉。此外，大家都避免晚餐吃的太多，並且延遲晚餐後就寢的時間。

經過四年之後，採取少肉、多蔬菜飲食的這組人，比僅僅只是多補充水分的那組人，腎結石復發的機會要減少40~60%。這種飲食法對不論有無服藥的病人都有幫助，而且對那些尿液中鈣的比例較高的人最有效。

有害的食物：

少吃鹽

賓州大學醫院的艾倫・華生史坦博士說，控制鈉的攝取量能夠降低尿液中鈣的比例，這是腎結石病人自己就能夠有效改善病情的做法。有些病人——大約10~20%——攝取的鈉太多，每天超過了5,000毫克。像這樣的病人每天至少要減少一半的鈉攝取量才好。

華生史坦博士建議尿液中鈣含量高的腎結石患者烹調時少放鹽，並且少吃高鈉的加工食品，例如醃燻豬肉、燻魚、德國泡

菜、罐頭湯類(除非是低鈉的)等。

👎 **有害的食物：**

少吃菠菜及大黃

吃含有大量草酸鹽的食物會增加尿液中草酸鹽的比例，進而與鈣結合而形成結石。雖然腎結石病患的尿液中通常都有很多的草酸鹽，但不一定都是來自高草酸鹽的食物。例如說，吃太多蛋白質的食物也會增加尿液中的草酸鹽。因此，目前雖不能斷定到底應該要少吃多少高草酸鹽食物，如菠菜、大黃、花生、巧克力和茶等，才會對改善腎結石有效，不過這仍然值得一試。

・最低限度・每天攝取草酸鹽的分量只要不超過180毫克，就不用擔心尿液中的草酸鹽會太高。但超過180毫克的話，尿液中的草酸鹽就會「大幅增加」。下面三種食物要特別注意：菠菜、大黃和甜菜根。

鈣質的攝取

既然鈣質是腎結石的主要成分，那麼何不嚴格限制鈣質的攝取，以便防止腎結石呢？

事實上，哈佛公共衛生學院的蓋瑞・裘漢博士調查45,619位男士的飲食長達四年之後，他發現攝取鈣質量最多的人竟然比攝取鈣質量最少的人，罹患腎結石的機會要減少34%！

裘漢博士認為，鈣質能夠將食物中的草酸鹽阻擋在腸道內，防止它進入血液中，然後再流到腎臟那裏形成結石。因此，裘漢博士建議有腎結石的人不但不必限制鈣質的攝取，而且每天應該攝取大約800毫克的鈣質才好。

附註：裴漢博士說，鈣質必須與食物中的草酸鹽一起下嚥，同時消
化，對防止腎結石才會有效。在食物之外另行補充的鈣質，似
乎無法有效防止腎結石。何況也很少有人會每餐都另外再吃鈣
片來補充鈣質。

結石製造者：高草酸鹽的食物

食　　物	分　量	草酸鹽含量（單位：毫克）
烤豆子	1杯	50
黑莓	1杯	66
巧克力	1盎司	35
可可粉	15毫升	35
醋栗	1杯	132
大蔥	1杯	89
花生	1杯	288
大黃	1/2杯	1,092
大頭菜	1杯	32
菠菜	1杯	1,350
南瓜	1杯	40
蕃薯	1個（中等大小）	63
甜菜根	1杯	1,000
茶	1杯	25

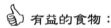 有益的食物：

水分：古老的驗方

希波克拉底二千年前的處方——多喝水——不論結石的種類

與原因為何,現在仍然是醫生用來治療腎結石的首要方法。這是因為大量的水分能夠稀釋尿液中的鈣、草酸鹽,及其他一切可能形成結石的礦物質濃度。許多研究結果顯示,每天排尿量少於一公升的人,比每天排尿兩公升的人更容易罹患腎結石。

不幸的是,大部分的人都以為他們喝了足夠的水分,其實卻沒有。一般來說,每天應該要喝八大杯水才夠。熱帶地區出汗多的人,甚至要喝十六杯才行。華生史坦博士說,喝水是預防腎結石最好的選擇,其他像稀釋的蘋果汁和無糖蘇打水也可以。至於茶、熱巧克力、橘子汁和高糖飲料等則應少喝,特別是你正在限制鈣或草酸鹽的攝取量的話。

那麼可不可以喝酒呢?有些研究顯示酒精會增加尿液中的鈣及尿酸,最好是少喝一點。而啤酒,尤其是生啤酒,其中含有草酸鹽,也應該少喝。

> 我給腎結石病人開的藥方就是喝水。我是真的拿出處方箋,在上面寫著每四小時喝兩杯8盎司的水——早上八點、中午十二點、下午四點、晚上八點及睡前各喝兩杯水,而且這些水分是病人平常喝下的水分之外,還必須要額外喝下的分量。我希望病人能把喝水看成是服藥一樣,而不只是醫生隨口說說的一句話。
>
> ——史丹利・戈德博士,賓州大學醫學院教授

👍 有益的食物:

多吃纖維

即使你已經實行多喝水、少吃蛋白質食物的飲食法,這時多吃富含纖維的食物依然能夠更進一步地降低尿液中鈣及草酸鹽的

含量。

　　高纖飲食唯一令人擔心的地方是它含有草酸鹽。不過日本的研究人員發現，米麩和玉米麩的草酸鹽含量只有麥麩的一半，但是對預防腎結石也有效。他們讓182位結石患者每天吃兩次米麩，每次吃 1/3 盎司。結果在五年內，其中有61%的人不再有新的結石形成，而且是那些從前最容易有結石的病人受益最大。雖然攝取過多的纖維有可能會妨礙鈣質的吸收，不過到目前為止，這個問題還不曾出現。

 有益的食物：

費城一位銀行家的病例

　　費城一位47歲的銀行家，罹患腎結石已有十五年。前十年，他一共發現了五個結石；但近五年來增加到每一年發現五顆結石。這使他非常沮喪。他去看醫生，震碎了幾顆結石，但是X光檢查顯示，仍然有一些結石正在形成之中。

　　醫生問了一下他的飲食習慣，發現他每天攝取的蛋白質約有110公克，其中有80公克是動物性蛋白質（大約是一塊12盎司的丁骨牛排），而且鈉的攝取量也很高。經過營養師的指導，他減少蛋白質的攝取量，每天不超過65公克；也減少鈉的攝取量；並且少吃高草酸鹽的食物。此外，他還必須在不睡覺的時間裏，每兩個小時就喝兩杯12盎司的水。

　　結果醫生再為他檢查的時候，他已有三年的時間都沒有新的結石出現了。

預防腎結石的飲食之道

要防止腎結石出現，不妨先試試飲食療法，如果無效再吃藥。下面就是專家的建議：

‧首先要多喝水──除了你平常喝下的水分或飲料之外，每四小時至少要再喝兩杯水。

‧控制每天鈉的攝取量不超過2,500毫克，特別是如果你現在鈉的攝取量很高的話。

‧限制蛋白質的攝取量，主要是少吃肉。對大多數人來說，每天只需要吃七或八盎司的肉、雞肉或海鮮就可以了。（通常每3盎司的肉類或海鮮含有大約20公克的蛋白質。）

‧少吃高草酸鹽的食物如菠菜及大黃，並且少喝高糖分的飲料如可樂及橘子汁，因為這些飲料也含有大量的草酸鹽。

‧每天攝取兩、三份高鈣的食物，包括乳製品，要高於800毫克以上才好。

‧多吃高纖的蔬菜及穀類食品。

專家說，遵照上面這幾項飲食原則能夠使你罹患腎結石的機會減少一半或一半以上，而且對那些原本攝取大量蛋白質及鈉的腎結石病人最有效。

對癌症有益的食物

防癌飲食

> 能夠預防癌症的食物：蔬菜，尤其是大蒜、甘藍菜、黃豆、洋蔥、紅蘿蔔、蕃茄、所有綠色及黃色的蔬菜‧水果，尤其是柑橘屬的水果‧富含脂肪的魚‧茶‧牛奶
>
> 容易致癌的食物：肉類‧高脂肪的食物‧蔬菜油，例如玉米油‧過量的酒
>
> 能夠防止癌細胞轉移的食物：海鮮‧大蒜‧十字花科的蔬菜，例如甘藍菜、綠花菜

癌症的高罹患率

根據國家癌症研究中心（National Cancer Institute）指出，有三分之一的癌症都和飲食有關；英國的理查‧杜爾博士則認為有高達六成的癌症與飲食有關。因此，正確的選擇食物可能會減少1993年全美385,000~700,000個新的癌症病例，以及防止170,000~315,000人死於癌症。換言之，每五個美國人之中就有一人死於癌症——大約每天有1,400人死於癌症。

食物如何防癌

　　癌症不是一天造成的。從一個細胞產生突變的那一刻開始，到一個腫瘤出現時為止，這中間經過二、三十年的時間是很正常的，甚至經過四、五十年也不稀奇。

　　令人振奮的消息是，食物能夠干擾癌症發展的過程。例如，某些化學物質必須先被「活化」以後才能致癌，而食物就能防止這種情況發生。食物裡的某些化合物能夠增強免疫系統，防止癌細胞生成。食物中的抗氧化劑成分，包括各種維生素，可以阻殺各種致癌物，甚至修補某些受損的細胞。而在細胞已經變成良性腫瘤之後，食物中的化合物還能加以干預，防止它繼續長大或者讓它縮小！雖然到了癌症末期的時候，食物的防癌效果已不那麼有效，但是對防止癌細胞轉移或擴散仍然有幫助，也許還能延長病人的壽命。因為食物能夠製造一個對癌細胞不利的環境，使游走的癌細胞無法附著及生存下去。

　　食物影響癌症的方法既多又複雜，目前還無法完全了解。不過即使你的遺傳基因與生活方式都對你不利，你的飲食習慣仍然能夠大大地影響你罹患癌症的機會。下面就是一些最新的研究結果，告訴你吃那些食物可以預防癌症。

👍 **有益的食物：**

水果和蔬菜

　　自從1970年代科學家開始探索癌症與飲食的關聯之後，「水果和蔬菜」就一直被認定為癌症的解藥。國家癌症研究中心的癌症預防與控制部主任彼得・格林渥德博士說：「吃大量蔬果者罹

患各種癌症的機會，只有吃少量蔬果者的一半。」

有許多證據都支持格林渥德博士的這句話。加州大學的葛萊茲・布拉克博士最近整理了包括十七個國家所發表的170份研究報告後，得到了同樣振奮人心的答案：世界各地凡是多吃蔬菜水果的人，他們罹患癌症的機會只有那些很少吃蔬果者的一半，不論是肺癌、大腸癌、乳癌、子宮頸癌、食道癌、口腔癌、胃癌、膀胱癌、胰臟癌或卵巢癌都一樣。而且所謂多吃蔬菜水果也不是指很龐大的分量。根據研究顯示，每天吃兩次水果的人，就比每週吃三次水果的人，要少75%罹患肺癌的機會，即使是吸煙者也一樣。一位研究人員說，這似乎有些難以置信，普通的蔬菜和水果竟然能夠如此有效地克制像香煙這麼可怕的致癌物。

布拉克博士所發現的這些證據如此震撼，使得他認為蔬果抗癌的效果，就像清潔的自來水消弭了霍亂這種流行病一樣有效。

・**最低限度**・無人確知該吃多少蔬菜和水果來防癌才最好，但每天至少吃兩種不同的水果和三種不同的蔬菜是一個要努力做到的目標。如果吃更多，就可能進一步減少罹患癌症的機會。

抗癌的水果及蔬菜

下面是國家癌症研究中心認為具有抗癌效果的一些植物：

大蒜、甘藍菜、歐洲甘草、黃豆、薑、繖形科蔬菜（紅蘿蔔、芹菜、歐洲蘿蔔）、洋蔥、茶葉、薑黃、柑橘屬水果（橘子、葡萄柚、檸檬、萊姆）、全麥、胡麻、糙米、茄科蔬菜（蕃茄、茄子、辣椒）、十字花科蔬菜（綠花菜、花菜、結球甘藍）、燕麥、薄荷、黃瓜、迷迭香、鼠尾草、馬鈴薯、百里香、蔥、美國甜瓜、羅勒（又稱紫蘇）、大麥、漿果。

有益的食物：

從血液中可以判斷是否罹患癌症

你是否有可能罹患癌症，只要一驗血就可分曉。瑞士有一項長達十二年的研究計畫，調查了大約3,000個人的血液分析報告，發現那些血液中維生素 A 及 β-胡蘿蔔素數值偏低的人，也就是指蔬菜水果吃得少的人，較容易死於癌症，尤其是肺癌。維生素 C 數值偏低的人，比較容易死於胃癌及腸癌。

英國最近的一項研究也發現，血液中 β-胡蘿蔔素數值最高者的癌症罹患率，比那些數值最低者要低40%。其他的研究則發現，血液中葉酸(存在於綠色蔬菜中)及蕃茄紅素(存在於蕃茄中的一種化合物)數值較高的人，比較不容易得癌症，特別是肺癌、子宮頸癌及胰臟癌。

預防各種癌症的最佳蔬果

  肺癌：紅蘿蔔和綠色葉菜類蔬菜

  大腸癌：十字花科的蔬菜及紅蘿蔔

  食道癌、口腔癌和咽癌：水果

  喉癌：水果和蔬菜

  胃癌：水果、萵苣、洋蔥、蕃茄、芹菜、南瓜——生吃特別有效

  胰臟癌：水果和蔬菜

  膀胱癌：蔬菜，特別是紅蘿蔔，和水果

  甲狀腺癌：十字花科的蔬菜

👍 **有益的食物：**

大蒜和洋蔥

　　每天不妨吃一點大蒜和洋蔥，因為目前已知其中含有三十多種能夠克制致癌物的化合物，如槲皮苷（quercetin）及硫丙烯（diallyl sulfide）。在動物實驗中，這些化合物能夠抑制像亞硝胺（nitros amine）及黃麴毒素（aflatoxin）等最強的致癌物，對預防胃癌、肺癌及肝癌特別有效。

> 在喬治亞州出產洋蔥的那一郡，其胃癌的發生率只有該州其他各郡的一半，與全美其他各地相比則只有三分之一的比率。
>
> ——全國癌症研究中心

　　哈佛大學的科學家在倉鼠的飲水中加入磨碎的洋蔥，使倉鼠免於罹患某些癌症。休士頓安德生癌症研究中心的麥可．渥哥維曲博士，分別給一組老鼠吃普通食物，另一組老鼠的食物裡加上由大蒜中提煉出的硫丙烯，然後再給兩組老鼠強力的致癌物。結果發現吃硫丙烯的老鼠罹患大腸癌的比率要低75%。更驚人的是，當餵給老鼠能夠導致食道癌的致癌物之後，吃硫丙烯的老鼠竟然沒有一隻罹患癌症！

　　賓州州立大學的約翰．米爾納博士給老鼠吃新鮮的大蒜，結果也成功地減少了七成的乳癌發病率。人類的研究報告也顯示，吃大蒜及洋蔥比較多的人，得各種癌症的機會也比較少。

能夠阻止癌細胞轉移的食物

下面是幾種已被確認不僅可以預防癌症發生，並且也能夠阻止癌細胞轉移的食物：

- 魚油（對乳癌特別有效）
- 甘藍菜及其他十字花科的蔬菜（對乳癌最有效）
- 大蒜（對癌細胞大都有效）
- 深橘紅色及深綠色蔬果中所含的β-胡蘿蔔素
- 歐洲甘草（能夠壓抑快速生長的癌細胞，並且能使某些將要轉變為癌細胞的細胞恢復正常成長）

 有益的食物：

蕃　茄

不要小看蕃茄，它也是抗癌尖兵。蕃茄抗癌的武器是它所含有的蕃茄紅素，就是那些使蕃茄成為紅色的顏料。根據德國的海穆・塞斯博士研究發現，蕃茄紅素抑制那種能夠引起細胞轉變成癌的氧分子的能力，是β-胡蘿蔔素的兩倍。蕃茄紅素最主要的來源就是蕃茄，此外西瓜中的含量也很高，杏子中也有一些。

每天吃五份蔬菜及水果

國家癌症研究中心建議大家每天最好吃五份蔬菜和水果。所謂一份是指半杯煮熟的或生的水果或蔬菜；一杯生的葉菜類蔬菜；一片中等大小的水果；六盎司的果汁或蔬菜汁。然而只有10%的美國人每天吃下這個分量。

有益的食物：

綠色的蔬菜

綠色的蔬菜，如菠菜、芥藍菜和綠花菜等，其中含有多種抗氧化劑，包括 β-胡蘿蔔素、葉酸，以及較少爲人知的葉黃素(lutein)。農業部的一位研究人員佛萊瑞克‧卡其克博士說：「顏色越深綠的蔬菜，所含有的抗癌的類胡蘿蔔素也越多，最好多吃一些。」他還說，食物中的葉黃素及類胡蘿蔔素並不會因爲加熱或冷凍而流失，不過加熱會破壞其他一些比較脆弱的抗氧化劑，例如維生素 C 及穀胱甘肽(glutathione)。

 有益的食物：

柑橘屬水果

從前任職於國家癌症研究中心的賀作特‧皮爾森博士呼籲大家多吃橘子、葡萄柚、檸檬和萊姆等柑橘屬的水果，因爲這些水果中含有多種天然抗癌物質(如類胡蘿蔔素、類黃酮、萜類——terpenes，及香豆素)。目前已知柑橘屬水果含有超過58種的抗癌物質，比任何一種食物都要多。

皮爾森博士說：「柑橘屬水果含有許多抗癌成分，他們自然混合在一起所發揮的效果，比單獨食用的效果要大多了。」像穀胱甘肽這種成分，在完整的橘子裡含量極高，但是一旦將它從橘子中萃取出來，它的濃度就沒有那麼高了。有些專家認爲，美國人得胃癌的比例急遽下降的原因之一，就是因爲柑橘屬水果被普遍食用的結果。

生食或熟食何者較具抗癌效果？

　　生的或煮熟的蔬菜都要吃。雖然有許多研究報告的結論認爲生食蔬菜較具抗癌效果，但對於含有 β-胡蘿蔔素的食物來說，這一點並不一定正確。因爲 β-胡蘿蔔素稍微受熱之後，它的形態會改變，反而更容易被吸收。

　　同樣地，吃煮過的蕃茄會比吃生蕃茄，吸收到更多的蕃茄紅素。

　　其他綠色的葉菜類蔬菜，也不會因爲加熱而破壞了其中的抗癌成分，如葉黃素。

　　另一方面，有些比較脆弱的抗癌物質則會因爲加熱而被破壞，例如靛基質（indoles）及維生素 C。那就是爲什麼有許多蔬菜應該要生吃的道理，例如萵苣、菠菜、綠花菜、花菜及甘藍菜。如果這些菜你仍然要煮熟，最好是稍微煮一下就關火，以便盡量保存其中有效的抗癌成分，這樣對身體健康比較有益。

👍 有益的食物：

黃豆：抗癌食物

　　黃豆至少含有五種已知的抗癌物質，能夠防止與激素有關的癌症發生，例如乳癌和前列腺癌。黃豆也是抑制蛋白酶類的最佳武器，在動物實驗中完全阻止了大腸、口腔、肺、肝、胰臟及食道等各種癌症的發展。

　　黃豆的另外兩種成分——植物脂醇類（phytosterols）和皂角苷（saponins）——也是強效的抗癌物質。在動物實驗中，植物脂醇

類能抑制癌細胞的分化及增生，進而壓制大腸癌。皂角苷則能刺激免疫系統的功能，直接殺死癌細胞，減緩子宮頸和皮膚的癌細胞生長，甚至能夠逆轉大腸癌的細胞增生！日本人食用黃豆的分量是西方人的五倍，這就難怪日本人的癌症發病率比較低。諷刺的是，美國出產的黃豆幾乎全部當成飼料去餵養動物，其餘的黃豆則大部分銷往日本。

黃豆還能夠克制一種最可怕的致癌物——亞硝胺，它可以導致肝癌——的生長。事實上，黃豆比維生素 C 更能有效地抑制亞硝胺，因此常常被加入醃肉裡。

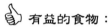 有益的食物：

茶：抗癌飲料

紅茶、綠茶及鳥龍茶都有抗癌的功效，但是一般用許多香料及藥草混合而成的藥草茶則沒有抗癌的功效。

最近在中國、日本及美國的動物實驗研究報告，都證實了茶的抗癌功效。洛傑斯大學的艾倫‧康尼博士發現，一般人喝的綠茶在老鼠身上能夠防止87%的皮膚癌，58%的胃癌，及56%的肺癌發生率。其他的研究發現鳥龍茶和紅茶（紅茶就是綠茶加以烘焙及發酵而成），也都能夠抑制動物罹患癌症。

市面上出售的一般紅茶品牌，例如立頓紅茶，都含有抗癌的成分。不過若想獲得最大的抗癌效果，最好是喝綠茶。因為茶葉裡最強效的抗癌成分是一種叫做兒茶酚（catechins）的物質，這種物質在綠茶裡的含量最多，鳥龍茶裡的含量只有綠茶的40%；而紅茶裡的含量只有綠茶的10%，這是因為綠茶在加工為紅茶的過程中會破壞部分的兒茶酚。

防癌的烹調方法

預防癌症的最佳烹調方法是什麼呢？國家癌症研究中心的理查・亞當森博士說，用微波爐、燉的或煮的等低溫烹調方式，基本上都不會產生致癌的物質。

相對來說，用炸的或燒烤的方式，由於溫度太高，尤其是烤肉時溫度高達華氏350度，就會產生許多的致癌物質。用烤箱烘焙食物，也會產生一些致癌物。

像這一類因烹調食物的方式不當而引起的癌症，亞當森博士估計每年約會增加6,000個病例。瑞典最近的一項研究發現，大腸癌容易發生於常吃燒烤或油炸食物的人身上。

亞當森博士建議大家，多採用燉或煮的方式來烹調肉類。吃牛排時五分熟即可，不用全熟(烤肉的時間越久，越容易產生致癌物)。要烤牛肉餅、雞排、豬排或魚排之前，先放進微波爐中加熱，將肉汁倒掉後再上架燒烤，並且盡量避免用烤肉時滴下的油來做調味肉汁。此外就是常常變換烹調肉類的方式，以減少致癌物產生的機會。

 有益的食物：

牛奶也能抗癌？

你可能認為牛奶中的飽和脂肪是引起某些癌症的原因之一，不過吊詭的是，牛奶裡的某些成分也能抗癌。根據水牛城的一群研究人員調查1,300人之後發現，喝全脂牛奶的人罹患癌症(口腔癌、胃癌、直腸癌、肺癌和子宮頸癌)的機會，確實比只喝含2%脂肪的低脂牛奶的人要多。這點並不令人驚訝，因為脂肪攝取過

多確實和某些癌症有關。

奇怪的是，那些喝低脂牛奶的人罹患癌症的機會（口腔癌、胃癌、大腸癌、直腸癌、肺癌、膀胱癌、乳癌和子宮頸癌），竟然比不喝牛奶的人還要少！這是什麼緣故呢？主持該項研究計畫的克帝斯‧邁特萊博士推測，這可能是因為低脂牛奶中有某些未知的成分可以中和或反制全脂牛奶中的致癌物。牛奶中這些潛在的抗癌成分可能是鈣、核黃素（又稱維生素 B_2）、維生素 A、C 和 D，甚至是某種尚未被發現的物質。

> 愛吃肉的人比較容易罹患胰臟癌、大腸癌、肺癌和乳癌。如果又每天抽煙而且不吃綠色及黃色蔬菜，那麼危險就更高了。
>
> ——Takeshi Hirayama，日本東京腫瘤預防研究中心（根據長達17年，在日本六個縣調查了265,118位成人後所獲得的結論）

👎 有害的食物：

某些脂肪容易致癌

如果你比較一下世界各國及各國國內不同地區的飲食習慣，就會發現那些食用動物性脂肪及 omega-6 多不飽和脂肪如玉米油的人，他們癌症的發病率都比較高。

但是，單一不飽和脂肪，例如橄欖油，不但不容易致癌，甚至根據最新的證據顯示，它還能夠抗癌。此外，海鮮類食品中所含的 omega-3 脂肪酸也能預防某些癌症，例如乳癌。

根據研究，脂肪引發癌症的方式有好幾種。脂肪可以充做腫瘤增長的燃料，沒有它的話，那些傾向癌化的細胞就會比較穩定。脂肪也能刺激大腸裡的膽汁酸，協助細胞癌化。另外，吃太

多動物性脂肪及 omgea-6 蔬菜油，還會抑制免疫系統監視腫瘤的機制，癌症就得以趁隙坐大。

・**最低限度**・動物性脂肪和多不飽和脂肪的蔬菜油比較容易引發癌症，橄欖油和魚油則比較能夠抑制癌症的發展。

👎 有害的食物：

酒要少喝

喝酒會增加罹患癌症的機率。法國的研究結果顯示，如果你煙抽的多，酒又喝的多，那麼你得喉癌的機會就比別人多43倍，得鼻癌的機會更比別人多135倍。奧克拉荷馬大學的研究人員發現，每天喝五杯或五杯以上啤酒的人，得直腸癌的機會比別人多兩倍。一般而言，酒喝的越多，罹患各種癌症的機會也越多。

加州大學的研究更進一步發現，即使偶爾多喝些酒，也會壓抑免疫系統的功能，造成癌細胞轉移。因此患有癌症的人，應該特別小心不要喝酒過量。

新領域：有些食物能夠減緩癌症轉移

如果某些食物能夠預防癌症，那麼在罹患癌症之後，這些食物是否也能夠干預癌症發展的過程呢？雖然越來越多的證據顯示，食物具有像化學治療一般的功效，可以遏止腫瘤長大、轉移、復發，或者藉由破壞癌細胞來攻擊惡性腫瘤本身。

但是，這當然不是說食物可以代替現代的癌症治療方法，而是說食用抗癌食物可以當成一種輔佐的藥物，來幫助癌症病人對抗癌症。

👍 **有益的食物：**

大蒜可以殺死癌細胞

大蒜可以抗癌不是沒有道理的。根據德國的研究發現，大蒜裡有一種叫做 ajoene 的化合物，它對人體惡性腫瘤細胞的毒性比對正常的細胞要強三倍。

大蒜也能增強免疫系統功能。在試管中，大蒜裡的硫化合物可以增進巨噬細胞和 T 淋巴細胞的抗癌活動，這兩種細胞都是免疫系統中用來破壞癌細胞的要素。至於大蒜在人體內是否也如同在試管中一樣有效，還需要更進一步的實驗證明。

還有一些研究顯示，大蒜似乎也具有抗生素的功效，可以殺死某些會引起胃癌和大腸癌的細菌。

👍 **有益的食物：**

胡蘿蔔素：一種新抗癌藥

水果和蔬菜中的一種主要抗癌武器，就是 β-胡蘿蔔素。它不僅能預防癌症，更能對抗癌症。根據最新的研究發現，β-胡蘿蔔素對抗癌症的方式有好幾種：它可以刺激免疫系統功能，直接殺死癌細胞，使腫瘤縮小；它還能減少肺癌細胞的增生，抑制癌細胞內自由基的活動，並且強化酶的活動來對抗癌細胞。

最令人感到振奮的新發現則是，β-胡蘿蔔素在進入人體後，會在腸道內轉化為一種叫做 retinoic acid 的抗癌化學物質，然後進入血液中。而且，β-胡蘿蔔素還會分別儲藏在肺臟、肝臟、腎臟和脂肪組織內，然後等到你的細胞有需要的時候，它就會轉化成 retinoic acid 來對抗癌細胞。難道還有比這更好的理由來強

迫自己多吃一些富含 β - 胡蘿蔔素的蔬果嗎？（請參考第 409 頁列
出的富含 β - 胡蘿蔔素的食物）

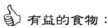 有益的食物：

魚　油

　　在動物實驗中，魚油不斷被證實可以縮小腫瘤的體積，減少
腫瘤的數目，以及降低腫瘤轉移的機率。

　　在人類的身上，情形也相同。根據一份針對6,000位中年男士
所做的調查報告發現，血液中含有較多魚油的男士，他們死於癌
症的比率也較低。更令人高興的發現是，魚油還能抑制人類大腸
癌的前癌現象，並且能夠幫助防止乳癌轉移。

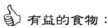 有益的食物：

小麥與甘藍菜

　　雌激素（estrogen，亦稱動情激素）是眾所周知導致乳癌的一個
因子；因此，有乳癌的婦女，特別是停經前的婦女，應該要設法
減少雌激素的刺激。根據研究，甘藍菜和其他十字花科的蔬菜，
如綠花菜、花菜、芥藍，以及麥麩等食物，都能夠減少雌激素的
刺激，進而也減少了罹患乳癌的機會。

其他的抗癌食物

- ・蕈類：能夠增強免疫系統功能來對抗癌症。
- ・優酪乳：優酪乳中的活菌可以刺激免疫系統中 γ 干擾素
  （gamma interferon）增加，藉此減緩腫瘤的成長速度。

・甘草：能夠壓制快速生長的癌細胞，並且使某些前癌細胞恢復正常的生長狀態。

沒有罹患癌症的人都吃些什麼食物

假如你是一個新生兒，還能夠在往後一生的時間裡正確的選擇食物以避免罹患癌症的話，那麼你應該吃全素，或是吃半素再加上一些海鮮食品。你應該不要吃紅肉、高飽和動物性脂肪的食物，以及乳製品，例如全脂牛奶和乾酪。你該大量攝取綠色蔬菜、水果及全穀類食品，尤其是麥麩，以及乾的豆類。你也要多喝綠茶，高興時偶爾喝一點咖啡，牛奶也要喝低脂的。你也得多吃優酪乳，特別是含有活菌的優酪乳。

假如你喝酒，那也別喝過量。你要吃維生素 D 含量最高的鰻魚，以及其他富含 omega-3 脂肪酸的魚類。太鹹和醃燻的肉製品絕不要吃，如果要吃肉，你也只能吃去皮的火雞雞胸肉。麵包要吃全麥的，而且不抹奶油或人造奶油。用油你該選擇橄欖油或胡麻子油，而不要選擇傳統的蔬菜油如玉米油。

綠花荽、紅蘿蔔、蕃茄、橘子和洋蔥，這些蔬果你永遠吃不夠。顏色鮮艷的水果像草莓、西瓜、紅葡萄，都是你的最愛。大蒜不論生的或熟的，你都喜歡。所有富含維生素 E 的堅果類食品你都吃——但要小心它會令你發胖，因為瘦一點的人比較不容易成為癌症的獵物。

預防乳癌的食物

> 能夠防止乳癌的食物：甘藍菜・綠花菜・其他十字花科的蔬菜・富含維生素 C 的水果和蔬菜・豆類・黃豆・富含脂肪的魚・麥麩・橄欖油
>
> 能夠促成乳癌的食物：肉類・含飽和脂肪的食物・含 omgea-6 的蔬菜油，例如玉米油・酒

　　造成乳癌的因素有很多，飲食是其中重要的一項。它可以影響你是否會罹患乳癌，以及罹患乳癌後癌細胞的生長速度和它是否會轉移到身體其他部位去。

　　長久以來研究人員就發現，亞洲婦女得乳癌的比率遠比歐美婦女低。例如日本女性得乳癌的比率只有歐美婦女的五分之一，而且腫瘤生長的速度也較慢。但這並非遺傳之故，因為一旦日本婦女移民到其他地區，例如到夏威夷——一個以西式飲食為主的地區——的時候，她們得乳癌的比率就逐漸接近西方婦女了。這是否意味著二者不同的飲食習慣，造成了這種差異呢？

　　這個答案恐怕需要研究人員花費很長的時間才能完全弄明白，不過現在已有一些端倪。乳癌是全美僅次於肺癌的殺手，每

九個美國婦女之中就有一人會得乳癌。有些研究乳癌的權威專家認為只要改變飲良習慣，就能大大減少乳癌的發病率。英國的理查・培多博士更聲稱，改變飲食習慣有可能減少全美50%的乳癌發病率。

影響乳癌的食物

乳癌和子宮癌及卵巢癌一樣，都是由於雌激素分泌過多而促成的癌症。因此，凡是能夠干擾雌激素新陳代謝或吸收的食物，都可以用來對抗乳癌。停經前的婦女會不斷地受到雌激素的刺激，即使是停經後，卵巢不再分泌雌激素了，體內脂肪細胞仍然能夠分泌一些雌激素，還是有可能會導致乳癌發生。因此，不論是婦女停經前或停經後，飲食都是對抗癌症重要的一環。

有些科學家認為，婦女年輕時，體內分泌過多的雌激素，有可能會導致她們年紀大時罹患乳癌。而且，即使在乳癌發生後，雌激素也能影響乳癌是否復發或轉移。因此，即使罹患乳癌後，慎選可以調節雌激素的食物仍然是一件既重要又迫切的事情。

此外，有些食物能夠直接破壞乳癌的癌細胞，某些脂肪還能夠刺激或抑制乳癌的生長。下面就來介紹這些會影響乳癌發展的食物。

👍 有益的食物：

甘藍菜

某些食物能夠加速雌激素的新陳代謝，讓它快些被排出體外，減少它留在體內致癌的機會。根據紐約市激素研究中心的鍾・邁諾維茲博士及他的同事研究發現，十字花科的蔬菜——如

甘藍菜、綠花菜、花菜、結球甘藍等——所含有的一種叫做靛基質（indoles）的化合物，就具有這種抗癌功效。

邁諾維茲博士說，多吃十字花科的蔬菜，罹患乳癌、子宮癌與子宮內膜癌的機會就減少。他認為亞洲婦女患乳癌比率較低的部分原因，可能是因為她們攝取許多十字花科的蔬菜，包括大白菜在內的緣故。

在動物實驗中還發現，餵食十字花科的蔬菜，特別是甘藍菜，不僅能大幅降低老鼠罹患乳癌的比率，還能減少乳癌復發及轉移的機會。

為了要獲得最大的抗癌效果，邁諾維茲博士建議大家最好能生食十字花科的蔬菜，或是只要稍微烹煮一下即可。因為烹調時間太久，有可能會破壞靛基質抗癌及抗雌激素的功效。

👍 有益的食物：

麥　麩

另外一種減少雌激素的方法就是多吃麥麩。美國健康基金會的大衛・羅斯博士，要62位年齡在20～50歲之間，停經前的婦女，每天吃四片由麥麩、玉米麩或燕麥麩做成的高纖鬆餅。這使得她們的纖維攝取量由原來的每天15公克，增加到30公克。一個月之後，她們血液中的雌激素並沒有什麼不同。但是到了兩個月以後，吃麥麩鬆餅的婦女，雌激素大約下降了17%，另外兩組婦女的雌激素則依然沒有太大變化。

這中間主要的差別在於麥麩是一種高度不溶解的纖維，它供給大腸內的細菌許多可以咀嚼的食物。然後再經過一連串複雜的生物作用，使得雌激素只有少部分還能再回到血液裡去。那麼要

吃多少麥麩才能達到實驗中的這種功效呢？答案是每天只要多吃半杯到一杯半的 kellog's All Bran 或 keellogg's Bran Flakes，或是吃六湯匙未經處理過的麥麩即可。雖然這個實驗是選擇停經前婦女來進行，但羅斯博士說，多吃麥麩對於幫助停經後婦女防治癌症一樣有效。事實上，根據塔夫茨大學醫學院的瑪歌・伍茲博士的研究發現，食用麥麩來抑制雌激素的效果，比採取低脂飲食的成效還要好。其他的研究也發現，攝取大量纖維的婦女罹患乳癌的比率也較低。

> 美國婦女應該多吃黃豆及黃豆製品，例如豆腐及豆漿，尤其是那些家族中有人罹患過乳癌的婦女。
>
> ——肯尼斯・賽契爾，辛辛那提兒童醫學中心

 有益的食物：

豆　類

豆類也能抑制雌激素，預防乳癌發生。美國健康基金會的里歐納・寇漢博士指出，居住在加勒比海地區及墨西哥的婦女罹患乳癌的比率比美國婦女要低。她們平均每週六天，每天都會吃四分之三杯的各種豆類。相較之下，美籍非裔的婦女每週只吃三次豆類，而美國的白種婦女每週則只吃兩次豆類食品。這可能也是該地區婦女乳癌發病率較低的原因之一。

 有益的食物：

黃豆：日本人的神奇食品

阿拉巴馬大學的史帝芬・巴恩斯博士指出，黃豆也含有某些

能夠控制雌激素的化合物，可以減少癌細胞的生長，降低各年齡層婦女罹患乳癌的機會。

巴恩斯博士以老鼠做實驗，分別餵他們吃普通食物及含有大量黃豆的食物，然後再讓他們全部都接觸致癌物。結果發現吃黃豆的老鼠罹患乳癌的機率，比其他老鼠要減少40~60%。

新加坡最近的一項研究發現，停經前的婦女如果比別人多攝取兩倍黃豆蛋白質，那麼她們得乳癌的危險就只有別人的一半。

赫爾新基大學的賀門・艾德勒庫茲博士及他的同事，曾對日本京都附近一個仍然遵守「傳統」飲食習慣的村民進行研究。結果發現，那些吃最多黃豆的人尿液中含有最多的抗癌化合物，尤其是對抗乳癌和前列腺癌的化合物含量最高。該村婦女通常每天都吃 3 盎司的黃豆或黃豆製品，包括豆腐及味噌等，這可能是日本婦女較少罹患乳癌的一個主要原因。

另外在動物實驗中還發現，味噌能夠減少動物乳癌腫瘤的發生及生長速度。這個情形與日本停經前婦女的乳癌發展速度比白種婦女慢的情形，也互相吻合。

> 附註：只有黃豆中所含的蛋白質才能有效抗癌。除了醬油和黃豆油沒有抗癌功效外，其他如豆腐、味噌、豆漿等黃豆製品都有效。

黃豆抗癌的秘密

既然黃豆裡充滿了植物的雌激素，而雌激素又能促進乳癌發生，那麼黃豆又如何能夠幫助預防乳癌呢？這個問題很有意思。巴恩斯博士說，黃豆似乎具有一種能夠模仿人體內的雌激素，但是又沒有雌激素的害處的能力。換句話說，黃豆一方面能夠抑制雌激素去刺激乳房組織，使乳房產生惡性腫瘤；另一方面，黃豆又能促進骨骼與心臟血管系統的健康。黃豆的作用和一種叫做

tamoxifen 的治療乳癌的藥很類似，這種藥的本身也是一種雌激素，卻又同時具有抑制雌激素活動的功效。

黃豆裡的化合物干擾癌細胞的方法之一，就是讓它自己附著在癌細胞的雌激素接受器上，來阻止有害的雌激素進入癌細胞內。這樣一來，癌細胞實際上就等於在挨餓，因為雌激素根本無法接近癌細胞，更不能刺激癌細胞讓它成長了。但是，巴恩斯博士說，即使沒有任何雌激素接受器可以讓黃豆裡的化合物附著上去，以便阻止雌激素的刺激，黃豆也有另外一種神秘的機制可以完全阻止癌細胞的生長。由此可見，不論體內有沒有雌激素的分泌，對停經前和停經後的婦女來說，黃豆都一樣可以幫忙預防乳癌的發生。

 有益的食物：

海　鮮

海鮮，尤其是富含脂肪的魚類，能夠預防乳癌的發生。加拿大的一項涵蓋32個國家的調查結果顯示，吃最多魚類的婦女，例如日本女性，她們乳癌的發病率及死亡率都比較低。

更驚人的是，甚至在乳癌發生後，魚油還能夠干擾乳癌的發展，防止它轉移到別處。因為魚油能夠增進人體免疫系統的功能，在游走的癌細胞尚未形成腫瘤之前，就把癌細胞殺死，這樣就比較不容易造成乳癌遠處轉移。

 有益的食物：

維生素D

加州大學的法蘭克・嘉藍德博士指出，不常吃富含維生素 D

食物的年長婦女，得乳癌的機會比較高。這也解釋了何以多吃富含脂肪的魚類可以抗癌，因為魚中也充滿了維生素 D。嘉藍德博士特別指出，維生素 D 能夠幫助超過50歲、停經後的婦女防止乳癌，但是對年輕時即得乳癌的婦女，則沒有太大的助益。

不幸的是，大多數22歲以上的美國婦女每日攝取的維生素 D，只有建議量（RDA, recommended dietary allowance）200 IU 的四分之一。而日本女性每日攝取的維生素 D 則高達1,200 IU，是美國建議的六倍。不過日本女性一旦移居美國，她們攝取維生素 D 的分量也大減，而她們得乳癌的比率就大為提高。此外，在動物實驗中也發現，維生素 D 能夠減緩癌細胞生長的速度，並降低動物罹患癌症一半的機率。嘉藍德博士說，美國婦女每天應該至少由食物中攝取400 IU 的維生素 D 才好。

維生素 D 的最佳來源是富含脂肪的魚類，例如鮭魚、沙丁魚、鯖魚及鮪魚等，以及加了維生素 D 的脫脂牛奶。不過，維生素 D 含量最多的海鮮是鰻魚，每3.5盎司的鰻魚就含有將近5,000 IU的維生素 D。（請參考第414頁列出的富含維生素 D 的各種食物）

👍 有益的食物：

維生素 C

維生素 C 可以減少各個年齡層的人罹患乳癌或其他癌症的機會。事實上，維生素 C 攝取太少甚至比脂肪攝取太多，更是致病的關鍵。

根據研究人員的估算，每天攝取380毫克的維生素 C，大約可以減少婦女16%罹患乳癌的機會。這個分量大約是建議量的六倍，不過，這並不難做到。（請參考第413~414頁列出的富含維

生素 C 的食物）

　　研究人員還發現，停經後的婦女如果能減少攝取飽和性的動物脂肪，讓它只占總熱量的 9%，就可以使她們罹患乳癌的機率降低10%。除此之外，如果她們也能每天攝取380毫克的維生素C，那麼她們得乳癌的機會更可能降低24%。

　　義大利的研究結果更指出綠色蔬菜對抗癌特別有效，因為它富含維生素 C、β - 胡蘿蔔素及類胡蘿蔔素。每天吃一份以上蔬菜的婦女，得乳癌的危險，只有那些還吃不到一份蔬菜的婦女的三分之一。

　　　咖啡和其他含有咖啡因的飲料，並不會促成乳癌的發生，不過倒是有可能會引起纖維囊性乳房病。

　　　　　　　　　　　　　——魯賓博士，多倫多大學

👉 有害的食物：

可不可以喝酒呢？

　　喝酒會增加乳癌發病的機會嗎？是的。不過，到底要喝多少酒才算危險，目前仍有爭議，而且也不知道酒是如何增加乳癌發病的危險。

　　哈佛大學公共衛生學院的馬修·龍涅克博士，曾在1988年將所有關於乳癌和飲酒的研究報告做了一個分析。他發現，每天喝兩杯酒會增加50%罹患乳癌的機會。但是每天只喝一杯，得乳癌的危險就很小。他估計美國婦女罹患乳癌的原因，只有13%可以歸之於飲酒的緣故。不過，他認為每天只喝一杯酒對婦女而言，不僅不會有太多造成乳癌的危險，而且還有保護心臟的作用，所以實在不必讓婦女完全滴酒不沾。其他一些研究報告則認為婦女

每天喝兩杯酒也不至於太危險,不過再多喝的話,得乳癌的危險就大了。

‧**最低限度**‧許多專家都說,婦女每天喝一杯酒看來是有益無害,超過一杯,則會增加一些得乳癌的危險。特別是家族中有人罹患過乳癌的婦女,應該要限制自己每天最多只喝一杯酒。

👎 有害的食物:

飲酒過量尤其危險

有乳癌的婦女不應該飲酒過量,更不可酗酒,因為這樣容易促使乳癌的癌細胞蔓延至身體其他各部分。

根據加州大學的蓋兒‧佩奇博士及其同事所做的動物實驗發現,老鼠血液中的酒精濃度達到0.15%的話(約等於喝四、五杯酒),他們的肺部出現乳癌細胞蔓延的機率,比那些沒有喝酒的老鼠要高兩倍。如果血液中的酒精濃度達到0.25%,出現腫瘤的機率就會多八倍。

造成腫瘤比較容易轉移的原因是因為酒精能夠抑制免疫系統活動,使得游離的癌細胞有存活下去的機會。佩奇博士說這是很可怕的,因為只要一次宿醉就足以激起癌細胞轉移。

👎 有害的食物:

脂肪攝取太多是否有危險?

脂肪攝取太多是否有助於乳癌發生?有些研究結果得到的答案是肯定的,例如義大利一項針對750位婦女所做的研究顯示,那些攝取最多飽和脂肪及動物性蛋白質的婦女,與那些攝取最少這類脂肪的婦女相較之下,她們罹患乳癌的機會要多三倍。但也

有其他的研究報告，例如哈佛大學追蹤將近90,000個婦女的結果發現，乳癌發病率和脂肪攝取量二者之間毫無關聯。

不過，許多研究結果都顯示，動物性脂肪攝取越多，乳癌轉移的機會也越多，而且死亡率也越高。脂肪的攝取量比較少，或許是爲什麼日本婦女罹患乳癌後的五年存活率，要比西方婦女高出15%的原因之一。

除了脂肪的攝取量之外，脂肪的種類也會影響乳癌生長及轉移的速度。最糟的就是動物性脂肪和含有 omega-6 脂肪酸的蔬菜油，例如玉米油，都會加速乳癌轉移及成長的速度。反之，橄欖油及含有 omega-3 脂肪酸的魚油則會減緩乳癌惡化的速度。

理論上說，動物性脂肪的確有可能影響乳癌的發生或惡化，因爲它會提高血液中的雌激素，而雌激素越多，罹患乳癌的機會也越多。此外，它還會抑制免疫系統功能，減低身體的抗癌能力。

> 有證據顯示，食物中的脂肪可能是造成停經後乳癌發生的一個重大危險因子。
>
> ——勞倫斯・kushi博士，明尼蘇達大學公共衛生學院

☞ 有害的食物：

罹患乳癌的婦女要少吃脂肪

根據瑞典一項追蹤220位罹患乳癌婦女的結果發現，動物性脂肪會使手術後四年內腫瘤復發的機會增加20%。研究人員還發現，脂肪特別容易刺激那些有許多雌激素接受器的腫瘤增生，但卻不會刺激那些只有很少或完全沒有雌激素接受器的腫瘤增生。

因此，即使目前還不確定脂肪是否一定會造成乳癌，但是它

的確能夠刺激已存在的腫瘤增生。所以一旦發現乳癌腫瘤或動過乳癌切除手術以後，就應該盡量減少攝取脂肪以防止乳癌復發。

預防乳癌的飲食之道

・不論停經前或停經後，都要多吃富含脂肪的魚類、黃豆及豆類食物，以防止乳癌發生或增生。

・多吃黃豆、十字花科的蔬菜和麥麩這些能夠干擾雌激素活動的食物。

・多吃不同種類的綠色蔬菜，一般來說也可預防乳癌。

・每天最多只喝一杯酒。

・為了預防乳癌發生，或抑制已發生的乳癌腫瘤增生，可以多吃含有 omega-3 脂肪酸的魚油和含有單一不飽和脂肪酸的橄欖油；少吃動物性脂肪及含有 omega-6 脂肪酸的蔬菜油，以及含有這類油脂的食品，如人造奶油。

・盡量採取二次大戰以前日本婦女的飲食形態：每天大約吃8 盎司水果，9 盎司蔬菜，3 盎司黃豆製品(大多是豆腐)，3.5 盎司的魚，少量的肉類、酒及牛奶。

預防大腸癌的食物

> 能夠預防大腸癌的食物：麥麩‧蔬菜，尤其是甘藍菜、綠花菜、
> 花菜及其他十字花科的蔬菜‧牛奶‧優酪乳‧海鮮‧富含纖維、鈣和
> 維生素 D 的食物
>
> 能夠促成大腸癌的食物：高脂食物‧紅肉‧酒

食物如何防止大腸癌

即使你已進入中年，或是家族中有大腸癌的病史，你依然可以藉助飲食來控制大腸癌。因爲食物能夠減少腸道內致癌細菌的增生，而且能夠抑制或消除大腸裡病變的癌細胞，使其不致坐大爲惡性腫瘤！甚至在動過大腸癌切除手術以後，食物還能防止它復發。

簡言之，全美每年大約有十一萬人罹患大腸癌，其中將近五萬人會死於此症。在這十一萬個病例中，有高達九成病人的病情會受到飲食的影響，其重要性由此可見。

食物抗癌永不嫌遲

你已經進入中年了，是嗎？別擔心，這時開始採取抗癌飲食來防止大腸癌，依然是個大好時機，因為大腸癌的醞釀過程實際上是從中年——四十、五十或六十歲才開始。在這個關鍵的年齡，我們可以藉著調整飲食習慣，來干擾或打斷大腸癌發展的過程，進而減少罹患大腸癌的危險。重要的是，你必須選擇正確的食物，才能防患於未然。下面就為你一一道來。

👍 **有益的食物：**

能夠挽救五萬名美國人的神奇食物

如果有一種食物能夠預防五萬名美國人罹患大腸癌，而且既無副作用又便宜得不得了，那它可不可以被稱為神奇食品？嗯，纖維就是這種神奇食品。

多倫多大學的傑佛瑞・豪伊博士分析了十三份研究大腸癌與飲食的關係的報告之後，得到一個數據。那就是如果美國人每天多攝取13公克的纖維（大約是一碗高纖麥麩的分量），就可以降低31%的大腸癌罹患率，相當於五萬個人次。

雖然研究結果顯示各種水果、蔬菜、穀類、豆類及堅果類食物中都含有大量纖維，可以預防大腸癌，不過其中仍以麥麩的效果最宏大。

👍 **有益的食物：**

麥麩的威力

如果你沒有採取任何措施來預防大腸癌，那就多吃點麥麩

吧。紐約市史隆・凱特寧癌症中心的傑洛米・迪寇斯博士發現，只要每天吃兩碗 kellogg's All-Bran（每碗大約一盎司，或是三分之一杯的分量）高纖麥麩，就能有效地預防大腸癌。

迪寇斯博士讓58位家族中有大腸癌病史的病人分成兩組，一組每天吃高纖麥麩，可攝取到22公克的纖維；另一組每天吃看起來很像高纖麥麩的低纖穀片，這樣攝取到的纖維只有12公克，是美國人一般日常的攝取量。

這項研究計畫維持四年，期間由醫師以內視鏡定期檢查病人腸道內致癌細胞的生長情況。結果發現在六個月之內，吃高纖麥麩那組病人腸道內致癌細胞的體積及數量都開始明顯減少。而且在接下來的三年內，這些致癌細胞也繼續減少。這項實驗最令人感到震驚的地方是，這麼少量的食物竟然能在這麼短的時間裡，對這麼危險的致癌細胞有這麼大的影響。因此這也說明了即使是在細胞癌化的警訊已經出現之後，食物依然能在這個時候發揮干擾的作用。通常致癌細胞需要大約十年的時間，才會成長為惡性腫瘤。如果迪寇斯博士的這項發現對其他人也適用，那就表示任何被診斷出大腸內有致癌細胞的人都該儘快開始多吃麥麩，也許仍有很多時間來阻止它惡化。

> 目前發現只有麥麩才具有防癌的效果，燕麥麩或其他穀類的麩皮則不具這種功效。
>
> ──班達魯・瑞由博士，美國健康基金會

 有益的食物：

大腸癌切除後仍要多吃麥麩

即使已經動過了大腸癌的切除手術，依舊要多吃麥麩以阻止

大腸癌復發。

亞利桑納癌症中心的大衛‧艾伯特博士讓17位動過大腸癌或直腸癌切除手術的病人,每天吃半杯高纖麥麩(13.5公克的纖維)。結果發現在短短的六十天之內,有一半病人的直腸表面細胞的增生率受到了大幅抑制,而直腸表面細胞的增生率正是判斷癌症是否會再度復發的一個指標。

 有益的食物:

只有麥麩才能抗癌

沒有人真正知道何以麥麩能夠抗癌。但有一點可以確定的就是,只有麥麩才能抗癌,其他穀類如燕麥或玉米研磨成的麩皮則較不具此功效。這可能是因為麥麩可以降低大便中膽汁酸和細菌酵素的濃度,而這兩種物質都被認為會增加大腸癌的發病率。迪寇斯博士則認為,也許是麥麩中所含有的一種叫做戊醣(pentose)的物質,才是抑制大腸癌的功臣。

‧**最低限度**‧纖維攝取量太少會增加三倍罹患大腸癌的機會。哈佛的一項大規模研究結果顯示,每天攝取28公克纖維的人,他們腸道內致癌細胞的數量,只有每天攝取17公克纖維的人的三分之一。只要每天吃一杯高纖麥麩(All-Bran),即可達到預防大腸癌的效果。

 有益的食物:

海 鮮

義大利的研究人員曾讓一群腸道內有致癌細胞的男士,連續三個月服用魚油膠囊。結果發現在兩個星期內,致癌細胞的生長

速度就開始減緩。到實驗結束的時候,其中有九成病人的致癌細胞增生率,平均都降低了62%。甚至有一個人的不正常細胞,完全停止了生長。

這項實驗中的魚油劑量很高,約等於每天吃八盎司的鯖魚。不過,哈佛大學的喬治・布萊克波恩博士說,病人剛開始的時候需要大量補充魚油以彌補他們長期以來的魚油攝取量不足。之後則只需要低量的魚油,就足以防止致癌細胞的生長了。這也就是爲什麼有些專家認爲,只要長年規律地食用少量的魚類,就可以預防大腸癌的道理。

👍 **有益的食物:**

蔬 菜

根據格林渥德博士分析了37份研究報告後所得到的結論顯示,多吃蔬菜和多吃高纖食物一樣,都可以減少四成罹患大腸癌的機會。但是他說無法分辨究竟是蔬菜纖維本身,還是蔬菜纖維中其他抗癌物質的防癌效果比較好。

👍 **有益的食物:**

甘藍菜

在格林渥德博士審察的 9 份研究報告裡面,就有 8 份報告的結果都指出十字花科蔬菜是大腸癌的剋星。

還有許多研究結果也發現,多吃蔬菜——尤其是甘藍菜——可以減少三分之二罹患大腸癌的機會。即使每兩、三個星期才吃一次甘藍菜,也可以減少一半得大腸癌的危險。最近猶他大學醫學院針對600個人所做的調查也發現,那些吃最多十字花科蔬菜

的人，比吃最少這種蔬菜的人，要少七成罹患大腸癌的危險。

　　十字花科蔬菜抗癌的力量，很可能是源自於其中所含的高濃度靛基質。它在動物實驗中，不斷地被證實能夠防止動物罹患大腸癌。

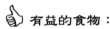 **有益的食物：**

含鈣的食物

　　根據加州大學的賽瑞克・加藍博士的研究報告指出，那些二十年來每天都喝兩杯半牛奶的人罹患大腸癌的機會，只有那些不喝牛奶的人的三分之一。加藍博士估計，每天攝取1,200~1,400毫克鈣質，就可能預防65~75%的大腸癌發生。而目前一般中年男士平均每天只攝取了700毫克的鈣質，中年女性則只攝取了450毫克的鈣質。換句話說，如果每天能再多喝兩、三杯脫脂牛奶——每杯牛奶含有316毫克的鈣質——也許就可以防止致癌細胞變成惡性腫瘤。

　　以色列的研究人員也曾給35位病人每天服用1,250~1,500毫克的鈣，結果在一個月之後，病人腸道內不正常的細胞增生率降低了36%。但是當兩個月後，病人不再服用鈣的時候，不正常的細胞增生又開始活躍起來。雖然鈣質能夠壓抑不正常的細胞增生，不過在某些病人的身上，它卻發揮不了什麼作用。

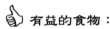 **有益的食物：**

牛奶中含有抗癌的維生素

　　據加藍博士研究指出，從血液中維生素 D 含量的多寡，就可

以判斷罹患大腸癌的危險有多少。他曾查看1974年在馬里蘭州收集的25,620個人的血液樣本報告中維生素 D 的含量，與往後八年內他們罹患大腸癌的比率。結果發現，那些血液中維生素 D 含量高的人比含量低的人，要少70%罹患大腸癌的機會。而且更令人高興的發現是，每日僅攝取約200 IU的維生素 D，便可抑制癌細胞的形成，而這些量，你只需要每天喝兩杯八盎司含維生素 D 的牛奶，就可以達到預防大腸癌的效果了。此外，其他食物，例如海鮮，也含有很豐富的維生素 D。

一杯牛奶，一碗麥麩，以及……

　　瑞典的研究人員花了十五年的時間，來比較罹患大腸癌的病人與一般人的飲食習慣有何不同。結果發現那些沒患癌症的人是每天喝一杯牛奶（鈣質）加一碗麥麩（高纖），並且，他們的脂肪攝取量較少。

 有益的食物：

酸性奶

　　根據新英格蘭醫學中心的巴瑞・戈定和薛伍德・葛巴兩位研究員的研究報告顯示，飲用以乳酸桿菌醱酵過的酸性奶，能夠使腸道內會致癌的酶的活動率降低40~80%，這也就等於是降低了大腸癌的發病率。通常在超級市場內販售的酸性奶都含有足夠的乳酸桿菌來達到此一功效，如優酪乳（yogurt）裡也含有乳酸桿菌，購買前可先看一下成分標示。

👍 有益的食物：

苦橘果醬（marmalade）

　　許多蔬菜、香蕉、梨、蘋果及柑橘屬水果中所含有的果膠（pectin，一種可溶解的纖維）也能夠預防大腸癌。根據德州大學的伊文・克麥隆博士研究發現，果膠能夠降低老鼠50%的大腸癌發病率（另一項好處是，果膠也使老鼠的膽固醇降低了30%）。克麥隆博士認為，在所有的可溶性纖維中，果膠抑制大腸癌的效果是最好的，而苦橘果醬則是攝取果膠的一個極佳來源。

👎 有害的食物：

動物性脂肪

　　許多研究報告的結果都顯示，世界各地凡是攝取動物性脂肪比較多的人，罹患大腸癌的比率也比較高。而且根據哈佛大學調查了7,248個人的飲食習慣後也發現，攝取動物性脂肪較多的人，其腸道內致癌細胞的數量，比攝取脂肪較少的人要多一倍。許多研究人員認為，脂肪會與其他食物互相影響，共同決定大腸癌是否會出現的命運，而纖維物質攝取太少，也會增加大腸癌的發病率。

脂肪如何促進大腸癌的發生

　　脂肪是如何促進大腸癌發生的呢？有一種說法是，脂肪會增加大腸內微生物的數量，產生更多的膽汁酸。為了防止大腸壁受到侵蝕，於是腸壁細胞就開始增生，以便保護腸壁。但是如果脂

肪的攝取量太多，這種細胞增生的活動就可能會在大腸內持續地進行，而終至一發不可收拾，甚至造成了惡性腫瘤。而纖維、鈣質或其他的食物成分之所以能夠阻止致癌細胞的增生，可能就是因為他們可以和膽汁酸聯結在一起，使大腸壁減少受到刺激的機會，故而也就減少了大腸癌發生的機會。

> 如果你重新檢視一下有關大腸癌的研究資料，就會發現
> 紅肉攝取量為零對預防大腸癌最有利！
>
> ——華特‧威利博士，哈佛大學研究人員

 有害的食物：

紅肉吃的越少越好

紅肉裡面似乎有某種比脂肪還要危險的物質是與大腸癌的發生特別有關。例如挪威的研究發現，愛吃加工紅肉的挪威人得大腸癌的機率最高。瑞典一項長達十四年的追蹤研究報告也指出，紅肉（牛肉和羊肉）是與瑞典人大腸癌發病率唯一有關聯的食物。

但是由哈佛大學的華特‧威利博士耗時六年，調查九萬名婦女的飲食習慣後所得到的結論，才最令人感到心亂。他的研究結果發現，每天吃五盎司牛肉、豬肉或羊肉的婦女罹患大腸癌的機會，比每月吃一次肉的婦女要多250倍。而且吃的肉越多，危險也越大。即使是那些偶爾才吃一次紅肉的婦女———一週一次或一個月一次——也比那些更不常吃肉的婦女要多四成罹患大腸癌的機會。事實上，根據威利博士的資料顯示，即使只是一點點的紅肉，也能夠促進大腸癌的發生。

相反地，魚肉和雞肉則似乎能夠減少大腸癌的發生。據統計，每週吃兩次到四次魚肉，可以減少25%罹患大腸癌的機會。

每天吃去皮的雞肉,則可減少50%罹患大腸癌的危險。威利博士說,這可能是因為魚肉和雞肉裡的脂肪能夠降低致癌細胞的緣故。這些研究所發現的數據,對男性和女性是同樣適用的。

 有益的食物:

天然的阿斯匹靈

有一項研究指出,每天服一粒阿斯匹靈可以大大降低罹患大腸癌的危險。這個發現引起了一個問題:天然的阿斯匹靈,也就是某些含有柳酸鹽(salicylates)的食物,是否也能抑制大腸癌呢?沒錯,水果中除了纖維可以預防大腸癌外,其中所含的柳酸鹽也可能具有抗癌的功效,這是一項值得更進一步探討的問題。

有害的食物:

過量的酒

澳洲的研究人員重新審視了52份關於大腸癌和酒精的研究報告,發現酒喝的越多,罹患大腸癌的機會也越大。而且所有的酒類飲料中,啤酒是最危險的,因為它本身含有某些致癌物,例如亞硝胺。至於喝酒到底是如何增加大腸癌發病的機會,目前還不太清楚。不過研究人員推測,長地喝酒可能會造成免疫系統功能慢性地受到壓抑,而導致身體的抗癌能力降低。

另外根據日本一項長達十七年,調查了26,118位四十歲以上的日本人的結果顯示,喝酒的人罹患乙狀直腸癌的機會,比不喝酒的人要多四倍。而且每天喝啤酒的人,罹患乙狀直腸癌的機會,竟然比不喝酒的人要多出十三倍。至於喝米酒的人罹患大腸癌的機會,則是不喝酒的日本人的四到六倍。

預防大腸癌的飲食之道

‧所有的研究結果都指出兩項預防大腸癌的重要原則，那就是要規律地攝取高纖麥麩，並且不要吃紅肉和肉類脂肪。如果你要吃肉，最好是用微波爐或烤箱來烹調，而不要採用燒烤方式。

‧多吃蔬菜，尤其是十字花科的蔬菜。每週吃兩、三次十字花科的蔬菜可以有效的預防大腸癌。但不需要每天都吃甘藍菜，因為這樣對某些人來說可能反而有害。

‧多吃魚肉和雞肉。

‧脫脂牛奶及含有乳酸桿菌的酸性奶，對預防大腸癌也有效。如果你不能喝牛奶的話，就吃一些優酪乳（yogurt）。

‧每天只喝兩杯酒就好，而且最好是不要喝啤酒。

‧對那些已經發現腸子裡有致癌細胞，或已經動過大腸癌切除術的人而言，改變飲食習慣格外重要。最好每天都能吃一、兩碗高纖麥麩，並且喝兩杯牛奶來防止大腸癌復發。

👎 **有害的食物：**

啤酒對直腸癌的威脅

啤酒是特別容易造成直腸癌的飲料。根據紐約州立大學的研究結果顯示，每天喝兩、三杯啤酒的人罹患直腸癌的危險會大為增加。而喝其他種類的酒的人，則至少要每天喝四杯以上，才會增加他們罹患直腸癌的機會。研究人員推測，雖然酒精本身就會增加得直腸癌的機會，而啤酒又多了一層危險，因為它可能還含

有其他的致癌物。

　　瑞典的研究人員針對6,230位男性釀酒工人,做了一項長達十九年的調查。結果發現這些釀酒工人罹患所有癌症的比率,平均都比一般人高一些,其中又以罹患直腸癌的比例特別高。而這些釀酒工人喝的啤酒,比其他瑞典人要多七倍。

肺癌是一種「蔬菜缺乏症」嗎？

　　能夠預防肺癌的食物：深綠色的葉菜類蔬菜，顏色越深綠越好·橘紅色或黃色的蔬菜及水果，越深橘色越好·紅蘿蔔·綠花菜·菠菜·芥藍·深綠色萵苣·結球甘藍·南瓜·蕃薯·綠茶·豆類·低脂牛奶

　　能夠延長肺癌患者存活時間的食物：所有的蔬菜，尤其是綠花菜和蕃茄

抽煙的人該吃哪些食物

　　如果你抽煙，或者已經戒煙，或是你的生活四週有許多癮君子，或是你有任何其他理由相信自己有可能罹患肺癌，那麼就記住每天都要吃水果和蔬菜，尤其要吃紅蘿蔔、綠花菜及其他綠色的葉菜類蔬菜。只要每天多吃一片水果或一杯果汁，半杯果菜汁或一根紅蘿蔔，就可以減少一半或者一半以上罹患肺癌的機會！甚至在肺癌發生後，多吃蔬菜還能減緩癌細胞生長的速度及延長病人存活的時間。

　　雖然這看起來好像有點荒唐，只要這麼一點點的蔬菜或水果

竟然就能對抗這麼可怕的肺癌。但是世界各地的研究報告都一再證實，蔬菜攝取量不足的人罹患與抽煙有關的癌症——特別是肺癌及口腔癌——的機會最大。因爲煙草在這些飲食不均衡的人體內，會變成一種特別強勁的致癌物。

　　抽煙的人應該放棄香煙，改吃紅蘿蔔及黃豆。

　　　　　　　　　　　　　——詹姆士・杜克博士，美國農業部

　　換個角度來看，肺癌不僅只是由於抽煙及二十世紀的空氣污染所造成的悲劇，它也是因爲飲食不均衡所引起的。而這一部分的缺失，正好可以藉著多吃蔬果來加以彌補。

👍 有益的食物：

胡蘿蔔

　　富含 β - 胡蘿蔔素的所有蔬菜和水果，都是保護肺部的救星。β - 胡蘿蔔素蘊藏在深橘紅色和深綠色的蔬果中，而且顏色越深，含量就越多。

　　在過去十年中進行的所有流行病學的研究報告幾乎都顯示，常吃含有 β - 胡蘿蔔素蔬果的人罹患肺癌的機會，只有那些不常吃的人的四成到七成。紐約州立大學最近的一項研究報告顯示，每週吃兩次生的紅蘿蔔，可以減60%罹患肺癌的機會；每週吃兩杯生綠花菜汁可以減少七成得肺癌的機會，吃兩杯生菠菜汁則可以減少四成的危險。

血液中的定時炸彈

　　如果你很少吃蔬菜，那麼你血液中 β - 胡蘿蔔素的含量就會

降低；而這正是預測你是否會死於癌症——尤其是肺癌——的一個指標。約翰霍普金斯大學的瑪莉蓮‧曼基斯博士，收集了一些在1974年時曾經捐血做血液分析的人的驗血報告，其中有99人在1983年時得了肺癌。

令人震驚的是，曼基斯博士發現，當年那些血液樣本中缺乏β-胡蘿蔔素的人，竟然在十年後都得了肺癌。那些血液中β-胡蘿蔔素含量最低者比含量最多者，罹患肺癌的機會要多四倍。

國家癌症研究中心目前正在進行十四項大型研究計畫，看看紅蘿蔔所含的化合物製成膠囊型態後，在人身上是否也可以防止癌症發生。這其中有五項研究計畫是特別針對肺癌進行的。

> 每天多吃一根紅蘿蔔也許能夠減少每年15,000~20,000人死於肺癌。
>
> ——瑪莉蓮‧曼基斯博士，約翰霍普金斯大學癌症研究員

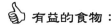 有益的食物：

每天吃一口胡蘿蔔素

每天都要吃一些紅蘿蔔、菠菜或其他葉菜類蔬菜；即使只吃一口也比一口都沒吃要好。如果能喝半杯或一杯果菜汁那就更好了。但是到底需要吃多少胡蘿蔔素才能防止肺癌，還得看你的遺傳基因、肺部受損的嚴重情形及吸收β-胡蘿蔔素的能力而定。有些研究人員估計每天只要多喝半杯深綠色或深黃色的蔬菜汁即可；有些研究人員則說每天吃一根紅蘿蔔就可以了。而英國的研究人員甚至認為只需每天多吃一口紅蘿蔔，就能減少45%罹患肺癌的機會。

值得注意的是，這類的研究報告無法準確測出一個食物防止

肺癌最有效的劑量。因為即使是那些攝取最多 β - 胡蘿蔔素的
人，他們吃下去的食物分量可能還是不夠。誰知道呢？也許以後
又發現多吃蔬菜——每天吃五份或更多——防癌的效果比現在預
期的還要更大呢！

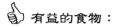 **有益的食物：**

蔬菜與豆類的神秘武器

在所有綠色蔬菜及豆類食品中所含有的葉酸，是另一項預防
肺癌的神秘武器。葉酸是 B 族維生素的一種，研究人員發現罹患
肺癌的人肺部組織明顯缺乏葉酸，使得細胞內的染色體破裂，導
致惡性腫瘤形成。

至於抽煙的人，果然不出所料，他們血液中葉酸的含量也偏
低。這又再度顯示造成肺癌的部分原因，很可能就是因為蔬菜攝
取量不足所致。

有益的食物：

多吃蕃茄和甘藍菜

β - 胡蘿蔔素和葉酸並不是蔬菜中僅有的兩種抗癌物質。根
據夏威夷大學的研究顯示，多吃不同種類的蔬菜，包括深綠色蔬
菜、十字花科蔬菜及蕃茄等，能夠降低女性七倍罹患肺癌的機
會，降低男性三倍罹患肺癌的機會。如果只靠 β - 胡蘿蔔素，則
女性只能降低三倍、男性只能降低兩倍罹患肺癌的機會。這就說
明了蔬菜中除了 β - 胡蘿蔔素之外，其他像蕃茄紅素、葉黃素、
靛基質等成分，也都能夠有效地防止肺癌。

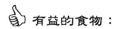 有益的食物：

多喝茶

　　為了保護肺部，最好多喝點茶。在日本，即使是抽煙者肺癌的罹患率，也比美國的非吸煙者要低。原因之一，可能是日本人綠茶喝比較多的關係。在動物實驗中，綠茶可以降低30~45%的肺癌罹患率。日本國家癌症研究中心的一位官員曾說，目前對一般民眾而言最實際的防癌方法，可能就是多喝綠茶。至於在美國較常見的紅茶，也有抗癌的效果，只是紅茶裡抗癌成分的含量比較少一些。

吸煙的人多吃蔬果會得到什麼益處？

　　不論吸煙與否，每個人都可以從蔬果中獲得不同程度的抗癌效果。許多研究人員不願意這麼說，是擔心如此一來大家對吸煙這件事就不覺得那麼可怕了。事實上，有些研究發現，蔬果的抗癌作用在那些最近才戒煙的人身上最明顯，甚至在目前還在吸煙的人身上，也能發揮相當的保護作用。

　　但是這並不表示你就可以繼續吸煙，然後期待靠著多吃天然蔬果來使你未來免於罹患肺癌。你必須知道戒煙永遠是預防肺癌最重要的一個行動，因為食物的力量絕對無法完全清除香煙在你肺裡所堆積的致癌物。即使是吃最多蔬果的人，如果繼續抽煙，他罹患肺癌的機會仍然比不抽煙的人要高十倍。

　　因此，對於要繼續抽煙的人，多吃蔬果可以盡量減少罹患肺癌的機會。對那些已經戒煙的人來說，多吃蔬果可以加速修補受損的肺部組織及清除肺裡的致癌物。總之，持續攝取天然蔬果能

夠幫忙吸煙者干擾肺癌形成的過程。

　　即使是老煙槍，大量攝取 β - 胡蘿蔔素依然可以幫助減
　　少他們罹患肺癌的機會。

──理查・謝凱爾博士，德州大學

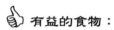 **有益的食物：**

蔬菜對於吸二手煙者的幫助

　　如果你不抽煙，卻吸了很多二手煙，那麼「正確的」選擇食物是很重要的。有些食物能夠有效預防肺部發生腫瘤。根據研究資料顯示，多吃胡蘿蔔、新鮮的綠色蔬菜和新鮮水果，能夠分別減少九成、七成和四成罹患肺癌的機會。這個結果再次證明了蔬菜具有強大預防肺癌的功效。

罹患肺癌的人該吃哪些食物

　　如果你被診斷出患了肺癌，多吃蔬果仍然是有益處的。民間醫療長久以來就是用素食療法來治療各類癌症的患者，而現在主流醫學界也發現，有越來越多的證據都支持蔬果可以治療肺癌的這種說法。例如 β - 胡蘿蔔素就被證實能夠攻擊及摧毀癌細胞，並且扼止腫瘤增生及轉移的速度。

　　夏威夷大學的癌症研究中心最近針對463位男性及212位女性的肺癌病患，做了一項研究。結果發現那些吃最多蔬菜，尤其是多吃綠花菜的婦女，她們存活的時間平均是33個月；而那些吃最少蔬菜的婦女，她們存活的時間則只有18個月。而男性肺癌患者中，吃較多水果，尤其是多吃蕃茄和橘子的男士，他們存活的時

間也比較長。

預防肺癌的飲食之道

‧不論你是否抽煙，預防肺癌的最佳飲食之道就是吃大量的蔬菜，特別是多吃那些富含類胡蘿蔔素的蔬菜。（請參考第 409 頁列出的這類食物）

‧如果你已戒煙了，那麼每天至少多吃半杯深綠色或深橘紅色的蔬菜，對你而言尤為重要。因為在你戒煙後的十年內或者十年後，肺癌仍有可能形成，而多吃蔬菜就能干擾肺癌出現的過程。

‧多喝茶，尤其是多喝綠茶。多吃豆莢類食品也有益處，只是目前支持這一項說法的證據還不多。

‧如果你已被診斷出患了肺癌，就多吃一些蔬菜，特別是蕃茄和綠花菜，及富含類胡蘿蔔素的蔬菜，這樣可以幫助對抗肺癌，延長存活的時間。

預防胰臟癌：每天吃一個橘子？

> 能夠預防胰臟癌的食物：水果，尤其是柑橘屬水果‧蕃茄‧豆莢類食品
>
> 能夠促成胰臟癌的食物：醃燻的豬肉製品（如醃燻豬肉、火腿）‧紅肉

從飲食方面著手來預防胰臟癌非常重要，因為這種癌症相當難治療。有些研究報告的結論甚至認為，正確的飲食習慣能夠讓這種癌症永遠不會發生。

👍 有益的食物：

水果的力量

預防胰臟癌最重要的一件事情就是多吃水果。瑞典的研究發現，每天吃一個柑橘屬的水果，可以減少二分之一到三分之二罹患胰臟癌的危險。還有一項研究發現，即使是乾的水果也能預防胰臟癌。

不過，最令人高興的一個發現則是，水果還能減少因為吃肉

太多而導致罹患胰臟癌的危險。根據美國癌症研究中心的一項研究結果顯示，豬肉吃越多的人，罹患胰臟癌的危險就越大；水果吃越多的人，罹患胰臟癌的機會就越小。這一點並不令人意外。但是，如果那些很愛吃豬肉的人同時也能夠大量攝取水果，那麼他們罹患胰臟癌的機會就和那些很少吃豬肉的人一樣多！換句話說，水果具有清除肉類遺害的功效。雖然研究人員大都認為這是水果中維生素 C 的功勞，不過水果中其他數十種的抗癌物質，應該也是功臣之一。

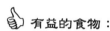 有益的食物：

多吃蕃茄

蕃茄紅素似乎是扼止胰臟癌的一種主要物質，而它的主要來源就是蕃茄。根據約翰霍普金斯大學的研究發現，血液中蕃茄紅素含量偏低的人，比那些含量高的人要多五倍罹患胰臟癌的機會。換句話說，蕃茄吃的少的人比較容易得胰臟癌。除了蕃茄外，西瓜也含有大量的蕃茄紅素。（紅色的漿果並非攝取蕃茄紅素的好對象，因為這類水果的紅顏色是從一種不同的化學物質那裡得來的。）

・**最低限度**・每天吃一個橘子或一個葡萄柚，可以減少一半罹患胰臟癌的機會！那些不吃蕃茄或西瓜的人罹患胰臟癌的機會要比別人多五倍。

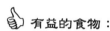 有益的食物：

豆類食品

根據一項大型的研究結果顯示，每週都吃一次豆類食品的

人，包括黃豆在內，他們死於胰臟癌的機會，比那些不常吃豆類食品的人要少40%。一般認為，豆類食品中所含的蛋白酶是抑制胰臟癌的重要成分。此外，豆類食品中仍含有其他有效的抗癌物質。

👎 **有害的食物：**

肉類和脂肪

許多研究結果顯示，吃太多燒烤的肉類，或是醃燻豬肉製品如火腿、香腸等，都會增加罹患胰臟癌的機會。這可能主要是因為肉類本身，而不是因為肉類脂肪的關係所致。

如果胰臟癌並不是完全由肉類的脂肪所引起，那又是由什麼東西造成的呢？目前還沒有肯定的答案，不過一般認為可能是由添加在醃燻肉類裡當做防腐劑的亞硝酸鈉轉變而來的亞硝胺，才是導致胰臟癌的主凶。而維生素C能夠抑制亞硝胺，或許這就是何以富含維生素C的水果能夠預防胰臟癌的原因。

可以喝咖啡、茶或酒嗎？

在1980年代早期，曾有兩份研究報告指出喝咖啡會增加罹患胰臟癌的機會。但是之後又有十多份更詳盡的研究報告顯示，不論是否含有咖啡因，喝咖啡都不會增加得胰臟癌的危險。

至於喝茶是否會影響罹患胰臟癌的機率，目前至少已有十份這方面的研究報告出爐。其中英國的研究結果顯示，每天喝三杯或三杯以上的茶，會增加兩倍罹患胰臟癌的機會。而義大利的研究人員則認為，喝茶可以減少一半得胰臟癌的機會！至於其他80%的研究報告所獲得的結論是，這兩者之間根本毫無關聯。看

來喝茶並不會對胰臟癌構成威脅。

　　除了1960年代和近幾年來有幾項研究報告宣稱喝酒——尤其是喝啤酒——會增加罹患胰臟癌的機會，但是大部分的研究人員並不認為這兩者之間有關聯。如果飲酒真的與胰臟癌有關，它的影響看來也是很輕微的。

預防胃癌的食物

> 能夠預防胃癌的食物：甘藍菜・茶・大蒜・洋蔥・黃豆・富含維生素 C 的水果和蔬菜
>
> 能夠促成胃癌的食物：鹽・醃燻的肉類食品

　　到本世紀初，胃癌已不再是美國人的主要死因之一了，但它仍然是其他國家人民的一個主要死因，例如日本。許多專家認為美國罹患胃癌的人數大幅減少的主要原因，是由於冷凍技術出現後，大家一年四季都能吃到新鮮蔬果的緣故。至於對抗胃癌的神奇成分，一般公認是蔬菜和水果中的維生素 C。事實上，因為維生素 C 能夠中和像亞硝胺這麼強烈的胃癌致癌物，所以它還特別被加入醃燻肉品中來抑制亞硝胺。此外，蔬果中還有其他有效的抗癌物質，也能減少胃癌發生的機會。

 有益的食物：

抗癌的生菜沙拉

　　根據日本、英國和波蘭的研究報告指出，如果你沒有每天吃

水果和青菜，那麼你罹患胃癌的機會就比別人要高出兩倍到三倍，而各種生菜均有預防胃癌效果。不過，預防效果較佳的生菜為芹菜、小黃瓜、胡蘿蔔、青椒、洋蔥、萵苣等。夏威夷大學的研究報告也指出，每天至少吃三盎司蔬菜的人，只有60%得胃癌的機會。而在所有的蔬菜中，甘藍菜預防胃癌的效果最好。

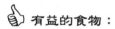 **有益的食物：**

每天吃三湯匙的甘藍菜

甘藍菜抵抗胃癌的效果奇佳無比。在中國黑龍江省完成的一項研究報告指出，甘藍菜、菠菜、南瓜、茄子等各種蔬菜都有抵抗癌的效果，其中最有效的就是甘藍菜。據調查，該省居民死於胃癌的比例最多，但對於那些每天只吃 1/3 杯生甘藍菜，或是僅僅兩湯匙熟甘藍菜的居民，他們罹患胃癌的危險就比較低。

有益的食物：

洋蔥及大蒜

中國的山東省也是一個胃癌罹患率很高的地方。研究人員將當地564位罹患胃癌的居民和1,131位健康的居民的飲食習慣做比較之後發現，每天吃三盎司大蒜和洋蔥的人罹患胃癌的機會，只有每天吃一盎司大蒜和洋蔥的人的40%。而且吃的越多，得胃癌的機會也越少。

研究人員說，蔥屬的蔬菜，包括大蒜、韭菜、冬蔥、大蒜苗及洋蔥等，確實含有抗癌的化學物質。想一想這些蔬菜強大的保護作用，每天吃三盎司的分量實在是很少——大約等於一個中等大小的洋蔥吧。

👍 **有益的食物：**

多喝茶

　　日本的研究發現，喝茶的人罹患胃癌的機會最少。每天至少喝十杯綠茶（日本式的小茶杯），大約就可以攝取40~50毫克的維生素C，達到預防胃癌的作用。此外，綠茶還被證實具有中和亞硝胺的能力（紅茶也同樣具有這種功效），能夠防止胃癌發生。

👍 **有益的食物：**

味噌湯

　　日本的研究人員發現，每天喝一碗味噌湯的人罹患胃癌的機會，只有那些從不喝味噌湯的人的三分之一。甚至只是偶爾喝一次味噌湯的人，也可以減少17%（男性）或19%（女性）罹患胃癌的機會。這項研究結果在十年前公布時相當令人震驚，但是現在已有許多實驗證明黃豆裡面含有各種的抗癌物質，能夠化解味噌裡大量的鈉所可能引起的致癌作用。

　　令人訝異的一項事實：每天喝一碗日本式的味噌湯，可以減少三分之二罹患胃癌的機會！

👎 **有害的食物：**

鈉、肉類和脂肪——三重的威脅

　　鈉對胃部原本就是個威脅，當它再和其他致癌物——例如烤肉時的煙——結合在一起時，就更容易造成胃癌。醃燻肉品如火

腿、香腸等也含有大量的鈉，最好盡量少吃。如果飲食中又缺乏水果和蔬菜來抑制鹽分的致癌作用，那麼鹽分毒害胃部的力量就更大了。

預防其他各種癌症的食物

防止皮膚癌的食物

如果你擔心得皮膚癌，最好的方法就是少吃富含 omega-6 脂肪酸的植物油，例如玉米油、葵花油及紅花子油；多吃含 omega-3 脂肪酸的魚油。因為如果你的細胞裡含有太多的 omega-6 脂肪酸，就會造成前列腺素分泌過多，進而刺激皮膚腫瘤的生長。這種情況就需要靠魚油來平衡，才能避免皮膚癌的發生。

此外，如果要進一步預防皮膚癌，賀伯特·皮爾森博士說，還可以多吃一些大蒜、亞麻子、洋蔥及核桃油。

蔬菜與子宮內膜癌

根據阿拉巴馬大學公共衛生學院的研究人員分析了婦女的飲食習慣之後發現，那些每天至少吃一次紅蘿蔔、菠菜、綠花菜或萵苣——富含胡蘿蔔素的蔬菜——的婦女，她們罹患子宮內膜癌的機會只有那些不常吃這些蔬菜的婦女的27%。可見在子宮內膜癌的發病原因上，飲食扮演了一個很重要的角色。此外，多吃優

酪乳、乾酪及其他富含鈣質的食物，也能大大降低得子宮內膜癌的機會。

綠花菜與蕃茄可防止子宮頸癌

根據阿拉巴馬大學查爾斯‧巴特渥斯博士的研究指出，多吃富含葉酸的食物，能夠抑止會造成子宮頸癌的病毒。缺乏葉酸的婦女罹患子宮頸癌的機會，比其他婦女要多五倍。

巴特渥斯博士說，缺乏葉酸會使得細胞中的染色體容易破裂，病毒就得以趁隙而入，導致癌細胞病變。只要每天吃一些含有葉酸的食物，就能防止這種情況發生。但是一旦癌細胞出現之後，再來補充葉酸就無濟於事了。（請參考第 410~411 頁列出的富含葉酸的食物）

此外，多吃蕃茄還能預防子宮頸發炎，而這也正是子宮頸癌的前兆。根據伊利諾大學的研究指出，血液中缺乏蕃茄紅素的婦女，要比別人多五倍罹患子宮頸癌的機會。

紅蘿蔔與喉癌

由於喉癌多半發生在吸煙者與已戒煙者身上，因此凡是能夠預防與抽煙有關的癌症，例如預防肺癌的食物，也都可以預防喉癌。

根據德州大學桃樂絲‧麥克洛博士的研究發現，在那些已經戒煙兩年到十年之間的人裡面，攝取胡蘿蔔素最少的人罹患喉癌的機會，比那些攝取大量胡蘿蔔素的人要高出五倍半。

麥克洛博士說：「看來你一旦戒煙，胡蘿蔔素就能夠幫忙修補受損的喉部，減少你罹患喉癌的機會。」

　　不過要注意的是，多吃富含胡蘿蔔素的食物只對已戒煙的人有效，對目前仍在吸煙的人來說，卻沒有預防喉癌的作用。

前列腺癌與乳品的關係

　　根據研究顯示，高脂肪的飲食，特別是乳品攝取太多的話，容易導致前列腺癌發生。每天喝兩杯或兩杯以上牛奶的人，得前列腺癌的機會是其他人的兩倍半。愛吃乾酪、雞蛋和肉類的人，得前列腺癌的機會也比較多。

　　研究人員還發現，牛奶中的脂肪是造成前列腺癌的主要原因，但是脫脂牛奶與前列腺癌之間則沒有關聯。

讓你感覺神清氣爽、
身心愉快的食物

保持頭腦清醒靈活的食物

> 使頭腦反應遲緩的食物：糖・蜂蜜・其他的碳水化合物，包括麵食、麵包和酒
>
> 使頭腦反應靈活的食物：咖啡因・蛋白質

　　如果食物能夠影響癌症、心臟病或消化系統這一類慢性疾病，那麼它是否也能夠影響腦部功能呢？答案是肯定的。根據新近的研究顯示，食物的確可以影響你的頭腦是否靈活，記憶力是否良好，注意力是否集中，心裡是否沮喪不安，腦電波是否正常，甚至你是否比較容易罹患某些精神病或神經系統退化的疾病。而像碳水化合物、蛋白質、脂肪及咖啡因這些東西，甚至對你的情緒及精神方面會有立即而且重大的影響力。

　　過去研究人員並不知道像缺乏某些營養素這種小問題，竟然也會對腦部功能造成影響。不過幸運的是，現在你可以輕易地知道哪些食物對腦部有良好的影響力。

　　　小孩放學回家後，下午吃了些洋芋片和可樂，晚餐吃
　　的是披薩，上面也許還加了一點乳酪，然後又吃了一些

冰淇淋當甜點。像這樣在幾個鐘頭內吃了這麼多的碳水
化合物，等到要做功課的時候，他就會感到昏昏欲睡
了。

——茱蒂絲・渥特曼博士，麻省理工學院

渥特曼博士的理論

發現食物能夠影響腦部活動這一理論的主要人物，首推麻省
理工學院的神經內分泌學家理查・渥特曼博士及其同事。

根據他們的研究發現，食物影響腦部活動的秘密，就在於
神經細胞能夠利用特定的食物成分當做原料，來製造各種可以
傳達不同訊息的化學物質。例如，食物中的蛋白質裡面，有一
種叫做白胺酸的氨基酸，它會被轉化為一種叫做 5-羥色胺的化
學物質，而這種化學物質通常會使你有昏昏欲睡的感覺。另一
種叫做酪胺酸的氨基酸，則會被轉化為多巴胺和正腎上腺素
（norepinephrine），這兩種化學物質會使腦子活潑起來，讓你變得
更機警，反應也更靈敏。

然而腦部的化學作用極為複雜，並不是吃下含有某一種胺基
酸的食物之後，這種胺基酸就會直接進入腦部。事實上，由於各
種胺基酸在血液裡的數量及濃度各不相同，所以他們彼此之間需
要經過一番競爭才能進入腦部。因此，當你喝下一杯含有白胺酸
的牛奶之後，腦部裡的白胺酸不一定會增加，說不定反而會減
少，因為它被牛奶中其他數量更多的胺基酸給擠到腦部外面去
了。在另一方面，碳水化合物裡面雖然沒有白胺酸，但是吃下去
之後反而會增加腦部裡的白胺酸，造成大部分的人昏沉沉的感
覺。

　　並非所有的科學家都同意渥特曼博士的這個理論。雖然有相當多的實驗證明，對一般人而言，吃下去大量的碳水化合物的確容易使腦部活動趨於緩慢，吃含有蛋白質的食物則能使腦部活動趨於活潑。但是也有例外的情形，譬如說那些有冬季憂鬱症和抽煙的人，不知道為什麼，吃下碳水化合物反而會刺激他們腦部活動更加活潑。

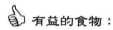 有益的食物：

蛋白質

　　如果你想保持頭腦靈敏，首要原則就是少吃碳水化合物；多吃含有蛋白質的食物，例如低脂肪的海鮮、火雞的雞胸肉、脫脂牛奶、低脂優酪乳，和瘦牛肉等。脂肪也容易使頭腦功能趨緩，因為它需要比較長的時間才能被消化。其他的食物，例如綠色葉菜類蔬菜，似乎比較中性，既不會刺激也不會減緩腦部活動。

　　不過這並不是說，含有蛋白質的食物會使你變得比原來更聰明，而是說它能夠防止碳水化合物造成你的頭昏腦脹。根據研究顯示，在攝取碳水化合物的同時，只需再加上少量蛋白質，例如吃餅乾時也喝杯牛奶，吃通心粉時加些乾酪或肉，這樣就可以發揮蛋白質的作用了。

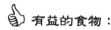 有益的食物：

咖　啡

　　當咖啡於1600年首度傳到歐洲的時候，人們就對它刺激腦部功能的力量感到驚奇。甚至一度有人認為咖啡對精神的影響太大，除了有醫生的處方之外，一般人應該禁用才對。

近來的研究發現，咖啡的作用不在於它能釋放「提神」的化學物質，而在於它能抑制「令精神不振」的化學物質。因為咖啡因能夠偽裝成一種叫做腺苷的化學物質，而腺苷正是由神經末梢分泌出來的一種安定腦部細胞活動的化學物質。而且，只需要兩杯咖啡裡面所含的咖啡因，就能將腦部裡面半數的腺苷都趕到腦子外面去達數小時之久。

 有益的食物：

一、兩杯咖啡就足以提神

美國陸軍研究學院的心理學家哈里斯・賴柏曼博士，曾經做過一項實驗。他讓參加實驗的人喝下含有咖啡因的飲料，其中咖啡因的含量從32毫克到256毫克不等。然後再進行一連串精細的測驗，來測量這些人反應力的快慢及正確度，和注意力持續的時間長短等各種表現。結果發現，即使是最少量的咖啡因，也能夠刺激這些人的腦部活動，使他們變得更靈敏。

那麼，到底多少咖啡因才是最適當的提神劑呢？根據其他許多研究發現，大約100~200毫克的咖啡因，也就是每天早上喝五盎司或十盎司的咖啡，然後到了下午再喝一杯，就足以令你提起精神。而且有趣的是，即使再多喝一些，也不會使你的精神狀態更加振奮。所以你不必為了提神而整天不停地喝咖啡，那樣做是沒有用的。

 有益的食物：

飯後不會想睡覺

英國的心理學家發現，不論午餐是否吃的很多，許多人在午

餐後都會覺得昏昏欲睡，反應遲鈍，下午工作時也比較容易出錯。這時喝一杯咖啡就能令人打起精神，不過如果是喝不含咖啡因的咖啡，就無此功效了。難怪許多歐美人士常在午餐後直覺地要喝一杯咖啡，原來這是他們的身體給自己開的一個提神處方。

咖啡因會使人上癮

如果你常喝含有咖啡因的飲料——例如咖啡、茶、可樂——來提神，你該知道你很有可能會上癮。雖然和它的提神效果比起來，咖啡因上癮並不算是什麼嚴重的事情。但在某些人身上，它的確會有一些不良的作用。

要判斷自己是否已經對咖啡因上癮的方法很簡單，只需要停止幾天不喝任何含有咖啡因的飲料，然後看看自己是否會覺得疲倦、頭痛、暴躁和憂鬱。頭痛和疲倦是咖啡因上癮的典型症狀。

至於要多少咖啡因才會令人上癮呢？根據約翰霍普金斯大學羅藍‧葛瑞非茲博士的研究顯示，每天喝一杯五盎司的咖啡——僅僅只含100毫克的咖啡因——就可以讓人上癮了。如果想要擺脫這個習慣，請參考第278頁上所建議的方法。

‧**最低限度**‧通常早上和下午各喝一杯咖啡，就足以令頭腦保持清醒。如果每天喝五、六杯咖啡，非但不會讓精神更好，反而可能會出現焦躁不安，甚至發抖的情形。由於每個人對咖啡因的耐受力不盡相同，所以有些人即使只喝一點點咖啡，也會產生上述那些不舒服的情形。

咖啡會令人入睡？

哈佛大學的研究人員發現一件非常奇怪的事情，有些人喝了

咖啡或含咖啡因的飲料之後，不但無法打起精神來，反而會睡著了！而且他們喝的越多，越會東倒西歪的。

這的確是件怪事，不過研究人員推測，有些人的體質就是比較特異，才使得他們對咖啡因的反應與別人正好相反。

👍 有益的食物：

水果和堅果類食品

根據美國農業部的詹姆士・潘藍博士的研究發現，水果和堅果類食品中含有一種叫做硼（boron）的礦物質，能夠影響腦部的電流活動，使人的反應變得更靈敏或更遲鈍。

潘藍博士曾經讓15位45歲以上的人，連續四個月的時間，輪流攝取不同含量的硼的飲食，當他們攝取的飲食只含有少量硼時，他們腦部的電流活動開始趨於緩慢。當他們的飲食中極為缺乏硼時，他們的反應就會變得遲鈍，連最簡單的動作，例如挑出某個英文字母這種事情也做得很慢。但是當他們的飲食中含有大量硼時（每天 3 毫克），他們腦部的電流活動就又活潑起來了。這一切的改變情形，都可以藉由腦電波圖檢測出來。

潘藍博士說：「這有些難以置信，腦部竟然對某些食物成分那麼微小的變化，也會有如此敏感的反應。這真是一個全新的發現。」

那麼，哪些食物中含有硼呢？堅果、豆莢、綠色葉菜及水果，尤其是蘋果、梨、桃子和葡萄裡面，都有硼的成分。每天只需要吃兩個蘋果（含有 1 毫克的硼）和3.5盎司的花生（含有 2 毫克的硼），就攝取到了該實驗中足夠刺激腦部電流活動的分量了。

年長者需要充分攝取的營養素

根據潘藍博士針對28位超過60歲的健康人所做的研究發現，上了年紀的人如果沒有充分攝取到下面這幾種營養素的話，即使不足的分量很少，也會影響到他們的記憶力和思考力：

- 硫胺素（thiamin）的缺乏與某些腦部活動減弱有關。硫胺素又叫做「抗神經炎素」，它在小麥胚芽、麥麩、堅果和肉類裡面的含量都很多。
- 充分攝取核黃素（riboflavin），在記憶力測驗上表現比較好。核黃素的最佳來源是肝臟、牛奶及杏仁。
- 充分攝取胡蘿蔔素（carotene）的人，在思考力（認知能力）的表現上比較好。它的主要來源是深綠色的葉菜類蔬菜，以及深橘紅色的蔬菜和水果。
- 最令人感到訝異的是，上了年紀的人如果攝取了大量的鐵質，那麼他們的腦電波圖所顯現出來的腦部電波活動，竟然與年輕人的一樣。鐵質主要蘊藏在肝臟、紅肉、黃豆、貝殼類海鮮及綠色蔬菜裡。

潘藍博士說，維持腦部正常活動所需的各種營養素的分量其實都很少——只需要每日建議量就足夠了——從食物中都可以充分攝取得到，無需再額外補充。

👍 有益的食物：

海鮮──補腦的食物

如果你的記憶力衰退、注意力不集中，可能是因為鋅（zinc）的攝取量不足的關係。德州大學的哈諾・山德史岱博士指出，一

般健康的人如果缺乏少量的鋅，他們短期的記憶力和注意力就會衰退；一旦鋅的攝取量補足了，舉例來說，女性對文字及圖片的記憶力就會分別提升12%和17%。

其實你不必另外補充鋅，只需要從海鮮，例如牡蠣和魚、豆莢、全穀類和深色的火雞肉裡，就可以攝取到足夠的鋅。根據農業部的資料顯示，一盎司生牡蠣提供了20毫克的鋅，比每日建議量的15毫克還要多；三盎司的煙燻牡蠣含鋅量則高達103毫克。

> 有一個理論說……人類之所以異於其他物種，是因為人類居住在靠湖或靠海的地方，而水中的魚類提供了人類發展腦部功能所需的原料。這麼看來，民間傳說認為魚是補腦的食物，或許可以得到證明。
>
> ——班德博士，倫敦大學名譽教授

☞ 有害的食物：

豬　油

攝取太多動物性脂肪也可能有損你的腦部功能，這在理論上說的通。因為腦部細胞就像其他細胞一樣，都是靠細胞膜結合在一起。吃下不同種類的脂肪酸，就可能改變了細胞膜的脂肪成分，進而影響腦部傳遞各種不同訊息的化學物質產生。

加拿大的研究人員於1986年用老鼠做實驗，分別讓老鼠吃豬油、黃豆油或是動物油及植物油的混合體，連續餵21天。結果發現，吃黃豆油的老鼠在走迷宮的實驗中，能夠最快走出來。

後來多倫多大學的研究人員又以三個月的時間，分別餵老鼠吃豬油或黃豆油，然後再讓他們進行幾項走迷宮的測驗。結果發現那些長期吃豬油的老鼠表現得最差，他們的記憶力及認知力都

「嚴重受損」。

　　這項實驗結果不知道對吃漢堡及吃豆腐的人是否也同樣適用；而且，研究人員也不知道脂肪到底是如何改變腦部功能及影響記憶力的。不過他們推測，脂肪能夠造成「腦部廣泛且不集中的變化」。

☜ 有害的食物：

少喝酒——救救腦

　　根據布魯克海文國家實驗室的王健傑博士指出，酗酒絕對會對腦部造成傷害，特別是損害到記憶力。王博士利用磁共振影像（MRI）來檢查年輕酗酒者的腦部，結果發現他們的腦部受損的部位包括：大腦皮層萎縮，大腦組織受損，及新陳代謝活動減少等等。他說：「酗酒者整個腦部的新陳代謝活動都減少了，但是與記憶力有關的部分受損的情形最嚴重。」

　　·**最低限度**·大多數專家都建議，每天喝兩杯酒即可。有些專家甚至認為一天只喝一杯酒就好。

　　　一個三十歲酗酒者的腦子，看起來就像一個五十歲人的
　　　腦子。

　　　　　　　　　　　　——王健傑博士，布魯克海文國家實驗室
　　　　　　　　　　　　（Brookhaven National Laboratory）

☝ 有益的食物：

喝母奶的孩子智商比較高

　　根據英國的研究人員艾倫·盧卡斯博士指出，喝母奶的小孩

智商比較高。有一項研究報告曾測量過300位早產兒在七歲半及八歲時的智商，結果發現喝母奶的小孩智商平均是103.7分，喝牛奶的小孩智商平均是93.1分。

到底是母奶中的哪一種成分刺激了嬰兒的腦部發展，目前還不能確定。不過有些專家認為，魚類含有的 omega-3 脂肪酸可能就是這種神奇的成分。omega-3 脂肪酸對胎兒及嬰兒的腦部發展有著關鍵性的影響，因此，專家建議懷孕及哺乳的婦女要多吃海鮮。（注意：如果吃到被污染的魚，則會傷害到胎兒或嬰兒。因此，為了格外安全起見，懷孕及哺乳的婦女最好每個月只吃一次鯊魚、旗魚和新鮮鮪魚；每週只吃七盎司的罐裝鮪魚；盡量避免吃從河裡、湖裡、海灣裡，或靠近工業污染源的港口裡所捕到的魚；不要吃魚皮及魚的內臟；並且盡量吃些不同種類的魚，以分散吃到污染魚的機會。吃體積小的魚，例如沙丁魚，應該是最安全的。）

保持頭腦清醒靈活的飲食之道

麻省理工學院的營養研究員茱蒂斯・渥特曼博士說，在考試、演講、參加重要的商業會議，或是做任何需要保持頭腦清醒靈活的工作之前，最好吃一些低碳水化合物、高蛋白質，和低脂肪的食物。下面就是她的書中——《食物可以調整你的精神和情緒》（*Managing Your Mind and Mood Through Food*）——所提出的建議：

・早餐・

可以吃的食物：脫脂牛奶、脫脂優酪乳、水果、白水煮蛋、咖啡、茶、果汁。

不要吃的食物：火腿炒蛋、馬鈴薯、塗了果醬的烤麵包、鬆餅、

薄煎餅。

　　‧午餐‧

　　可以吃的食物：蔬菜沙拉（少放沙拉醬）、蒸或煮的蝦子、鮪魚、水果、低脂乾酪、3~4盎司的火雞肉、雞肉、瘦的烤牛肉。

　　不要吃的食物：意大利麵或披薩、炸薯條、花生醬三明治、餅乾、含糖飲料。

　　‧晚餐‧

　　可以吃的食物：烤鮭魚或其他種類的魚、綠色蔬菜、蕃茄、漿果。

　　不要吃的食物：烤牛肉、烤馬鈴薯加奶油、玉米、肉餅。

　　‧進食的順序很重要，要先吃蛋白質，例如魚，再吃碳水化合物，例如麵包。讓含有蛋白質的食物先消化掉，並且先達到腦部，這樣才能讓頭腦盡量保持靈活和清醒。

　　‧不要在空腹的時候只吃碳水化合物，這樣會令你昏昏欲睡，就像空腹喝了一杯酒一樣。不過，若同時也吃些含有蛋白質的食物，就沒有關係了。

　　‧不用餐時不要吃太多高脂肪的食物，因爲脂肪需要比較長的時間才能消化，這樣容易造成疲倦的感覺，令人精神不振。

讓心情愉快的食物

能夠讓心情愉快的食物：富含葉酸的食物，例如菠菜．富含硒（selenium）的食物，例如海鮮．碳水化合物（包括糖）．咖啡因．大蒜

食物能夠影響心情好壞，這點在科學界已沒有爭議。雖然看起來好像每個人是按照自己的口味或其他有意識的標準來選擇食物，但其實許多人是在無意識之下選擇了那些會讓自己心情更愉快的食物，也就是自己不自覺地給自己開了抗憂鬱症的食物藥方。而慢性憂鬱症與身體長期缺乏某些營養素，但是身體卻又沒有注意到並且將它糾正有關。

除了咖啡因和糖之外，其他的食物成分很少被仔細研究過是如何影響心情的。不過，如果腦部裏的 5-羥色胺（serotonin）分量太少，則會造成一些精神症狀，例如憂鬱或暴力傾向。這時如果能夠增加腦部裏面 5-羥色胺的分量，或是刺激它的活動，就可以紓解這些精神症狀。這也就是為什麼有些患有冬季憂鬱症的人常常想要吃糖的緣故。

👍 **有益的食物：**

紓解冬季憂鬱症的食物

冬季陰暗的天空，大約會令三千五百萬美國人陷入冬季憂鬱症之中，而這些人通常都很愛吃甜的及澱粉類的食物。因為對他們而言，這類食物就是他們的抗憂鬱劑。

國立精神健康研究中心（Notional Institute of Mental Health）的諾曼・羅森索博士，對正常人和有冬季憂鬱症的人所做的實驗結果證實，在吃下含有105公克碳水化合物的甜餅乾之後的兩小時內，有冬季憂鬱症的人顯得更活潑、更有精神、較不疲倦，也較不緊張了。而那些正常人則顯得很疲倦。

> 有些人可能把麵食和點心這一類碳水化合物的食物當成是一種可以吃的抗憂鬱劑。
>
> ——茱蒂絲・渥特曼博士，麻省理工學院

羅森索博士說，有冬季憂鬱症的人用不著克制自己少吃碳水化合物，因為這樣做只會令自己更沮喪，而且可能根本克制不了。羅森索博士說：「有些病人說，這就好像古柯鹼一樣，會讓人上癮的。」

吃糖當然可以紓解冬季憂鬱症的症狀，但是吃一些複合的碳水化合物例如乾的豆子、蔬菜、穀類、麵包和蘇打餅乾等，不但一樣有效——只是效果慢一點——而且更合乎健康的原則。同時，羅森索博士還提醒大家不要過度依賴酒和咖啡（每天兩杯以上）來提神，因為這兩種東西都會增加焦躁感，反而對心情不好。

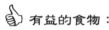 **有益的食物：**

咖啡因紓緩心情的功效

約翰霍普金斯大學精神病學教授羅藍・葛瑞非茲博士對咖啡的作用有深入的研究，他說：「咖啡因能夠讓人產生舒服，甚至欣快（euphoria）的感覺」，而這也正是為什麼人會自動想要喝咖啡的緣故。有些人聲稱早上喝一杯咖啡會令他們面帶笑容，此話通常不假。

在實驗中，常喝咖啡的人即使不知道他們喝的是那種牌子的咖啡，也能夠憑自己的感覺來判斷其中是否含有咖啡因，而且不會出錯。

一天一杯咖啡即可振奮人心

幸運的是，不論你咖啡喝得有多凶，你都不需要越喝越多來達到提神的效果，永遠只需每天一杯就夠了。

根據一項針對48位喝很多咖啡的人的實驗結果顯示，如果早上只給他們喝一杯不含咖啡因的咖啡或茶，他們就會焦躁不安、頭痛、疲倦、工作時精神不濟。但是如果給他們喝的是一杯含有咖啡因的咖啡，他們的心情立刻變得愉快起來，比較不緊張，而且工作表現也比較好。

> 許多咖啡喝得很凶的人，事實上很可能是在利用咖啡因
> ——自覺或不自覺地——來紓解他們的憂鬱症。
>
> ——馬文・康納博士，艾莫瑞大學

艾莫瑞大學的馬文・康納博士指出，新近有許多腦部生理學的研究結果，都支持利用咖啡因做為溫和的抗憂鬱劑的方法。他本人也認為，如果病人憂鬱症的情況並未嚴重到要服藥的程度，那麼用咖啡因來當做抗憂鬱劑並無不可。他說：「咖啡因已被數百萬人服用了好幾個世紀，而且沒有造成任何大禍的紀錄，可見每天喝兩杯、三杯或四杯咖啡，是不會有危險的。相較之下，沒有任何一種抗憂鬱症的藥劑具有像咖啡因這麼悠久的使用歷史。」

不過，大量的咖啡因也會破壞心情，干擾睡眠及造成焦慮不安，這完全得看個人對咖啡因耐受的程度而定。

・**最低限度**・少量的咖啡因能夠使你心情愉快；大量的咖啡因則可能使你的精神及身體不適。

👎 有害的食物：

因為缺乏咖啡因而造成的憂鬱症

但是，對那些習慣喝咖啡的人來說，一旦突然少了咖啡因的刺激，他們通常會有頭痛及憂鬱的現象出現。這種情況通常會有一、兩天，也許會維持一星期左右，要看個人的反應而定。你可以藉著逐漸減少咖啡因的攝取量，來減輕自己憂鬱症的嚴重程度。至於詳細的方法，請參考第278頁。

👍 有益的食物：

菠 菜

曾經有人告訴過你，多吃蔬菜對你的心情有好處嗎？看起來好像沒有。不過，醫學文獻一致同意，缺乏葉酸會造成精神病的

症狀，尤其是憂鬱症、痴呆，及早發性癡呆的出現。葉酸攝取不足在美國是很普遍的現象，尤其婦女更為常見。葉酸是 B 族維生素的一種，主要存於綠色葉菜中。葉酸能夠當成抗憂鬱劑這件事，在科學界早已不是祕密。

麥克吉爾大學(Mcgill University)的楊博士指出，缺乏葉酸會導致憂鬱症是有原因的，因為缺乏葉酸會導致腦部裏面 5-羥色胺的減少。

在實驗中，那些故意被控制無法攝取到足夠葉酸的人，在五個月之後都出現了無法入睡、健忘及焦躁易怒的症狀；在讓他們充分攝取葉酸之後，這些症狀大部分在兩天內就消失了。

那麼需要多少葉酸才能發揮抗憂鬱的效果呢？楊博士建議，每天吃四分之三杯到一杯半的熟菠菜就可以了。這個分量很少，很容易從食物中獲得。不過，他同時警告說，攝取太多的葉酸也會有害。

👍 **有益的食物：**

海　鮮

你可能已聽說過魚是補腦的食物。現在有一個更好的消息，多吃海鮮甚至還能趕走你的憂鬱症，這是因為海鮮裏面含有大量的硒。

英國威爾斯大學的研究人員發現，缺乏硒的人在補充足夠的硒之後，他們的情緒都穩定多了。而且原先缺硒越多的人，他們的情緒恢復穩定的程度也越大。研究人員推測，缺乏微量的硒尚不足以造成明顯的疾病症狀，只是會導致情緒低落。因此，只要補足了所欠缺的硒，就可以使情緒恢復正常。但是再多攝取一些

硒，也無法使情緒更高昂起來。

硒究竟如何影響情緒，目前還不知道，但可能與它的抗氧化劑作用有關。其他的一些研究曾發現，給老年人服用硒和維生素E，或者其他的抗氧化劑，結果不但使老人的情緒和精神功能都得到改善，而且也能使更多的血液流到腦部。不過，威爾斯的研究人員推測，硒也許還具有某些未知的作用。

保持好心情的含硒「食物藥丸」

下列這些食物每一種都含有足夠的硒，能夠讓你保持好心情。吃了這些食物，就不必再另外補充含硒的藥丸了。

- 1 個蘇木果
- 4 又 1/2 盎司的罐裝鮪魚
- 7 盎司的旗魚或蛤蜊
- 5 盎司煮熟的牡蠣
- 4 又 1/2 盎司的葵花子
- 12 片白麵包
- 8 盎司乾的燕麥麩
- 5 又 1/2 杯的麥片
- 5 盎司的雞肝

👍 有益的食物：

每天吃一粒堅果來趕走憂鬱

硒這種礦物質大多存在於穀類、海鮮及肉類裏面。但是含硒量最豐富的食物，其實是蘇木果(Brazil Nut)。康乃爾大學的唐

納・李斯克博士指出，蘇木果因為生長在富含硒的土壤裏面，所以它的含硒量也最高——大約比別的堅果含硒量要多出2,500倍。每天只需要吃一個蘇木果，就不用擔心硒的攝取量不夠。一次吃六個蘇木果，就可以使血液中的硒增加100~350%。不過，李斯克博士警告說，每天最好不要吃六個以上，因為太多的硒也會造成毒害。

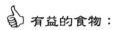 有益的食物：

大蒜也能讓心情愉快？

許多研究人員都是在研究大蒜對膽固醇和血液的正面功效的時候，同時發現了大蒜還具有使人「感到舒服」的良好作用。

德國的研究人員最近對一群膽固醇過高的人試用一種大蒜製劑。根據病人回答的問卷調查結果顯示，他們都覺得在吃了這種大蒜製劑之後，感覺比較不疲倦、不焦慮、不敏感和不容易發怒。大蒜這種改善情緒的良好副作用，與其他許多藥劑的副作用相較之下，實在是一個強烈的對比。研究人員推測，大蒜製劑普遍受到人們喜愛的原因，可能和大蒜能夠讓人們感覺很舒服的這個作用有關。大蒜油或大蒜精等大蒜製劑在德國藥房裏是最暢銷的東西。

有益的食物：

辣　椒

吃辣椒也會令人覺得一陣舒暢。賓州大學的心理學家保羅・羅辛博士說，當你吃辣椒的時候，辣椒裏的辣椒素就會「燃燒」嘴巴和舌頭的神經末梢，使這些神經末梢向腦部傳達一個假的痛

苦訊號。腦部為了要保護身體免於受到傷害，就會分泌腦內啡（endorphins，一種類似嗎啡的鎮痛化學物質），於是身體就會得到一陣舒服的感覺。羅辛博士認為，有些人可能就是因為喜歡吃辣椒之後這種舒服的感覺，於是就越吃越辣，甚至吃上了癮。

消除焦慮與壓力的食物

能夠解除焦慮的食物：糖·澱粉類食品
能夠引起焦慮的食物：咖啡因·酒

　　每個人都偶爾會覺得緊張、焦慮和暴躁易怒，這是很正常的。但是有些人的焦慮感是長期而且很強烈的，不僅會引起害怕與不安的感覺，還會造成突然的心跳過速、出汗及顫抖等症狀，甚至會導致駭人的驚恐與不實的恐怖症等現象。

　　某些食物和飲料可以當做鎮靜劑，有些則可以令人產生焦慮的感覺。毫無疑問地，你可以藉著吃東西來解除這些心理的焦慮和壓迫感。

☞ 有害的食物：

咖啡因

　　咖啡、茶和可樂裏面所含有的咖啡因是引起人們焦慮不安的一個主要成分，這點你或許早有耳聞。對大部分人來說，日常生活中所攝取到的咖啡因是安全無害的，而且能夠改善他們的心情

與工作表現。但是對一部分特別敏感的人來說，每天喝五、六杯咖啡就會使他們出現一些精神病的症狀，例如緊張、興奮、好動不安、心跳過速、失眠、思緒及言語表達散漫等。

前華特瑞德陸軍醫學中心（Walter Reed Army Madical Center）精神科主任約翰・葛瑞登博士指出，像這些因爲咖啡因所造成的精神病症狀，和那些因爲神經病而引起的焦慮不安，兩者之間的不同之處基本上是無法分辨的。難怪醫學文獻裏充滿了許多試過各類鎮靜劑及精神治療後仍不見效的病例報告，原來這些病人真正致病的原因是因爲咖啡因攝取過量的關係。

> 有些人或許眞的需要靠藥物來減輕焦慮，但是對另外一些人來說，減掉一種藥物——咖啡因——可能比開給他們另一種藥物的效果還要好。
>
> ——約翰・葛瑞登博士，前華特瑞德陸軍醫學中心精神科主任

一位陸軍中校的例子

一位37歲的陸軍中校在歷經兩年的慢性焦慮，幾乎每天都有頭昏、顫抖、躁動、腹瀉、擔心自己工作做不好，及總是昏昏欲睡的情況下，終於向一家精神病診所報到。醫生檢查出他的焦慮指數很高，卻找不出原因。讓他每天服用鎮靜劑之後，情況也不見好轉。

最後他去看華特瑞德陸軍醫學中心的約翰・葛瑞登醫生。葛瑞登醫生告訴他，他的焦慮不安可能是由於咖啡因毒害所造成的，但是他並不相信。對他而言，每天喝八杯到十四杯咖啡是正常而且必需的。後來，當他的焦慮不安嚴重到無法忍受時，他開始少喝幾杯咖啡。結果一個月之內，他的症狀就減輕了。三個月

之後，他長期以來焦慮不安的情況竟然完全消失了。

有害的食物：

咖啡因引起的恐慌症

大約有三百萬的美國人對咖啡因的警覺性特別高，使得他們也比較容易罹患恐慌症（panic disorder）——這種常常發生的恐懼感甚至會導致恐怖症（phobias）。這種人面對焦慮時的反應常會超出一般預期的範圍，因為他們的腦部對壓力與外界的刺激，包括咖啡因在內，都特別敏感。

令人驚訝的是，國立精神健康研究中心的湯瑪士・尤德博士在他的實驗中發現，咖啡因除了可以造成原本已有恐慌症的病人出現恐懼的症狀之外（四、五杯咖啡，大約480毫克的咖啡因），也能令原本健康的人出現恐懼的症狀（七、八杯咖啡，大約750毫克的咖啡因），足證咖啡因對腦部的確有極大的藥理作用。

尤德博士指出，除了咖啡因之外，當然還有其他的因素也可以造成恐慌症，只是咖啡因這個因素最容易被大家排除在外。

立即解除咖啡因造成的焦慮的方法

咖啡因造成的焦慮與恐慌症到底有多普遍呢？根據英國馬爾孔・布魯斯博士最近的一項研究發現，他的病人中有25%的人在不碰咖啡因之後，焦慮與恐慌的症狀都大為好轉起來。

布魯斯博士說，最典型的一個例子就是一位33歲的女病人，已有十年恐慌症的痛苦經驗，吃藥或心理治療對她都沒有太大幫助。而她正如一般英國人一樣，有每天喝茶的習慣。她每天喝九杯濃茶，甚中含有大約540毫克的咖啡因——約等於五、六杯咖

啡。

在她停止喝茶一星期後，立即覺得舒服多了。連藥也不吃之後，她的恐慌症狀就再也沒出現。除非她偶爾忘記又多喝了一杯茶，這些症狀才會又出現。

 有害的食物：

大量喝酒並非解決之道

尤德博士曾注意到有些病人在喝酒後的六到十二小時內，會出現恐慌症的症狀。還有一些專家也認為，有恐慌症的病人對酒精的耐受力比較差，只要少量的酒就會令他們出現恐慌的症狀。

因此，尤德博士建議有恐慌症的人少喝點酒，或者每天只喝一、兩杯，看看喝酒是否與恐慌症出現的次數增加有關聯。如果有關，你會發現即使只是一點點的酒也會增加症狀出現的次數，那麼你就應該要滴酒不沾才行。

> 在適當的時候吃下適量正確的食物，就能獲得如同鎮靜劑一般的效果……1.5~2盎司的碳水化合物（大約二茶匙半的白糖）就能夠增加5-羥色胺的分泌，進而在二十分鐘左右就可以撫平焦慮不安的情緒。
>
> ──茱蒂絲・渥特曼博士，麻省理工學院

 有益的食物：

撫平焦慮的甜蜜方法

近年來一些研究報告顯示，所有的碳水化合物，包括糖和澱粉在內，對大部分的健康人來說，都具有鎮靜劑的作用，能使人

放輕鬆並感到睡意。

芝加哥大學醫學院的心理學教授邦妮・史普林博士，曾讓一群健康的男女分別吃下含有大量糖分的點心及富含蛋白質的火雞雞胸肉，兩小時後再來測量他們的警覺性與情緒。結果發現婦女和超過四十歲以上的人，對糖的鎮靜作用感受比較強烈；有些人則在吃了碳水化合物之後會感覺疲倦。

碳水化合物何以具有鎮靜劑的作用，可能是由於腦部裏面幾種複雜的生化反應之故。其中最受注目的一個理論就是，碳水化合物進入人體後，有助於更多的白胺酸進入腦部，然後它在腦部裏再轉換爲 5-羥色胺――一種「有鎮靜作用的化學物質」。

在此順便一提的是，有睡意的人通常血糖都很高。但是碳水化合物不會令人感到昏昏欲睡的原因，不是因爲它能先造成血糖上升，再造成血糖下降的關係。對大多數人來說，造成他們疲倦或警醒的原因是在於腦部的化學作用，而不在於血糖的高低。

・**最低限度**・當你想要冷靜下來的時候，最有效的藥物之一就是碳水化合物，包括馬鈴薯、麵包、豆類和穀類。要想得到最迅速的鎮靜效果的話，就吃一些天然的甜東西――例如蜂蜜或糖。人工的代糖――例如天多胺酸衍生物（aspartame）和糖精（saccharin），則沒有鎮靜腦部的作用。

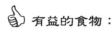 有益的食物：

渥特曼博士的快速抗壓力、抗焦慮食譜

麻省理工學院的茱蒂絲・渥特曼博士的丈夫――理查・渥特曼博士，是一位神經內分泌學家。他找出了幾種碳水化合物影響腦部化學作用的機制，茱蒂絲則把他的發現轉換成實際可行的方

法，在她1986年出版的《食物可以調整你的精神和情緒》一書中，詳細地告訴大家如何利用碳水化合物來減輕壓力與焦慮。下面就是她的幾項建議：

- 糖和澱粉都有鎮靜劑的作用，但是糖的效果比較快。含糖的飲料可以在五分鐘之內就發揮鎮靜的作用；但是像玉米片或麵包等澱粉類食品，則需要半小時到45分鐘才能發揮作用。

- 對大多數人來說，吃一又二分之一盎司或兩盎司的純碳水化合物就可以獲得最佳的鎮靜效果，譬如說吃兩盎司的水果糖，或喝九盎司的可樂。腦部化學作用的變化在你剛開始吃下幾口糖果或餅乾的時候就開始了，所以用不著吃太多。

- 純粹吃碳水化合物就好，不要再吃其他含有蛋白質的食物，例如吃玉米片的時候不要喝牛奶。因為即使只是一點點的蛋白質，也會使碳水化合物鎮靜的作用打折扣。

- 含有低脂的碳水化合物，例如巧克力，也有鎮靜的作用，只是它需要比較長一點的時間才能發揮功效。不像水果糖、棒棒糖等幾乎完全純粹的碳水化合物，能夠比較快解除壓力與焦慮。

- 要想達到最快的紓解效果，就把碳水化合物用吸管慢慢喝下去，例如喝一杯加了兩茶匙糖的茶，或是一杯八盎司的含糖可樂。因為液體比固體食物消化的更快。

- 如果你將有一段長時間——例如12~14小時——會處在壓力之下，就慢慢地吃些爆玉米花、乾玉米片等低脂高醣食物，或是含個棒棒糖，這樣可以緩和你的壓迫感。

👍 **有益的食物:**

洋 蔥

古代的埃及人利用洋蔥來幫忙入睡及放鬆精神。根據法國的研究顯示,黃色和紅色的洋蔥裏含有豐富的檞皮苷(quercetin),它是一種抗氧化劑、抗炎性劑,也是一種溫和的鎮靜劑。至少,它可以對老鼠的中樞神經系統發揮作用,使老鼠昏昏欲睡。

對抗焦慮的飲食之道

・如果你感到焦慮,試試至少一星期不要碰咖啡因,然後看看情況是否會好轉。也就是說不要喝咖啡、茶、可樂或巧克力等飲品,並且注意會不會出現頭痛的現象。通常在不碰咖啡因的19小時之內會頭痛,接下來一、兩天會變得更嚴重,然後才慢慢好起來。假如你要確定咖啡因就是引起焦慮的原因,可以試著再喝一些含有咖啡因的飲料,看看焦慮感會不會再出現。

・如果你有恐慌症,試著少喝一些或完全不喝含咖啡因的飲料。尤德博士說:「一天喝兩杯咖啡也許不會引起恐慌症,但是兩杯以上就有可能了。」另一途徑則是向專業醫生尋求治療。

・如果你在喝酒後感到更焦慮或恐慌,就少喝些酒或者是完全戒酒。

・想要減輕壓力或焦慮感,不妨吃些複合的碳水化合物,例如馬鈴薯和麵食。想要快一點得到鎮靜作用,可以吃些含有蜂蜜或糖的食物。

飲食與行為的關聯

> 能夠控制攻擊行為的食物：碳水化合物，包括糖和澱粉

吃糖不會引起過動症(hyperactivity)

吃糖會引起犯罪及反社會行為的這種理論，在1970及1980年代極為盛行，有些感化院及監獄甚至還規定不准給服刑的人犯吃糖或甜點，希望藉此減低他們的犯罪行為。但是，在國立精神健康研究中心實驗室裏所進行的許多項受到嚴格監控的實驗，都沒有發現任何證據來支持此一理論。

其中最具代表性的一項實驗，就是讓18位父母說他們因為吃糖而非常好動的 2 歲到 6 歲的學齡前孩童，和12位父母宣稱並不會因為吃糖而有攻擊行為的孩童，在不同的時間裏分別喝下加了糖或人工代糖的碳酸檸檬水，然後讓所有的孩子都在一起玩，而且每個人身上都戴了一個可以測量他們的身體活動情形的儀器。

結果，從他們遊戲的情形中，沒人能夠看出來那些孩子喝的是加了糖的飲料。不論是家長、老師或受過專業訓練的研究人

員，都無法準確的指出孩子們有任何攻擊行為是和吃糖有關聯的。而且，根據孩子們身上的儀器指標來看，喝糖水的孩子也沒有做出更多的體力活動。研究人員因此獲得的結論是「吃糖並不會增加學齡前孩童的攻擊行為或使他們過度好動」。

> 我曾看過五、六十份研究孩童行為的報告，發現吃糖與孩童的過動症之間根本沒有任何關聯。
>
> ——黛安・甘斯博士，夏威夷大學助教授

夏威夷大學的黛安・甘斯博士，在1991年審視了所有研究孩童行為的報告之後，發現不論是正常或有過動症的孩子，都不會因為吃糖而造成他們出現過動症或反社會的行為。不過，她也認為這種情形有可能會出現在少數幾個人的身上。事實上，甘斯博士提醒父母們，為了防止孩子行為偏差而不給他們吃糖或其他的碳水化合物，可能反而會有害。因為根據研究顯示，這一類的食物比較傾向於鎮靜，而非刺激腦部活動，所以，也比較傾向於減少孩童的過動及攻擊行為出現。

芝加哥大學醫學院的心理學家邦妮・史普林博士是這方面的研究先驅，她甚至認為，過分好動的孩子之所以特別喜歡吃糖，可能正是因為糖果具有鎮靜的作用。但是父母卻誤以為糖果是「造成」這個問題的原因，而事實上它是在減輕這個問題。

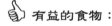 有益的食物：

吃糖能減少少年犯的偏差行為

令人驚訝的是，吃糖似乎還能夠改進某些少年犯的行為。威斯康辛大學心理學的助教約瑟夫・紐曼博士，曾讓115位監獄裏的男性少年犯，和39位高中男性學生，分別吃下加了大約1.5盎司

的天然糖分和人工代糖的穀片粥當早餐，然後測量他們的注意力、情緒、行為及體力活動等情形。

結果發現，所有的人在吃過加了天然糖分的穀片粥以後，他們的行為表現及心情都比較好，尤其是那些原本行為偏差問題最嚴重的孩子，他們改善的情形也最明顯。不過，紐曼博士也注意到，有些少年犯在吃糖後，他們的短期記憶力有稍微減退的現象。但這一點是在意料之中，因為糖和其他碳水化合物已知是比較容易令人想睡覺，並且能夠減慢一般人精神活動的食物。

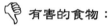 有害的食物：

我的膽固醇太低了

膽固醇低的人有沒有可能比膽固醇高的人，更容易出現攻擊行為呢？根據美國國家精神健康研究中心在1981年對男性做的一項大規模的調查報告顯示，降低膽固醇能夠減少這些人心臟病突發的危險。但是令研究人員訝異的是，低膽固醇卻沒能延長這些人的壽命。相反地，他們卻死於意外、殺人及自殺事件中。芬蘭的一項研究報告也發現，低膽固醇與暴力及攻擊行為有關。

有時候科學家得想想那些不可能的事情。匹茲堡大學的心理學家史帝芬·曼紐克博士，以及波曼葛雷醫學院（Bowman Gray School of Medicine）的行為科學家傑·凱普蘭博士，決定看看在生物學上與人類最接近的猴子，在攝取低脂飲食降低了膽固醇之後的行為會是什麼樣子。於是他們花了兩年的時間，分別讓15隻猴子吃低脂飲食——脂肪占不到總卡路里的30%；另外15隻猴子則餵給高脂飲食，使其膽固醇增加三倍。

結果發現，有一半膽固醇低的猴子比較常出現暴力行為——

如抓、咬、推，並且折磨其他猴子。曼紐克博士說：「我們不知道這種情形到底是因爲高膽固醇讓猴子變得溫馴一些，還是因爲低膽固醇使猴子變得更殘忍一點。」不過他推測，膽固醇可能會影響腦部細胞釋放出不同的影響情緒的化學物質，例如 5-羥色胺。

此外還有一些研究也發現，某些膽固醇較低(160以下)的老人，比膽固醇較高的老人，更容易覺得沮喪。

吃糖不會有害

不必擔心吃甜食會引起攻擊、暴力或過度好動等行爲。相反地，對大多數孩童與成人來說，吃些糖或碳水化合物反而能夠減少攻擊行爲，因爲這類食物具有鎮靜的作用。如果完全不讓孩子吃甜食，他們的偏差行爲可能更嚴重。

然而，這並不是說你或你的家人應該要每天固定多吃些糖來矯正行爲，因爲這樣反而會造成肥胖及血液中的胰島素和葡萄糖太高。因此一般說來，吃複合的碳水化合物比較好，例如穀片、麵包、麵食等，同樣也具有鎮靜的作用，只是它需要較長的時間才能發揮效果。

引起頭痛和治療頭痛的食物

> 能夠引起頭痛的食物：巧克力・紅酒・咖啡因・味精・天冬胺酸衍生物（aspartame）・醃燻肉類・堅果・酒・冰淇淋・乾酪
>
> 能夠紓解或預防頭痛的食物：魚類和魚酒・薑

　　許多頭痛患者大概從來也沒想過，他們的頭痛可能是由於食物所引起的。事實上，目前常見的所謂由壓力、緊張和發炎所引起的頭痛，較正確的說法應該是「血管性」頭痛，實際上也就是比較輕微的偏頭痛（migraines）。

引起頭痛的新理論

　　你是否容易頭痛與你的遺傳基因有很大的關係。體質越敏感的人，就越容易受影響而頭痛。某些造成頭痛的因子是你無法控制的，例如天氣的變化、強光、強烈的氣味，及月經的週期等。而最容易受到控制的一個因子，就是你的飲食。

　　但是，只有食物一個因子很少會引起頭痛，通常還需要兩個或兩個以上其他的因子一起出現，才會造成頭痛。這就是為什麼

喝紅酒有時會造成偏頭痛，有時卻不會。頭痛的那一次可能是因為你在遇到壓力的情形下，喝了一杯紅酒又吃了一塊乾酪的緣故。食物量的多寡，也能決定是否會引起頭痛。例如說，吃一塊巧克力也許不會頭痛，吃一整盒的話就可能會頭痛了。

此外，頭痛也可能在你吃下某種食物後的第二天才發作，這樣就更難確定食物和頭痛的關聯了，特別是如果這樣食物是你經常吃的話，那就更難判斷了。

> 受到遺傳的影響，你可能比較容易頭痛，或者比較不容易頭痛，這是內在固定的因子。然後就要看外在的因子，也就是你吃的食物，是否會影響到你的遺傳體質，造成你的頭痛。
>
> ——喬爾・賽柏博士，密西根州立大學醫學系教授

食物影響頭痛的主要方式

許多常見的食物中含有某些化學物質，特別是酪胺（tyramines）及亞硝酸鹽（nitrite），能夠直接影響體質敏感者的腦部，引起神經及血管的變化而造成頭痛。至於頭痛的次數和嚴重的程度，就要看個人體質有多脆弱，以及食物和其他因子對腦部累積下來的影響力有多大而定。舉例來說，有的時候食物可以刺激血管收縮，造成血流不順暢和短暫的神經性視線模糊。有的時候則會使腦部外面的血管擴張，然後發炎，造成頭痛。

在這個理論之下，已知含有能夠引起頭痛的化學物質的所有食物，如巧克力、乾酪、醃燻豬肉和紅酒，都是造成頭痛的嫌疑犯。

另外一種理論則認為，許多人頭痛是因為他們的體質對某些

食物過敏或耐受力太低，以致吃下這些食物後，身體內的免疫系統將之視爲抗原，才開始產生血管的變化而造成頭痛，並不是因爲食物裡某些特別的化學物質才造成頭痛的。

此外，由於頭痛與血管的變化及發炎有關，因此，某些能夠影響血管變化及發炎的食物，就也可以減輕頭痛的苦惱，魚油和薑就是兩個例子。

食物引起的頭痛有多普遍？

食物引起的頭痛情況到底有多普遍，目前尚無定論。但是有越來越多的食物被發現能夠造成頭痛，因此有些專家認爲幾乎每一種食物都有可能造成頭痛。

不過，費利狄金森大學(Fairleigh Dickinson University)心理學的助理教授辛西亞‧瑞尼茲博士指出，70~85%的偏頭痛患者，都可以藉著少吃會引起頭痛的食物而減少頭痛次數及嚴重程度。

下面就是幾種最容易引起頭痛的食物。雖然大部分實驗都是針對患有嚴重偏頭痛的人做的，但是對許多頭痛情形並不嚴重的人來說，這些實驗的結論也同樣適用。

☞ **有害**的食物：

小心含有胺(amines)的食物

古希臘人早已說過新鮮的棗子可以造成頭痛。現在我們知道棗子裡有一種叫做胺的成分，的確能夠擾亂你的腦部。含有酪胺的食物種類非常多，包括巧克力、含酒精的飲料(特別是紅酒)、乳製品(乾酪、優酪乳)、醃燻的豬肉或魚肉、加了酵母的食物

（麵包、蛋糕）、水果（無花果、葡萄乾），及堅果。不過有趣的是，在實驗中如果只給受試者吃純粹酪胺，並不一定會引起頭痛，可見還必須有別的頭痛因子與食物結合才能造成頭痛。

最容易引起頭痛的乾酪（含有最多酪胺的乾酪）

乾酪名稱	每1/2盎司乾酪所含有的酪胺（單位：毫克）
English stilton	17.3
Blue cheese	15.0
Old cheddar	7.5
Danish blue	5.5
Mozzarella	2.4
Swiss Gruyere	1.9
Feta	1.1
Parmesan, grated	1.1
Gorgonzola	0.8

👎 有害的食物：

紅　酒

在含有酒精的飲料中，紅酒最容易引起頭痛，這可能是因為它含有酪胺的關係。

英國的研究人員曾做過一項實驗，用棕色小瓶分別裝了紅酒或是伏特加酒加檸檬水，二者的酒精含量一樣，冰涼後讓19位患有偏頭痛的病人用吸管喝下，藉此混淆病人對瓶內液體的判斷。

有些人以爲自己喝的是咳嗽藥水，有些人則以爲是煮過的糖水渣滓。病人喝完飲料以後，研究人員就仔細觀察他們的反應。

結果不出所料，在三小時內，有9位喝到紅酒的病人出現了頭部一邊劇痛、嘔吐及畏光的現象。喝到伏特加酒的人，則沒有出現任何頭痛的症狀。

研究人員說，這個實驗最重要的一點，是證明了紅酒的確會引起偏頭痛，而且很明顯的不是因爲酒精的關係。而且實驗中特別採用的是含低量酪胺的西班牙紅酒，而酪胺常被指爲紅酒引起偏頭痛的原因。因此研究人員認爲，紅酒裡面所含有的一種天然的酚化合物（phenolic compound）——在白酒裡找不到的——才是造成某些人偏頭痛的物質，因爲這些人缺乏一種酸來完全消化這種酚化合物。

👎 有害的食物：

巧克力

最近一項調查490位偏頭痛患者的報告結果顯示，其中有19%的人說巧克力是對他們最具威脅性的食物。

英國人做了一項實驗，讓20位知道自己的偏頭痛是由巧克力引起的病人，其中的12位病人吃一塊1.4盎司重的巧克力棒，另外8人吃的是一塊鎮靜劑。結果平均在22小時內，那些吃巧克力的病人裡有5位（40%）又開始偏頭痛了。吃鎮靜劑的病人，則沒有一人的偏頭痛又發作起來。

附註：只含椰子奶卻不含巧克力（酪胺的來源）的那種白色巧克力，並不會引起頭痛。

最有可能引起頭痛的食物

- 咖啡因(咖啡、茶、冰茶、可樂)
- 巧克力
- 乾酪(除了cream cheese、cottage cheese 和 American cheese 之外)
- 優酪乳和酸乳酪
- 堅果(包括花生醬在內)
- 加工及醃燻肉類食品(包括熱狗、香腸、火腿、義大利香腸)
- 含酒精的飲料(特別是紅酒、香檳、深色的酒;伏特加酒是最不容易引起頭痛的酒)
- 味精
- 柑橘屬水果(橘子、葡萄柚、檸檬、萊姆)、鳳梨
- 其他的水果(香蕉、葡萄乾、紅李子、罐裝無花果、酪梨)
- 某些蔬菜(蠶豆、茉豆、豌豆莢、德國泡菜、洋蔥)
- 某些加了酵母的麵包或點心
- 天冬胺酸衍生物(代糖)

👎 有害的食物

熱狗引起的頭痛

有些人的頭痛,其實是因為吃了含有亞硝酸鹽(nitrite)或硝酸鹽(nitrate)的醃燻肉類,如香腸、熱狗、火腿等所引起的。有一位58歲的人說他在吃過這類醃燻食品後大約30分鐘,會有頭痛或臉紅的情形出現。

　　為了找出原因，加州大學的研究人員讓他分別喝下兩種沒有味道的液體，不過其中有一種裡面加了大約10毫克的亞硝酸鹽，而他本人並不知道自己喝的是什麼東西。結果他喝了13次含有亞硝酸鹽的液體，其中有 8 次他都覺頭痛。但是喝另外那種液體，卻從來也沒有頭痛過。於是在他停止吃那些加了亞硝酸鹽的醃燻食品之後，他的頭痛也完全消失了。

有害的食物：

天冬胺酸衍生物（代糖）

　　儘管製造天冬胺酸衍生物（代糖）的廠商說它並不會引起偏頭痛，但是許多專家認為它的確能引起體質過敏的人得偏頭痛。根據佛羅里達大學的雪莉・寇勒博士的研究結果顯示，有偏頭痛的人每天食用300毫克代糖的話，四星期以後他們偏頭痛發作的次數就幾乎增加兩倍。而且，他們頭痛的時間也會延長，有些人甚至同時還會出現頭昏、發抖及視力減弱等現象。

有害的食物：

味　精

　　因為食用味精而引起的偏頭痛，有時也可能會有所謂的「中國餐館症侯群」一起伴隨著出現，例如臉部和胸部會覺得刺痛及灼熱、流汗、腹部絞痛和頭昏等。這是因為有些人無法把味精的新陳代謝做好，以致味精累積在血液中，引起了身體過度的化學反應，才造成頭痛。

　　在加工食品中，味精被普遍地使用，卻又不必在產品包裝上標示出來。所以如果你對味精敏感，那麼對下面這幾種成分也要

特別注意，例如 hydrolyzed vegetable protein（HVP）、hydrolyzed plant protein（HPP），及 Kombu extract，因為其中都含有味精。

👎 **有害的食物：**

咖啡因

咖啡因對頭痛的影響有好有壞。只喝一杯咖啡，或許能解除輕微的頭痛，而且咖啡因本身也可以當做止痛劑。

但是，咖啡因也是引起頭痛的一個原因。布曲賀茲博士說，咖啡因很有可能是全國引起頭痛的頭號原因。他說，咖啡因的確能夠暫時解除頭痛，因為它可以使擴大及腫脹的血管收縮，減輕疼痛。但是一旦它的效力褪去之後，剛才收縮的血管又會腫脹起來，而且腫脹的情形更厲害，所以頭痛也會更嚴重。因此，長遠看來，許多人習慣以喝咖啡來解除頭痛的做法，其實反而會增加頭痛的機會。

那麼究竟要多少咖啡因才會對頭痛有負面的影響呢？由於每個人對咖啡因的耐受力都不相同，所以實在很難找出一個固定的標準量。布曲賀茲博士說：「我並不是要每個人都不再喝咖啡，但是對那些比較容易頭痛，而且對咖啡因也比較敏感的人來說，你所能做的預防頭痛最重要的一件事，恐怕就是不要再碰咖啡因了。」不過要注意的是，為了避免突然完全不碰咖啡因而引起頭痛，切記要花幾週的時間來逐漸減少咖啡因的攝取量才行。

👎 **有害的食物：**

突然不碰咖啡因所引起的頭痛

大家也許以為，突然完全不碰咖啡因只會讓那些平日攝取大

量咖啡因(每天喝五杯咖啡以上)的人感到不舒服。其實不然。即使是每天只喝一、兩杯咖啡的人,要是突然不再碰任何含有咖啡因的食物和飲料,也會感到很不舒服。

大多數的人在突然不碰任何一點咖啡因之後,都會感到嚴重的頭痛、疲倦、輕微的沮喪、肌肉僵硬疼痛、噁心、嘔吐,以及類似得了流行性感冒的症狀。這一切令人不舒服的症狀,通常在你完全不碰咖啡因的12~24小時之後,就會開始出現,在20~48小時之間最嚴重,而且通常會持續一星期左右。

因為攝取過量的咖啡因而導致的頭痛

有一位34歲的男士常在週末感到劇烈的頭痛,每次都會持續好幾個小時。在確定他的身體沒有毛病之後,他的醫生建議他做個精神測驗,結果發現他在焦慮測驗這一項得分很高。他說唯一能讓他不再頭痛的方法,是吃一種含有咖啡因的鎮痛劑,他每天固定吃 8~10 顆這種藥丸。

他每天在辦公室大約要喝10~15杯咖啡,平均每個工作日他所攝取的咖啡因將近有1,500毫克。當他週末回家,遠離工作壓力時,自然咖啡也就喝的比較少了。

根據這條線索,於是他的醫生推測,他的頭痛是因為平日攝取了過量的咖啡因,而在週末時咖啡喝的較少,使血液中咖啡因的含量降低,才造成頭痛的。在他聽從醫囑,放棄平日喝許多咖啡的習慣後的幾星期之內,他的頭痛就幾乎完全好了,而且做焦慮測驗的得分也恢復正常。

👎 **有害的食物：**

晨起後的頭痛

如果你常在早晨起床後感到頭痛，那很可能是因為夜間睡眠沒有喝咖啡的緣故。許多人早上起床後喝杯咖啡，就可解除頭痛的原因也就在此。但這是一個惡性循環，會需要喝更多的咖啡才能達到效果。

如果你常在週末和假日覺得頭痛，也可能是因為在這些休假日裡，你比平常工作日當中喝的咖啡要少的緣故。還有一項新的研究報告甚至顯示，長期以來都認為動過手術後的病人之所以會頭痛，是由於麻醉劑的關係，其實這只是因為病人在接受手術的那段時間內，沒有喝到平日他們習慣要喝的咖啡而已！

👍 **有益的食物：**

如何戒掉咖啡因而且不會引起頭痛

為了避免因為突然戒掉咖啡因而引起的身體不適，最好的方法就是要逐漸地減少咖啡因的攝取量。例如你可以試著每隔幾天才減掉一杯咖啡；或者是同時也喝不含咖啡因的咖啡，然後逐漸增加它的分量，這樣也能達到減少攝取咖啡因的目的。此外，其他含有咖啡因的東西，例如可樂，也要少喝，或者是改喝不含咖啡因的可樂也行。

如果你要戒煙，那麼同時也必須注意要減少攝取其他含有咖啡因的食物和飲料。因為吸煙的人血液中咖啡因新陳代謝的速度，比不抽煙的人快。一旦戒煙的話，血液中咖啡因的含量也會跟著多起來，這樣就會造成緊張或煩躁不安等症狀出現。

👎 有害的食物：

冰淇淋引起的頭痛

　　有時吃一口冰淇淋或冰的優酪乳，嘴裡會覺很冷，然後突然前額會覺得一陣疼痛！這就是由冰淇淋引起的頭痛現象，通常會持續二、三十秒，有時甚至連鼻子內部、太陽穴及雙頰也會感到疼痛。這是因為一陣寒意使得上顎收縮後刺激到腦神經，腦神經的反應就造成了頭痛。

　　這種由冰淇淋引起的頭痛現象很普遍。英國的一項研究發現，給50位學生吃冰淇淋，其中有46%的人都會覺得頭痛。

　　解決之道就是慢慢地吃，把冰涼的東西先在嘴巴裡稍微含一下，給上顎一個慢慢冷卻的機會，以便減少因為嘴裡突然一陣寒意而引起的頭痛。

👎 有害的食物：

宿醉引起的頭痛

　　除了酒精之外，酒裡面其他的成分或調味料，也能引起頭痛。這些成分或調味料統稱為同類物(congeners)，有了他們才能製造出各種不同風味的酒。有些同類物是製酒原料中天然的成分，例如葡萄裡面所含的酚(phenols)；或者是製酒過程中自然產生的成分，例如蒸餾時出現的醛(aldehydes)。其他還有一些添加物，例如亞硫酸鹽(sulfites)。

　　含有許多同類物的酒包括紅酒、香檳和威士忌，或許這也是為什麼這些酒最常被指認為會引起頭痛的緣故。伏特加酒所含的同類物最少，也最不容易引起宿醉後的副作用。但這並不表示因

此你就可以痛飲伏特加，而不必擔心任何不良後果。

至於宿醉後的頭痛到底是如何發生的，目前還不清楚，但看來似乎是由於過多的酒擾亂了腦部新陳代謝的作用，導致腦部低血糖的出現。因此，有些專家建議在睡前吃一些富含果糖的點心，例如喝杯果汁，再去睡覺，藉著果糖來幫忙代謝掉那些會導致頭痛及其他宿醉症狀的化學物質。此外，大量補充水分也很重要，因為過多的酒精會造成脫水的現象。

患有偏頭痛的孩童

你也許從來不曾懷疑過，食物也會造成你的孩子偏頭痛。英國的研究人員約瑟夫‧艾格博士，曾對88位患有嚴重偏頭痛，年齡在 3 歲到16歲之間的孩童，做過一項實驗，來找出食物與他們偏頭痛之間的關聯。

令艾格博士震驚的是，有高達93%的孩童在停止吃某些食物之後，頭痛都好了。其中有些人是在不吃某樣「敏感」食物後立刻好轉，另外有些人則是在三週後才好轉。

尤其令人訝異的是，竟然有55種食物都能引起孩子頭痛，以及其他如腹痛、腹瀉、哮喘、濕疹及過度好動等症狀出現。其中排名第一的是牛奶，可以引起其中30%的孩童偏頭痛。其次是雞蛋（27%）、巧克力（25%）、橘子（24%）、小麥（24%）、乾酪（15%）及蕃茄（15%）。接下來是豬肉、牛肉、玉米、黃豆、茶、燕麥片、咖啡、花生、醃燻豬肉、馬鈴薯、蘋果、桃子、葡萄、雞肉、香蕉、草莓、香瓜和紅蘿蔔。

實驗中還發現，大多數的孩童都對好幾種食物過敏，不過也有20%的孩子只對一種食物起反應。有些孩子的頭痛是在吃下食物後立刻發作，有人在一星期後才發作，而平均是兩、三天之後

發作。還有一項發現是，孩子們通常都很喜歡吃那些會引起他們偏頭痛的食物，而且常常吃很多。艾格博士推測，這種會引起偏頭痛的食物過敏反應，發展的速度很緩慢，而且需要大量的過敏食物才會引發身體的不適；不像一般典型的食物過敏症，只需要很少量的過敏食物，就能立刻造成傷害。

不再有「頭痛癲癎症」

有偏頭痛的孩子，常常也有癲癎症(epilepsy)，而這也可以藉著避免吃某些食物來預防它發作。艾格博士要18位患有癲癎症的孩童，和45位有癲癎症也有偏頭痛的孩子，三餐都吃不含任何能夠引起過敏反應的食物。

四個星期以後發現，那些有癲癎症也有偏頭痛的孩子，其中有55%癲癎症不再發作，還有25%癲癎症發作的次數減少。但是在那些只有癲癎症的孩子身上，刻意避免某些食物卻沒有產生任何作用。

為了獲得進一步的證據，艾格博士又在這些孩子們的三餐飲食中，把那些有可能引起反應的食物一樣一樣的放進去。結果有32人(89%)的癲癎症又發作了！這些食物包括：牛奶(引起37%的孩子癲癎症復發)、乾酪(36%)、柑橘屬水果及小麥(29%)、雞蛋(19%)、蕃茄(15%)、豬肉(13%)、巧克力(11%)，及玉米(10%)。所有的孩子至少都對其中兩種食物產生反應。

孩子們繼續避免吃這些會引起他們反應的食物，在經過了七個月到三年不等的時間之後，有超過半數以上的孩子的癲癎症完全受到控制；其他人癲癎症發作的次數也減少了一半以上。而且，他們的偏頭痛都完全好了或減輕了。艾格博士強調，調整飲食是治療癲癎症－偏頭痛症候群的一個有效方法。

艾格博士說，癲癇症與偏頭痛二者之間的關聯，一直令許多神經學家感到困惑。不過，他推測這兩種毛病都和腦部的化學作用發生變化有關，而腦部的化學作用又是因爲受到食物成分的影響，才發生變化的，也許這就是關鍵所在。

> 附註：這種避免食用某些食物的飲食方法，對那些只有癲癇症的孩子
> 並沒有作用，只對那些既有癲癇症又有偏頭痛的孩子有效。

 有益的食物：

薑可以治療偏頭痛

許多國家的人民數百年來都是用薑來治療頭痛、噁心及神經方面的疾病。根據丹麥大學的克里希納・斯里瓦斯塔瓦博士指出，薑就像阿斯匹靈或其他治療偏頭痛的藥物一樣，能夠減少前列腺素的分泌，而前列腺素正是體內幫忙控制炎性反應和疼痛的一種激素。

斯里瓦斯塔瓦博士曾建議一位42歲的女病人，在她的偏頭痛先兆出現的時候，就吃下500~600毫克的薑粉（大約 1/3 茶匙）。結果在30分鐘之內，她就感到頭痛減輕了許多。

由於實驗非常成功，那位女士以後就每天固定吃一點生薑，使得她偏頭痛的次數及嚴重程度都大大降低了。在這之前，她每月都會出現兩、三次劇烈的頭痛。在連續十三個月服用生薑之後，她每兩個月才會出現一次輕微的頭痛。

由於食用生薑並不會像服用治療偏頭痛的藥物一樣有許多不良的副作用，所以斯里瓦斯塔瓦博士建議大家不妨試試用它來防止偏頭痛。

👍 **有益的食物:**

魚油對抗偏頭痛

根據辛辛那提大學醫學院的提摩西·麥克卡倫博士的研究發現,連續六週服用魚油能夠減少60%參加實驗的人偏頭痛發作,而且發作的次數會減少一半,嚴重程度也會減輕。而且不知為什麼,男性服用魚油防止偏頭痛的效果,比女性要好。麥克卡倫博士還建議大家少吃動物性飽和脂肪,因為它會刺激某種能夠引起偏頭痛的物質形成。

該研究指出,長期規律地吃些富含脂肪的魚,如鯖魚、鮪魚、鮭魚、沙丁魚等,對預防偏頭痛才會有幫助。如果等到頭痛發作時才趕快吃魚,那是沒有效的。

👍 **有益的食物:**

其他各種可以鎮痛的食物

根據美國農業部詹姆士·潘藍博士新的研究報告指出,牡蠣、龍蝦、肝臟、堅果、種子、綠橄欖及麥麩等富含銅(copper)這種礦物質的食物,似乎也具有鎮痛的作用。

潘藍博士是根據他分析幾項研究住院病人飲食的報告,而有了上述的發現。當病人的飲食中缺乏銅的時候,他們會向醫院要鎮痛劑來吃,例如用阿斯匹靈來解除他們的頭痛及一般的疼痛。但如果飲食中含有適量的銅,他們額外要求鎮痛劑的次數就少了一半。

潘藍博士推測,飲食中缺乏銅可能會影響到腦部的化學作用或血管的收縮,因而引起頭痛和一般的疼痛。

預防頭痛的飲食之道

　　約翰霍普金斯大學的大衛・布曲賀茲博士建議大家，預防頭痛第一件要做的事情就是要找出並且避免食用那些會引起頭痛的食物。

　　‧持續一個月的時間，避免食用所有列在本書第 274 頁的那些最有可能引起頭痛的食物，同時避免服用任何含有咖啡因的藥物。

　　‧如果你有喝含咖啡因飲料的習慣，記得用兩週的時間逐漸減少它的攝取量，改喝不含咖啡因的飲料。

　　‧經過上面兩個步驟後，如果你的頭痛消失或減輕了，你可以每三天或七天再吃第 274 頁中所列的那些食物中的某一樣。如果你又開始頭痛，你就知道那種食物確實會引起你的頭痛，以後就不要吃它。布曲賀茲博士說，有時吃下某種食物後要等24小時頭痛才會出現。如果你經常頭痛，他建議你就再也不要去碰咖啡因了。

　　‧此外，不妨吃些魚肉和一點生薑，對某些人的頭痛也會有幫助的。

　　‧如果孩童有嚴重頭痛和癲癇症，找找看是不是因為食物所引起的，而牛奶可能是頭號的嫌疑犯。

預防普通感染及呼吸
問題的食物

增強免疫功能及預防感染的食物

能夠提增免疫功能的食物：優酪乳・香菇・大蒜・富含 β - 胡蘿蔔素及鋅的食物・素食・低脂飲食

會降低免疫功能的食物：高脂飲食，特別是多不飽和蔬菜油，例如玉米油、紅花子油和黃豆油

良好的免疫系統可使你免於各種疾病。當然，遺傳基因對人體的免疫系統功能有極大的影響，但是，環境的影響也很大，而其中之一就是你的飲食。根據研究顯示，含有維生素、礦物質和其他化合物的食物，都可以大大提升免疫系統的功能，增加你對各種病毒和細菌的抵抗力，也能防止癌細胞的生長。

食物如何影響免疫系統功能

白血球是體內預防感染和抵抗癌細胞的戰士，其中的嗜中性白血球（neutrophils）能夠吞噬並殺死細菌和癌細胞；淋巴球（lymphocytes）則包括了 T 細胞（T-cells）、B 細胞（B-cells）和天生殺手細胞（NK cells）。B 細胞能夠製造抗體去摧毀入侵的病毒、細

菌和腫瘤細胞。T細胞領導許多免疫活動，並且製造兩種化學物質來對抗感染和癌細胞。天生殺手細胞則是體內對抗癌細胞的第一道防線。

許多研究證實，各種食物的成分能夠幫忙控制血液中白血球的數量及力量。因此，食物所扮演的角色就是要刺激免疫系統，使它發揮功能來保衛身體健康。

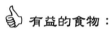 有益的食物：

神奇的優酪乳

優酪乳能夠殺菌，早已是不爭的事實。近來的研究還發現，優酪乳能夠刺激γ干擾素（gamma interfer）的生產，加強天生殺手細胞的活動力，並且增加抗體的生產。義大利的研究人員則發現，優酪乳增進免疫功能的效果和一種叫做Levaelsole的合成藥物一樣好。

加州大學的喬治・赫本博士發現，每天吃兩杯優酪乳的人，四個月之後，他們體內的γ干擾素比不吃優酪乳的人要多出五倍！更令人興奮的發現是，無論是老人或年輕人，只要每天吃6盎司優酪乳就能預防感冒、腹瀉及枯草熱（hay fever，亦稱過敏性鼻炎或花粉熱）。

有益的食物：

無活菌的優酪乳依然能夠增進免疫功能

優酪乳因為含有活菌，因此能夠增進免疫功能。但是另外一項研究發現，即使優酪乳在加熱之後，其中95%的活菌被殺死了，它依然能夠預防癌症。這可能就是因為優酪乳裡的有機體能

夠增多天生殺手細胞活動力的關係。雖然這看起來有點奇怪，但是在老鼠身上的實驗確實證明，優酪乳裡的活菌即使死了，依然能夠增進免疫功能。

 有益的食物：

香　菇

　　傳統中醫早就知道香菇具有療效。密西根大學的肯尼斯・寇藍博士在1960年時，發現香菇含有一種叫做lentinan的物質，能夠增進巨噬細胞（macrophages）和T淋巴細胞（T-lymphocytes）的功能，提高他們摧毀腫瘤細胞的能力。

　　匈牙利的研究人員還發現，lentinan能阻止肺癌細胞轉移。由此可見，香菇除了可以提高免疫功能，還能預防癌症。

 有益的食物：

大蒜的秘密

　　根據研究顯示，大蒜能夠刺激T淋巴細胞和巨噬細胞的力量，使他們能殺死更多的細菌和癌細胞。而且，大蒜還能增加天生殺手細胞的數量。這也就是為什麼大蒜能夠提高免疫系統功能的原因。

 有益的食物：

素食者的免疫優勢

　　蔬菜和水果含有許多能夠增強免疫功能的化合物，包括維生素 C 和 β - 胡蘿蔔素。根據德國癌症研究中心最近發表的研究結

果顯示,男性素食者的白血球對抗腫瘤細胞的力量,比男性肉食者的白血球要強兩倍。也就是說,素食者只需要肉食者一半的白血球,就能達到同樣的免疫功能。研究人員推測,這可能就是因為素食者的白血球可以生產更多的天生殺手細胞,或是使天生殺手細胞的威力更強。此外,素食者血中胡蘿蔔素的含量也比肉食者高很多;而胡蘿蔔素也是增強免疫功能的食物成分之一。

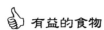 有益的食物

水果和蔬菜

根據亞利桑納大學的研究結果顯示,富含 β - 胡蘿蔔素的各種水果和蔬菜,例如菠菜、芥藍、蕃薯、南瓜、和紅蘿蔔,都能夠增加天生殺手細胞的數量,及活化 T 淋巴細胞。而且吃越多,增加的免疫細胞也越多。

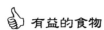 有益的食物:

鋅可以使老化的免疫系統恢復活力

鋅可以幫助免疫系統發揮最大的保衛作用。缺乏鋅的動物很難抵抗細菌、病毒和寄生蟲的侵襲;兒童和成人若缺乏鋅,也常會有感冒及呼吸道受到感染的情形。

胸腺(thymus gland)在免疫系統中扮演了一個很重要的角色,因為它會分泌一種能夠刺激 T 細胞增加的激素。但是胸腺會隨著年齡增加而縮小,所以到了中年以後,胸腺分泌的這種激素也就跟著減少了。

不過,義大利有一項實驗,給一小群65歲以上的人每天服用15毫克的鋅,結果他們血液中的激素與 T 細胞的數量,竟然又回

復到與年輕人一樣多的程度。

鋅的最佳食物來源是牡蠣。每 3 盎司生牡蠣含有63毫克的鋅；3 盎司煙燻牡蠣所含的鋅則高達103毫克。（請參考第 413 頁所列其他含有鋅的食物）

 有害的食物

脂肪有礙免疫功能

脂肪攝取太多，尤其是不良的脂肪種類攝取太多，會妨礙免疫功能。根據麻塞諸塞大學的研究發現，讓年輕人的脂肪攝取量由32%降到23%，會使體內天生殺手細胞的活動力提高48%。

不過，脂肪的種類也是影響免疫功能的一個因素。魚油（含omega-3 脂肪酸）實際上能提高免疫功能；蔬菜油（含 omega-6 脂肪酸）則會抑制淋巴球形成，使免疫功能受損。而且，蔬菜油比較容易氧化，因此也比較容易形成能夠攻擊免疫細胞的氧氣自由基，壓抑免疫功能。

 有益的食物：

喝酒的人何以免疫力較好

喝一點酒可以增加免疫力，因為它可以摧毀引起疾病的微生物。古希臘人用酒來消毒傷口。法國人在二次大戰期間用酒來消毒被污染的自來水；1800年代末期巴黎霍亂大流行時候，酒也救了許多人的性命。奧地利的研究人員後來也證實，酒可以殺死造成食物中毒的細菌，包括沙門氏菌、葡萄球菌和大腸桿菌。

經由現代科學的幫忙，證實了老祖母的智慧，她們早

就知道把魚和水果浸在酒裡來殺菌。

——雅夫士・葛洛瑞斯博士，法國研究人員

美國食品與藥物管理局的研究人員，卡爾・克隆茲博士發現，吃生牡蠣的時候喝杯酒，或者在吃之前用酒把它沖洗一下，可以減少90%感染肝炎的機會。但是喝啤酒的人一樣會受到感染，因為啤酒的酒精濃度不夠，無法殺死牡蠣裡的病毒，克隆茲博士推測，酒精可能可以阻止肝炎病毒被吸收到血液裡，或者是在病毒到達小腸以前，就把它們大部分都殺掉。

注意：克隆茲博士強調，吃生牡蠣時即使喝了酒也不安全，因為酒精無法把生牡蠣裡面所有的細菌全部都殺死；只有把它煮熟才行。

增強免疫功能的飲食之道

・最好的方法就是多吃水果和蔬菜，特別是大蒜和那些富含 β-胡蘿蔔素及維生素 C 的蔬果。

・少吃肉，尤其是少吃肥肉。

・少吃含有 omega-6 脂肪酸的蔬菜油，如玉米油、葵花子油及紅花子油。

・多吃海鮮，特別是富含脂肪的魚類及貝殼類海鮮，並且多吃其他含鋅的食物。

・規律地吃些優酪乳。

・少吃糖，有些研究報告說它會降低免疫功能。

預防感冒、流行性感冒、支氣管炎、鼻竇炎及枯草熱的食物

> 能夠預防呼吸道感染的食物：雞湯·大蒜·辣椒·咖哩粉·馬蘿蔔（horseradish，又稱山葵）·富含維生素 C 的食物·優酪乳
>
> 能夠惡化呼吸道感染的食物：牛奶

　　加州大學醫學系教授艾文·奇曼博士說，許多從幾百年前就被用來治療呼吸道疾病的食物，與我們現在所用的藥物有一個共通之處就是，他們都能夠稀釋分泌的黏液，並且幫忙讓它被咳出來或排出體外，以免它阻塞了呼吸道。這些食物中效果最大的，就是辣椒和其他的辛辣食物了。

辛辣食物如何模仿藥物發揮功效

　　根據奇曼博士的說法，辣椒裡的辣椒素有去痰的作用；馬蘿蔔裡面含有的芥子油能夠刺激嗅覺神經的末梢，使人流淚和流口水；大蒜裡的蒜頭素可以幫助調節體內的黏液，使其順利排出體外。辛辣食物所具有的這些作用，也正是一般治療呼吸道感染的

藥物所具有的藥效。

> 許多在藥房出售的感冒藥和咳嗽藥，他們的功效和辣椒
> 的作用完全一樣，但是我覺得吃辣椒更好，因為它沒有
> 任何副作用。我相信有90%的人都敢吃辣椒，並且會感
> 受到它的好處。
>
> ——艾文・奇曼博士，加州大學教授

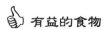 **有益的食物**

為什麼辛辣的食物才有效

當你吃下一口辣椒或芥末的時候，它會碰觸到嘴巴、喉嚨和胃裡的神經末梢，神經就會向腦部傳出訊息。腦部在接到訊息後，會下令迷走神經立刻分泌液體，使你開始流眼淚和流鼻水。想像一下同樣的情形在肺部支氣管裡面發生，液體可以將支氣管內的刺激物一併帶到體外。這就是為什麼辛辣的食物對氣喘、枯草熱、慢性支氣管炎和肺氣腫等毛病都能有所助益的緣故。

奇曼博士建議那些已經患有肺氣腫和慢性支氣管炎的人能夠規律地吃些辛辣的食物，至少每週三次，這樣可以幫助呼吸更容易一點。而且他還發現，即使是抽煙的人，如果他們比較常吃辛辣食物，那麼他們罹患肺氣腫和慢性支氣管炎的機會也比較少。抽煙是造成這兩種疾病的主要原因。

 有益的食物：

雞　湯

為什麼有慢性支氣管炎的病人要喝雞湯呢？奇曼博士說：

「雞肉就像大多數含有蛋白質的食物一樣，含有一種叫做半胱胺酸(eysteine)的天然胺基酸，在煮雞湯的時候會釋放出來。它的化學成分就和許多醫生開給慢性支氣管病人的藥很類似，能夠稀釋肺裡的黏液，使黏液比較容易排出體外。」

還有一位馬文・賽克納博士曾做過一項實驗，讓15位健康的人分別慢慢地一小口一小口的喝熱雞湯、熱水或冷水，等5分鐘和30分鐘以後，再測量黏液和空氣通過他們鼻腔的速度。結果發現雞湯的表現最好。賽克納博士說，如果喝的是一碗熱氣騰騰的雞湯，就能更快、更有效地幫助氣管暢通。如果想要預防感冒，奇曼博士建議大家，最好的方法就是每天喝一碗加了許多大蒜、洋蔥、辣椒和咖哩等辛辣食品的雞湯。不過，因為雞湯需要大約30分鐘的時間來發揮它的作用，所以最好是慢慢的喝，而不要一口氣把它喝掉。

 有益的食物

大蒜可以治療感冒

當你覺得喉嚨好像有點痛的時候，趕快吃一些大蒜或洋蔥，就可以預防感冒。根據楊百翰大學微生物學教授詹姆士・諾斯博士的研究指出，大蒜和洋蔥確實能夠殺死引起感冒和流行性感冒的病毒及細菌。大蒜更是「俄國的盤尼西林」，根據報導，俄國官方曾經有一次進口了500噸大蒜來應付國內的流行性感冒。

> 治療感冒最好的家庭藥方，就我所知，就是在感冒症狀一出現的時候，趕快吃幾顆生大蒜……把它切成小塊然後像吞藥丸一樣把它吞下去。如果這樣會使你感到脹氣，就少吃一點。我建議那些抵抗力較差的人，每天都

吃一、兩瓣大蒜比較好。

——安德魯·威爾博士，*Natural Health, Natural Medicine*一書的作者

奇曼博士治療呼吸問題的方法

奇曼博士說，當你的呼吸道受到感染，呼吸不順暢的時候，吃一點辛辣的食物會比吃藥好一點。

· 在水裡面加10~20滴辣椒醬，把它喝下去或是拿來漱口。

· 嚼一片辣椒。

· 吃一頓辛辣的墨西哥餐。如果你的呼吸問題是慢性的，那就一星期吃三次。

· 煮湯時加幾顆整粒的大蒜

👍 **有益的食物：**

多喝水

感冒的時候醫生總是叫你多喝水。因為當你鼻子不通的時候，你就會用嘴巴來呼吸，這樣會使呼吸道內的黏液變得乾燥；而病毒在乾燥的環境裡面繁殖得比較好。因此，多喝水保持呼吸道濕潤就可以防止病毒繁殖。而根據研究發現，喝熱水又比喝冷水好，因為熱水的熱氣本身就可以殺死病毒。感冒時最好每天喝6~8杯熱的飲料，包括水在內，但是不要喝牛奶！

我治療感冒的方法就是要吃東西，睡覺前還要來一份熱熱的烤洋蔥。

——喬治·華盛頓

👇 有害的食物

牛 奶

　　民間很盛行的一種說法是感冒時不要喝牛奶，因為喝牛奶會產生更多的黏液，使你覺得呼吸道阻塞得更嚴重。但是澳洲的研究人員在比對了喝牛奶的人（每天喝11杯）和不喝牛奶的人，二者感冒時所分泌的黏液之後，證明喝牛奶的人分泌的黏液，並不比不喝牛奶的人來得多。研究人員推測，可能因為牛奶本身的黏稠性，使人覺得喉嚨好像黏黏的不舒服，而實際上在肺部和鼻子裡的黏液根本沒有增加。

　　然而，奇曼博士建議大家，鼻子不通或有其他呼吸道感染的時候，最好還是不要喝牛奶或吃乳製品。因為牛奶雖然不會直接增加黏液分泌，但是它卻具有一種和辛辣食物相反的作用。前面提過，辛辣的食物會刺激嘴巴和胃裡的神經末梢，然後迷走神經會分泌更多的液體來稀釋呼吸道內的黏液，幫助黏液排出體外；而牛奶正好會抑制這種作用。（順便一提，這也就是為什麼當你吃了太多辣椒，嘴巴覺得很辣的時，喝點牛奶會讓你感到舒服的原因。）

👍 有益的食物：

茶和熱飲可以治療喉嚨痛和咳嗽

　　民間有許多治療感冒的方法，下面介紹四種經過科學驗證有效的飲品：

　　·俄式馬蘿蔔熱飲。在一杯熱水裡面，加一湯匙馬蘿蔔粉、一茶匙蜂蜜和一茶匙大蒜粉，攪拌均勻後慢慢喝下，或是

用來漱口，對喉嚨痛很有幫助。奇曼博士說，這是俄羅斯人長久以來治療喉嚨痛的方法。

・歐洲甘草茶。歐洲甘草具有麻醉的效果，能減輕喉嚨痛和咳嗽。但是不可用的太多，因為它會讓血壓升高。

・鼠尾草（sage）漱口水。德國的醫生常建議有扁桃腺炎和喉嚨痛的人，用熱的鼠尾草漱口水來漱口。做法是將一到二茶匙乾的鼠尾草葉，放在一杯熱水裡泡十分鐘即可。不過，兩歲以下的孩童不可食用鼠尾草。

・洋蔥咳嗽糖漿。六個白色的洋蔥切碎放入鍋中，加入半杯蜂蜜，以小火熬兩小時後過濾即可。每日服用數次，最好溫熱了以後再吃。

👍 有益的食物：

杜克博士治療喉炎的方法

你曾經因為喉嚨發炎而覺得喉內乾癢、疼痛、咳嗽和聲音嘶啞嗎？農業部的藥草專家金姆・杜克博士說，如果他罹患喉炎的話，他會喝一杯鳳梨汁，裡面加一點薑、肉豆蔻（nutmeg）、迷迭香（rosemary）、薄荷（spearmint）、歐洲甘草（licorice）、百里香（thyme）或小豆蔻（cardamom），這些食物對喉炎都有幫助。不過，如果你有高血壓，最好不要加歐洲甘草。

👍 有益的食物：

預防枯草熱和感冒的食物

在花粉傳播的季節和冬季開始之前的三個月，每天吃 3/4 杯優酪乳的人，可以比那些沒有吃優酪乳的人，大約減少十倍枯草

熱發作的機會，而且也減少四分之一罹患感冒的機會。

　　加州大學的免疫學家，喬治‧赫本博士指出，這是因為優酪乳可以增加γ干擾素的數量，來抵抗病毒感染及過敏反應。而且吃的越多，γ干擾素增加的也越多，這樣免疫力也會更強。不過，如果優酪乳裡的活菌死掉了，那就沒有效了。

　　此外，洋蔥裡面含有大量的檞皮苷，對紓解枯草熱也極為有效。

👍 有益的食物：

維生素C可以預防支氣管炎

　　慢性支氣管炎主要是因為呼吸道長期受到香煙侵襲而發炎，並且造成黏液增加堵塞呼吸道，使呼吸不順暢所致。還有一部分的原因，可能是缺乏維生素C的關係。

　　根據美國環境保護局的喬爾‧史瓦茲博士最近一項調查了9,000人的研究報告指出，那些每天從食物中攝取300毫克維生素C的人，罹患慢性支氣管炎和哮喘的機會，只有那些每日攝取100毫克維生素C的人的70%。這200毫克維生素C的差別大概是少吃了一個甜瓜，或少喝了兩杯八盎司的橘子汁。

　　史瓦茲博士說，大量攝取維生素C對抽煙的人來說格外重要。許多研究都證實，抽煙的人血液中維生素C的含量都出奇的低。這可能是因為身體為了保護被香煙侵襲的呼吸道，而將維生素C迅速用盡了的緣故。因此，抽煙的人需要比不抽煙的人多攝取3.5倍的維生素C才夠用。

　　史瓦茲博士還說，高鹽飲食也會導致呼吸器官的疾病，包括肺氣腫在內。因為太多的鹽會使得體內的鈉／鉀比例失去平衡，

引起支氣管及神經系統的反應過度,而導致發炎及肺部受損。

其他各種預防流行性感冒的食物

　　‧薑能殺死流行性感冒病毒。

　　‧香菇含有一種叫做 lentinan 的物質,根據日本人的實驗顯示,它對抗流行性感冒病毒的效果,比一般的抗病毒藥物還要好。

　　‧洋蔥裡的檞皮苷,能夠抵抗病毒及細菌。

用洋蔥、辣椒和魚來對抗哮喘

> 能夠紓解哮喘的食物：洋蔥・大蒜・魚油・辣椒・富含維生素C 的蔬菜和水果・咖啡
>
> 能夠惡化哮喘的食物：動物性食品・會引起過敏的食物，例如堅 果、雞蛋、可樂

食物早已被用來治療哮喘，例如古埃及人在西元前1550年就用葡萄、無花果、乳香（frnakincense）、杜松果（juniper fruit）和酒來治療哮喘。中國人用茶葉；古希臘和羅馬人用大蒜、辣椒、肉桂（cinnamon）和醋；中世紀時的人用魚、薄荷、大麥粥、小紅蘿蔔和荷蘭芹（parsley）等來治療哮喘。在這些古老的藥方之中，辛辣的食物、水果、蔬菜和魚是經得起科學驗證的。

食物影響哮喘的四種方式

哮喘的症狀包括呼吸困難、哮鳴和咳嗽。當哮喘發作的時候，肺裡的細支氣管會突然被黏液及其他的分泌物堵塞；如果沒有把它清理掉，甚至會導致窒息。目前已經知道造成哮喘的主要

原因,是因為細支氣管和鼻管的管壁增厚及慢性發炎,才會造成劇烈的氣管收縮、肌肉痙攣和呼吸困難。所以,新的治療方法重點是放在對抗氣管慢性發炎這方面。

 有益的食物:

洋　蔥

洋蔥至少含有三種抗發炎的天然化學物質,能夠從根本上去治療哮喘。根據德國的華特・多爾許博士研究指出,洋蔥能夠抑制組織胺(histamine)的活動,而組織胺又是一種會引起哮喘過敏症狀的化學物質。他還發現,洋蔥竟然可以使哮喘發作的機會降低50%左右!

紐約大學的艾瑞克・布拉克博士也找到洋蔥裡的一種「硫化合物」,在實驗中證明能夠預防那些會導致發炎和哮喘的生化反應。

此外,洋蔥的殺菌力也非常強,正好可以防止因為細菌感染而引起的哮喘發作。

 有益的食物:

魚　油

英國的研究人員做過一項實驗,讓有哮喘的人每天服用高劑量的魚油(大約等於吃八盎司的鯖魚),連續服用十週之後,發現他們體內分泌的白三烯素(leukotrienes)減少了50%。白三烯素是一種會引起氣管收縮的化學物質,而且它的強度比組織胺要高出一千倍。

研究人員認為,養成吃魚的習慣,特別是吃富含 omega-3 脂

肪酸的魚類，可以預防健康的人罹患哮喘，也可以幫助那些已經罹患哮喘的人修補發炎的氣管。此外，史瓦茲博士最近的一項研究也發現，在美國，常吃魚的人比較不容易罹患哮喘或其他呼吸器官方面的疾病。其他地區的人，例如愛斯基摩人，他們常吃大量海鮮，罹患哮喘的人也很少。

不過，值得注意的是，有一項研究報告曾指出，對阿斯匹靈過敏的人如果服用魚油，反而會使哮喘更加惡化。

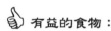 有益的食物：

水果和蔬菜

前面曾提到史瓦茲博士的一項研究結果發現，每天攝取300毫克維生素 C 的人，可以減少30%罹患哮喘和支氣管炎的危險。只要三杯八盎司的橘子汁，或是三杯煮熟的綠花莢，就能提供300毫克維生素 C，但是大部分美國人只攝取了其中四分之一的分量而已。

維生素 C 為什麼可以預防哮喘呢？史瓦茲博士推測的原因有很多，其中包括維生素 C 能夠中和氧氣自由基、加速組織胺新陳代謝（組織胺是在過敏反應時形成的）、緩和支氣管平滑肌痙攣，及影響前列腺素分泌等。這些作用都可以幫助控制支氣管發炎及痙攣，因此也就可以減少哮喘發作的機會。

有益的食物

不吃肉的人呼吸會比較順暢

有一份針對25位哮喘患者所作的研究報告指出，當這些患者完全不吃任何肉類、魚類、雞蛋和乳製品，經過四個月之後，其

中有71%的人病情獲得了改善；經過一年之後，更有高達92%的病人病情進步了！這是什麼緣故呢？醫生說可能是因爲這樣的飲食內容使病人得以避免接觸食物中的致敏原，減少了哮喘發作的機會。另外一個原因可能是：容易引起發炎的白三烯素是由花生四烯酸（arachidonic acid）製造出來的，而花生四烯酸主要的來源又是動物性食品。

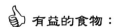 有益的食物：

辛辣的食物

根據加州大學艾文・奇曼博士的研究指出，辣椒、芥末、洋蔥、大蒜這一類辛辣的食物，能夠刺激消化道內的神經末梢，使得嘴巴、喉嚨和肺部裡會分泌液體來幫忙稀釋黏液，好讓黏液能被排出呼吸道，讓呼吸順暢。

此外，辣椒裡的辣椒素被吃下去之後，可以發揮抗炎性活動的作用；被吸入之後，可以發揮使支氣管擴張的作用。洋蔥和大蒜也都具有抗炎性活動的特性。

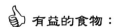 有益的食物：

咖　啡

喝咖啡的人似乎比較少有哮喘症。有一項研究報告調查了72,284 位 15 歲以上的義大利人，結果發現長期飲用咖啡的人，哮喘發作的程度比較輕，罹患的機會也比較少。每天喝一杯咖啡，可以減少 5% 罹患哮喘的機會；每天喝兩杯，可以減少 23% 的機會；每天喝三杯，可以減少 28% 的危險。而每天喝三杯以上，其減少哮喘的危險性並未明顯降低，原因是：三杯咖啡裡面

所含的咖啡因，大約就具有和一般支氣管擴張藥物相同的功效。

　　治療哮喘最常用的方法之一，就是喝杯濃咖啡。

——海德・索特博士，愛丁堡醫學期刊，1859

　　哈佛大學的研究人員史考特・魏斯博士在分析了兩萬個美國人的健康資料之後，也得到了類似的結論。他發現長期喝咖啡的人哮喘發作的機會，比不喝咖啡的人要少三分之一。而且每天喝三杯咖啡的保護作用，也比喝兩杯或一杯要好一些，即使是只喝一杯咖啡，也會有幫助。

　　根據另外一項研究報告指出，哮喘發作時，可以給患者喝兩杯濃咖啡當做緊急的處理方式，它的效果會和服用藥物一樣有效。

有害的食物：

可　樂

　　有些食物也會引起突然而且嚴重的哮喘發作，特別是在孩童的身上發生。這些食物包括雞蛋、魚、堅果、巧克力，甚至可樂。英國研究人員曾讓十位 7 歲到 17 歲的孩子參加一項實驗，他們都說自己在喝了可樂之後，立刻會有喘氣和咳嗽的現象出現，而且這種現象可以維持一個鐘頭到兩天不等。於是研究人員要他們分別喝可樂、蘇打水或白開水，再來測量他們的呼吸情況。結果不出所料，喝下這三種飲料後呼吸情況的變化雖然不大，但是十個人之中有九個人在喝下可樂後的半小時內，呼吸道確實對組織胺變得比較敏感。其他兩種飲料，則沒有這種情形發生。

　　研究人員認為，這可能是第一次有人證實，可樂也會引起哮

喘的症狀。

注意那些遲來的、由食物引起的哮喘

　　食物引起的哮喘，通常在吃下那種食物後數分鐘或一小時左右就會發作；但有時也會等到一天以後才發作。根據荷蘭的研究顯示，在118位哮喘患者身上，有些人的症狀竟會在吃下某樣食物後32~38小時才發作，然後症狀大約會持續48~56小時之久。其中有93%的病人在避免那些會令他過敏的食物半年到一年後，病情就改善了。

☜ **有害的食物：**

牛　奶

　　牛奶也是一種會引起哮喘的食物，通常在小孩身上出現的機會較多，不過在成人身上也有可能發生。

　　有一位29歲的男士，突然之間開始每週有兩、三次支氣管痙攣的情形出現，每次都會持續一、兩小時。而且似乎每天吃過早餐以後，就會有呼吸不順和乾咳的情況出現，有幾次甚至嚴重到必須上醫院急診。有一天，他喝了一杯冷牛奶，20分鐘之後，他發現自己因為嚴重的支氣管痙攣以及全身都是蕁麻疹而躺在醫院的急診室裡。

　　醫生發現牛奶是元凶。這位男士只需要喝 1/4 杯牛奶，就會引起支氣管痙攣；給他吃一點乾的酪蛋白(牛奶的蛋白)，20分鐘內他就會氣喘及腹痛。而且，這些突然發作的嚴重過敏現象，事前一點警訊也沒有。只要他不喝牛奶，這些哮喘的症狀就不會出現了。

☞ 有害的食物：

味精引起的哮喘

味精除了會引起某些過敏的人感到頭痛、噁心、流汗及胸部疼痛之外，也會引起哮喘。但是這兩者之間的關聯很難被發現，因爲它通常在 6~12 小時後才發作。而且研究人員發現，對那些體質敏感的人來說，味精吃越多，就越容易引發哮喘。

預防哮喘的飲食之道

・盡量多吃具有抗炎性作用的食物，例如洋蔥、大蒜、富含脂肪的魚、水果和蔬菜，特別是維生素 C 含量多的蔬果，以預防呼吸道發炎。

・少吃含有 omega-6 脂肪酸的蔬菜油，例如玉米油、葵花子油和紅花子油，因爲這些油容易引起發炎，並且會抑制抗炎性食物的作用，特別是會妨礙魚油的功效。

・少吃肉類和動物性脂肪，這些食物也容易引起發炎。

・多吃辛辣的食物，他們可以幫助清理呼吸道內的黏液，預防哮喘發作。

・如果咖啡因不會對你造成不良影響，不妨每天喝三杯來預防哮喘；或者是在哮喘發作時喝杯咖啡，當做緊急的處理方式。

・避免任何會使你呼吸困難，或引起哮喘的食物。

預防膀胱炎的食物

能夠預防或紓解膀胱炎的食物：大果越橘(cranberries，又稱蔓越橘)·越橘(blueberries)·大量的水果

能夠使膀胱炎惡化的食物：咖啡因·巧克力

除了感冒之外，最令婦女困擾的問題大概就是膀胱炎了。膀胱炎通常是因為大腸桿菌從尿道進入膀胱而引起的發炎，患者在排尿時會感到灼熱、疼痛，有時尿裡還會有血。男性也會有膀胱炎，不過比較少見。

👍 有益的食物：

大果越橘和越橘

幾世紀以來，大果越橘就被用來治療膀胱炎。從前醫生認為大果越橘能使尿液變成酸性，然後就會把引起尿道感染的大腸桿菌給殺死。不過，後來科學家又發現，其實大果越橘還有一種更精巧的方法來防止膀胱炎。1984年時，俄亥俄揚史唐州立大學(Youngstown State University in Ohio)的微生物學教授安東尼·索

波塔博士，首次發現腸子裡的大腸桿菌會爬進尿道，然後利用它們細小如髮的附屬器（appendages）讓自己和尿道裡的細胞連接在一起，於是尿道就被感染了。大果越橘和越橘裡含有獨特的化學物質，可以破壞大腸桿菌的附屬器，使大腸桿菌無法附著在尿道細胞上，就會被尿液沖走，尿道也就不會有感染的情形出現了。

到了1991年，以色列的科學家分別用葡萄柚汁、芒果汁、芭樂汁、橘子汁、鳳梨汁、大果越橘汁和越橘汁來做實驗，結果也證實只有後二者同屬於杜鵑花種越橘屬的果汁，才能有效地摧毀大腸桿菌的感染。

那麼要喝多少大果越橘汁才有效呢？根據研究顯示，每天喝半杯到兩杯之間的分量，都可以預防膀胱炎。

預防膀胱炎的飲食之道

．如果你有尿道感染的情形，不妨試試每天喝一、兩杯大果越橘汁。如果你的病因是大腸桿菌引起的，應該可以預防尿道再度感染。

．多吃一些越橘，它同樣具有預防膀胱炎的作用

．多補充液體，每天至少喝兩夸脫。

．膀胱炎沒好以前，不要吃巧克力和含咖啡因的食物，因為它們可能會使尿道發炎的情況更加惡化。

要注意的是，大果越橘只能預防尿道再度感染，卻無法完全根治這個毛病，你還是須要找醫生用藥才行。

大果越橘造成酸性尿的迷思

有些醫生認為大果越橘並不是治療膀胱炎的一個好方法，因

爲它會使尿液變成酸性的，有可能會因此而刺激到膀胱，反而造成某些人的病情加重。不過，醫界長久以來所認定的這個觀念，可能是錯誤的。因爲根據許多研究資料顯示，大果越橘的酸性作用其實很溫和，應該不會刺激或傷害到膀胱。而且，一個人必須每天喝六杯以上的大果越橘汁，才有可能使尿液變成酸性的。由此看來，大果越橘預防膀胱炎的機制，應該不在於它能使尿液變成酸性去殺死大腸桿菌，而且它也不可能會刺激到膀胱。

 有益的食物：

大量補充液體

大量補充液體，包括水分在內，能夠預防膀胱炎，因爲液體可以稀釋尿液中細菌的數量，並且增加尿意，使細菌快些被排出體外。大腸桿菌繁殖的速度很快，尿液在膀胱裡貯存的時間越久，細菌就越多，灼熱、疼痛及其他症狀就越嚴重。所有的液體都能讓細菌隨尿液排出體外，而大果越橘汁還有摧毀大腸桿菌的雙重作用。

有害的食物：

咖啡因和巧克力

通常，膀胱炎患者的尿道組織也會發炎。有些食物，例如含咖啡因的食物和巧克力，會刺激尿道組織，使發炎的情形更加惡化，所以要盡量避免。

預防疱疹病毒的飲食

最容易引起疱疹的三種食物：

· 巧克力
· 堅果
· 動物膠（gelatin，做果凍的原料）

　　你有唇疱疹、口腔潰瘍、帶狀疱疹，或EB症（Epstein-Barr disease，又稱傳染性單核細胞增多症）嗎？如果有，你就像其他三千萬美國人一樣，受到疱疹病毒（herpes virus）的折磨。雖然90%的人身上都有疱疹病毒蟄伏，它會不會爆發出來，則和飲食有相當大的關聯。

食物能夠控制疱疹病毒爆發與否

　　印第安那大學醫學院名譽教授理查·葛瑞非茲博士說，你吃的食物分子最後都會到細胞裡去，蟄伏在體內的疱疹病毒會不會爆發出來，就看這時候你給它吃的是什麼東西而定。

在1950年代，葛瑞非茲博士就發現，食物裡不同的胺基酸對疱疹病毒來說，是有好有壞的。如果給疱疹病毒吃的是精胺酸（arginine），它就會像發瘋似的繁殖起來；如果給它吃的是賴胺酸（lysine），它就會受到壓抑而無法擴散。有一個理論的解釋是，賴胺酸會在細胞周圍形成一層保護膜，令疱疹病毒無法刺破細胞跑出來。如果真是這樣，選擇食物不就是一件很重要的事嗎？

因此，葛瑞非茲博士二十年來，都勸他的病人要多吃含有賴胺酸，少吃含有精胺酸的食物，務必要讓賴胺酸在你的細胞裡占優勢，才能壓制疱疹病毒，不致使它發作出來。

精胺酸的實驗

為了證明精胺酸的確能夠刺激疱疹病毒發作，葛瑞非茲博士給他的病人服用高劑量的精胺酸（每日四次，每次500毫克），並且限制他們賴胺酸的攝取量。結果五個人之中有三個人在第二天就迅速爆發了嚴重的疱疹，使得這個實驗不得不中斷。有一個人原來只有嘴唇上面有疱疹的，現在眼睛下面也出現了。有一個小女孩變得滿嘴裡面都是疱疹。

那麼要吃多少食物才會攝取到實驗中所用的精胺酸分量呢？只要兩盎司的花生或巧克力就行了！

反過來說，多吃富含賴胺酸的食物，就能減少精胺酸帶來的威脅。富含賴胺酸的食物包括：牛奶、黃豆、肉類，包括牛肉和豬肉。葛瑞非茲博士說：「我注意到有疱疹的病人似乎牛奶都喝得不多。」此外，嬰兒第一次感染疱疹的時間，通常也是在斷奶之後。

容易引起疱疹的食物

　引起疱疹的關鍵不只是食物分量多寡而已，食物中精胺酸與賴胺酸二者之間的比例平衡也很重要。根據葛瑞非茲博士指出，下面這些食物中精胺酸對賴胺酸的比例都偏高，因此也就比較容易刺激疱疹病毒生長。

絕對要避免的食物：
杏仁
蘇木果
腰果
榛子（hazelnuts）
花生
山核桃（pecans，大胡桃）
核桃
巧克力
動物膠（果凍）

不可以吃太多的食物：
椰子
大麥
玉米
燕麥
小麥，包括麥麩及小麥胚芽
麵食（pasta）
結球甘藍

「可是我吃了很多堅果也沒有得疱疹啊」

就像不是每個人吃多了鹽，血壓就一定會升高一樣，有些人吃了很多堅果也沒有得疱疹。葛瑞非茲博士說：「如果你已經有了疱疹，最糟的一件事就是你仍然去吃那些含有大量精胺酸的堅果，因為這樣會使你的疱疹永遠好不起來。」雖然並非所有專家都同意他的看法，但是照著他的建議去做也沒什麼危險。不像吃藥，非但很貴，而且可能有副作用，或根本沒什麼效果。

如何判斷食物引起了疱疹發作

葛瑞非茲博士說，要判斷病疹是否因為食物而引起的方法很簡單，只要吃一些含有大量精胺酸的食物，然後看看第二天疱疹有沒有出現就知道了。些人則需要吃多一點；不過，通常大約3.5盎司的堅果就可以測驗出來了。

> 只要平常不去吃堅果、巧克力和動物膠，就不用擔心吃了太多精胺酸。裹了一層巧克力的堅果則是雙重威脅。
>
> ——理查・葛瑞非茲博士

一旦你試驗出來哪種食物會引起疱疹的出現，就要儘早避免再吃這種食物。因為，低精胺酸、高賴胺酸的食物療法，是在疱疹症狀剛出現的階段，以及預防疱疹再度復發時效果最好。如果疱疹已經完全發作出來，再想用這種方法來治療它就很困難了。

👎 有害的食物：

花生醬三明治的個案

　　葛瑞非茲博士曾有一位女病人，在月經來時陰部特別容易出現疱疹，令她痛苦難當。於是葛瑞非茲博士要她採取低精胺酸的飲食，並且開給她500毫克的賴胺酸，讓她每日服用兩次。結果她的疱疹大約有一年沒再出現。然後突然之間，疱疹又出現了。原因是她開始在中午吃花生醬三明治當午餐，使得她的細胞增加了很多精胺酸，疱疹才會復發。之後她不再吃花生醬，到現在，已有五年疱疹沒再出現了。

👍 有益的食物：

海　藻

　　加州大學海軍生物科學實驗室的兩位研究人員在試管實驗中發現，當疱疹病毒遇到某些可食用的海藻時，病毒的數量會減少50%。更令人驚訝的是，當研究人員在試管中先把人的細胞和海藻的提煉物混合在一起，兩小時後再加入疱疹病毒，結果發現病毒竟然百分之百的沒再繁殖。

👎 有害的食物：

帶狀疱疹與巧克力

　　帶狀疱疹發作時非常難受，而且據統計，超過80歲以上的老人之中約有半數曾經得過帶狀疱疹。這可能是因為老人的免疫能力隨著年齡增高而降低，才使病毒有機會冒出來。帶狀疱疹是一

種侵犯神經細胞的病毒感染，會造成皮膚上出現疼痛難耐的水泡。即使在治癒後，大約有 5% 的人仍然會覺得疼痛，這也就是所謂病毒感染後遺留下來的神經痛。

帶狀疱疹是一種嚴重的病毒感染，需要看醫生才行。不過，為了預防起見，葛瑞非茲博士建議大家少吃含有大量精胺酸的食物，例如巧克力。如果你已經有病毒感染後遺留下來的神經痛，葛瑞非茲博士建議你每天服用三或四次，每次兩粒各500毫克的賴胺酸，看看會不會有幫助。

預防唇疱疹、口腔潰瘍、帶狀疱疹和EB症的飲食之道

如果你有疱疹，或是感覺好像有疱疹要發作，就不要吃那些富含精胺酸的食物，如堅果、巧克力和動物膠。葛瑞非茲博士說，你的動作越快，你就越有可能從中得到一些好處。

通常只要少吃富含精胺酸的食物，就可以遏止病毒。如果這樣做依然無效，葛瑞非茲博士建議每天再服用一或二粒500毫克的賴胺酸藥片，直到疱疹感染的情形轉好為止。

這種方法雖然不一定對每一個人都有效，但是你可能會因此而舒服一些，值得一試。

預防關節和骨骼問題
的食物

預防類風溼性關節炎的食物

可能引起或惡化關節炎的食物：玉米‧小麥‧牛奶‧肉類‧含 omega-6 脂肪酸的蔬菜油（玉米油、紅花子油、葵花子油）
能夠紓解關節炎的食物：富含脂肪的魚‧素食‧薑

食物與關節炎有關不再只是民間傳說

關節炎的發生與遺傳、病毒或其他影響因子都大有關係，其中飲食的影響力也很大。根據最近的醫學研究結果顯示，食物能夠增加或減輕關節發炎的嚴重程度，下面就是一個很好的例子。

👎 有害的食物：

「我被乾酪害慘了」

英國有一位年僅38歲的婦人，已被類風溼性關節炎折磨了十一年，她的手臂、腿部及臀部的關節都腫得很大，發炎的情形相當嚴重。她每天都覺得非常疲累，而且四肢僵硬。不但手無法握緊，連身體稍微移動一下也立刻疼痛難當。

　　她吃過很多種藥，甚至還換過血，不但沒什麼效果，這些藥的副作用反而使她病得更厲害。醫生開始懷疑她的病情是否與她過分愛吃乾酪，有時甚至一天可以吃掉一磅有關。此外，醫生還注意到她對多種藥物都有過敏反應，連吃阿斯匹靈也會胃痛。

　　她的病會不會是因爲食物過敏而引起的呢？是不是她的免疫系統把某種食物成分當成入侵者，於是分泌許多抗體前去圍剿，結果把她的關節也一併摧毀了呢？於是醫生要她停止再吃任何乳製品——包括牛奶、奶油和乾酪。

　　結果在三週之內，她的關節就不再腫脹，幾個月之後，她就完全好了。直到有一次她不小心吃了點乾酪，結果12小時後，她的舊疾又復發了。

食物如何影響類風溼性關節炎

　　目前已知食物至少有兩種方式可以抑制類風溼性關節炎。第一種方法是：某些特別的食物成分，尤其是脂肪，能夠調節體內一種叫做二十酸(eicosanoids)的化學物質，藉此來控制發炎、疼痛和其他症狀。

　　第二種方法是：有些人是因爲對某樣食物會產生強烈的過敏反應，才導致類風溼性關節炎的。因此，有的人只要避免吃某一樣或是某幾樣食物，就可以使病情好轉。而有的人則需要多吃某些食物，讓那些食物發揮功效，來解除各種不適的症狀。

　　沒有人真正知道爲什麼某些人比較容易因爲食物過敏而罹患關節炎。不過有一種推論是，這些人的胃腸道可能有比較多的「漏洞」，使得食物和細菌抗原(引起過敏反應的物質)比較容易進入血液中，結果就引起了發炎等症狀。還有一種推論是，腸子裡的某些細菌會製造一些毒素出來，而引發關節炎的各種症狀。

　　為了找到確實的病因，在她康復十個月後，醫生又請她回到醫院做實驗。在三天之內，她吃了三磅乾酪，喝了七品脫牛奶。結果在24小時之內，她的身體就開始變形，有一隻手指頭甚至腫大了一倍。經過檢驗，確定她會對乾酪及牛奶中的蛋白質產生過敏反應，引起免疫系統功能不良，才會導致關節炎的發生。

👎 有害的食物：

玉　米

　　同樣發生在英國的另外一個例子，有位女病人罹患類風溼性關節炎長達廿五年。雖然接受了各種治療，她的病情依然持續緩慢的惡化。最後她的醫生隆納・威廉斯博士終於發現，她是因為對玉米過敏才會有這個毛病。去除這個原因一星期之後，她的病情就迅速好轉了。

> 　　沒有人會愚蠢到聲稱每一個類風溼性關節炎的個案都與食物過敏有關，但是只要每二十個個案中有一個是這樣引起的——我懷疑真正的數字比這個更大——我不知道我們是否應該放棄一個這麼簡單、安全、迅速而又不具侵略性的醫療方法，來為病人醫治這種慢性疾病。
>
> 　　　　　　　　　　　——隆納・威廉斯博士，英國醫生

👎 有害的食物：

穀類食物

　　義大利的研究人員曾經遇過一位罹患類風溼性關節炎的婦女，也是吃藥打針都沒效。最後醫生終於發現，她的病是因為對穀類食物過敏才引起的。

穀類食物確實是一個常見的引起類風溼性關節炎的因子。根據英國的研究發現，穀類之中的玉米和小麥最容易引起過敏反應。一般認為，小麥中引起關節炎的關鍵物質，就是其中的穀麩蛋白(gluten)。

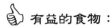 有益的食物：

禁食有助於改善類風溼性關節炎

許多研究結果證實，患有類風溼性關節炎的病人如果禁食，或是限制自己不要吃太多食物，病情會有所改善。幾乎任何食物都會引起過敏反應，這要看個人體質而定。不過這其中最主要的嫌疑犯，當屬肉類和肉類脂肪。

許多人發現自己開始吃素後，病情漸有起色。舊金山有位醫生柯林·董(Collin H. Dong)在1973年出版了一本關節炎食譜，完全禁止將肉類、蕃茄、乳製品、辣椒、酒、辛香料和化學調味料（尤其是味精），納入關節炎病人的飲食中，是當年的暢銷書。

新澤西州聖巴拿巴斯醫學中心的理查·潘舒醫生，曾試著讓一部分病人採取董氏飲食法，另一部分病人則限制各種食物都不可以吃太多。結果兩組各有大約20%的病人病情獲得很大改善。而一旦取消飲食的限制之後，各種症狀又紛紛出現。潘舒大夫原本對食物能夠影響關節炎的說法抱著懷疑態度，至此他才承認，有些人確實會對某些食物過敏。

有益的食物：

素食主義

挪威的研究人員在1991年做的一項研究結果顯示，採取素食

主義使得參與實驗的十位病人中，有九位的類風溼性關節炎都得到了改善！

這個實驗為期一年。第一週，為了清除仍留在病人體內的那些會引起過敏反應的食物殘渣，就讓病人只喝一些藥草茶、蔬菜湯和果菜汁。接下來的 3~5 個月裡完全吃素（肉、魚、牛奶和雞蛋都不能吃），連小麥、白糖、柑橘屬水果、辛香料和人工添加物也一概不吃。然後再一樣一樣地把食物加回病人的飲食中。如果病人吃下某種食物後 2~24 小時內，類風溼性關節炎的症狀出現了，那就暫時不再吃它，等到一個星期之後再試一次。如果第二次吃下去後還是有症狀出現，他們就絕對不會再去吃它了。

這個實驗結果發現，有70%的病人因為避免攝取脂肪（尤其是肉類脂肪）而改善病情；其他病人也覺得身體比較舒服一些了。

類風溼性關節炎的患者不要吃肉的三個理由

　　1.肉類含有的脂肪種類，會刺激體內那些會引起發炎的化學物質增加。

　　2.肉類可能會引起某些體質敏感的人出現過敏反應，而導致關節炎發生。

　　3.有些肉類，特別是醃燻的肉類食品如熱狗、火腿等，裡面含有的化學添加物也會引發某些人罹患關節炎。

 有益的食物：

吃素比吃藥更有效的活證

　　新澤西州的喬爾‧福曼醫生說，雖然飲食可能有助於改善關

節炎這件事看起來好像有點荒唐，但是，由於這個簡單的方法實在很有效，所以如果不把它提出來，「又好像有點不負責任」。下面是他在醫學刊物中描述的一個個案情形：

有一位62歲的婦女患有嚴重的類風溼性關節炎和其他的毛病，一共服用九種不同的藥物。她已有十年都無法握拳，而且全身關節都痛。

我們決定讓她吃素。五個月以後，她的症狀全都消失，那九種藥也不必吃了。她甚至重新獲得她已失去了十年的體力和行動力。

👎 **有害的食物：**

牛奶和關節炎有關嗎？

根據理查・潘舒博士的研究發現，有些人的類風溼性關節炎是因為牛奶所引起的。這種人只要遠離牛奶和一切乳製品，他們的毛病就可不藥而癒。潘舒博士還發現，只要把兔子喝的水換成牛奶，兔子身上的關節就會出現滑膜炎(synovitis)的症狀。

那麼關節炎可不可能和乳糖不耐症也有關聯呢？是的，根據以色列的科學家研究發現，在十五位女性和八位男性的關節炎患者中，有七個人只要不喝牛奶，病情就會好轉一半以上。有趣的是，這七個病人全部是女性，而且她們也都有乳糖不耐症。雖然科學家不知原因何在，不過，如果你是一位女性，而且又有乳糖不耐症，那麼你就應該格外小心你的關節炎可能和牛奶有關。

神秘的蕃茄恐怖症

民間傳說蕃茄、茄子、辣椒和馬鈴薯等龍葵科的植物，也會

最容易使關節炎惡化的二十種食物

英國一位研究類風溼性關節炎的權威，蓋兒・達靈頓博士發現，下面這些食物最容易引起病人出現類風溼性關節炎的各種症狀。尤其是玉米和小麥引起各種症狀的比例，竟高達五成以上。

食物名稱	百分比
玉米	56
小麥	54
醃燻豬肉	39
橘子	39
牛奶	37
燕麥	37
黑麥	34
雞蛋	32
牛肉	32
咖啡	32
麥牙	27
乾酪	24
葡萄柚	24
蕃茄	22
花生	20
蔗糖	20
奶油	17
羊肉	17
檸檬	17
黃豆	17

引起類風溼性關節炎。這個說法由於佛羅里達大學園藝系的教授諾曼‧查德斯博士的親身經驗而更為盛行。

查德斯博士也曾罹患過類風溼性關節炎，他對自己的飲食嚴加注意，發現在吃了蕃茄之後，他的關節炎就會發作。於是他不再吃所有龍葵科植物，他的關節炎就全好了。他還收到數千人的來函，證明他們也有類似經驗。查德斯博士認為龍葵科的植物含有毒素，會使體質過敏的人罹患關節炎。

但是有些專家認為，目前還沒有嚴格的科學實驗能夠證明，龍葵科植物是引起關節炎的主要因子。雖然英國曾有一項研究指出，蕃茄能夠引發該實驗中22%的病人出現關節炎的症狀，排名居於第十四位；但其他龍葵科植物並沒有出現在該項研究的結果中。潘舒博士也認為，有些人因為將許多龍葵科植物都列為拒絕往來戶，因此可能碰巧排除了那一樣會引發他們出現關節炎症狀的食物。雖然個人的親身經驗值得重視，但是目前還沒有足夠的科學證明能夠指出，蕃茄一定會比其他食物更容易引起關節炎。

‧**最低限度**‧很遺憾的，目前還沒有一套放諸四海皆準的食譜，能夠使你免於關節炎發作的苦惱。你必須自己試著找出哪些食物特別容易引起你的關節炎才行。

食物引起關節炎的情形有多普遍？

食物引起關節炎的情形到底有多普遍，這個問題的答案莫衷一是。因為到目前為止還沒有明確的研究報告出現，所以基本上大家只是推測一個數字出來，而且這個推測的數字範圍也很廣。在所有罹患類風溼性關節炎的病人之中，潘舒博士估計有10%的人是因為食物過敏而引起的。其他的學者有人說是20~30%；有人說是60~80%；甚至還有人說是85~90%。

有益的食物：

富含脂肪的魚

幾百年來的民間傳說是正確的，魚油確實可以減輕關節發炎的程度。根據研究指出，魚油能夠直接影響免疫系統，使它減少分泌40~55%的組織介素（cytokines），以減輕這種化學物質對關節所造成的傷害。

紐約艾伯尼醫學院（Albany Medical College）的喬・克里莫博士曾經讓33位患有類風溼性關節炎的病人，連續14週服用魚油之後，他們的症狀都減輕。克里莫博士還發現，魚油可以抑制白三烯素 B4 的分泌；這種成分在體內越多，關節就會越僵硬。

在上項實驗中病人服用的魚油分量，大約相當於每天吃 7 盎司鮭魚或兩罐沙丁魚。還有一位英國的專家指出，3.5盎司的鯡魚所含的魚油，就和一般用來治療關節炎所用的魚油劑量一樣多。但是，預防重於治療。如果你能長期攝取這種富含脂肪的魚類，你可能根本就沒有機會得關節炎了。

有害的食物：

小心蔬菜油和動物性脂肪

魚油對防治關節炎是有益處的，其他油脂則正好相反。尤其是含有 omega-6 脂肪酸的蔬菜油和動物性脂肪，不但會減弱魚油的功效，如果吃太多，還會刺激體內易引起發炎症狀的化學物質增加。而且這種作用不只在某些體質敏感的人身上才會發生；它對每個人來說，都是一種潛在的危險。（請參考第 416 頁所列 omega-3 和 omega-6 脂肪酸在各種油裡面所占的百分比）

有益的食物：

薑

　　早在數千年以前，印度傳統的醫療方法就知道用薑來治療各種風溼及關節炎。聞名國際的克里希納・斯里瓦斯塔瓦博士，是丹麥一位研究辛香料的專家。最近他做的一項實驗，讓50位患有類風溼性關節炎的病人每天服用 5 公克生薑(約等於 1/6 盎司)或0.5公克的薑粉(大約 1/3 茶匙)，一日服三次，持續服用兩年。實驗結果很成功，不但病人的病情都獲得改善，而且沒有副作用。

　　斯里瓦斯塔瓦博士還提到一位50歲的亞洲病人，在他被診斷出罹患類風溼性關節炎後的第一個月之內，他就開始每天食用大約50公克白生薑(在做菜時一起放進去稍微煮一下)。結果他的症狀在一個月之後就減輕了；三個月之後，他就完全沒有疼痛、發炎和腫脹的情形了。而且，十年以來他的症狀沒有再出現過。

 有益的食物：

辛香料比藥物更有效

　　斯里瓦斯塔瓦博士說，實際上，薑比對抗關節炎的藥物更有效。一般治療關節炎的藥物主要是藉著阻止體內會引起發炎的化學物質形成，以紓解關節炎的發作。但是這些藥物都會造成副作用，包括引起胃潰瘍，因此也就無法長期服用。

　　相較之下，薑不但可以減少白三烯素和前列腺素形成，減少關節發炎的機會；而且它的抗氧化劑活動，還能直接減輕關節滑液的發炎程度。

　　除了薑以外，丁香和薑黃也可改善關節炎。斯里瓦斯塔瓦博

士指出，薑黃在動物實驗中被證實具有消炎的功效；而且也能改善患者晨僵（morning stiffness）和關節腫脹的情形，以及延長病人行走的時間。

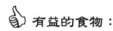 **有益的食物：**

魚和大蒜可以對抗骨關節炎？

所謂的骨關節炎（osteoarthritis）——俗稱痛風，是指隨著年齡增長，手指頭出現許多瘤狀物的一種毛病。它發作的時候連穿件衣服都會讓人痛得掉下眼淚，是最常見的一種關節炎。由於骨關節炎也和發炎有關，因此魚油所具有的消炎作用對改善骨關節炎也有幫助。

斯里瓦斯塔瓦博士發現，薑粉也能改善骨關節炎。他曾實驗讓一群病人每日服用三次，每次 1/3 茶匙的薑粉，連續服用兩年半，結果有四分之三的病人病情獲得相當的改善。

有骨關節炎的人最好避免攝取含有 omega-6 脂肪酸的蔬菜油，例如玉米油等，因為這類油脂容易引起發炎。

印度的醫生在研究大蒜對心臟病的影響時，曾讓心臟病患者每天吃兩、三瓣生的或熟的大蒜，意外發現大蒜也能減輕關節痛，特別是有骨關節炎的人病情進步最多。雖然目前已知大蒜能夠影響前列腺素的分泌，而前列腺素是一種幫忙控制發炎的化學物質；但是關於大蒜對關節炎的作用，卻還沒有被仔細研究過。

有害的食物：

關節痛和食物過敏的關聯

如果你並沒有關節炎的症狀，但關節卻會痛，那麼它有可能

是因為食物過敏引起的。英國的一位風溼症專家高定博士，把它稱為「過敏性滑膜炎」，乃是因為滑膜發炎而使得關節在活動時感到疼痛，尤其是在運動時疼痛會加劇。有其他各種過敏反應的人，特別是那些有皮疹、蕁麻疹和枯草熱的人，罹患這種滑膜炎的機會也最多。事實上，早在1943年的一項研究報告就發現，20%有過敏反應的人，都會有這種關節痛的毛病。

預防類風溼性關節炎的四個飲食原則

‧首先要找出有哪些食物可能會引起你的過敏反應，而導致關節炎發作。最有可能的是穀類(特別是玉米和小麥)、乳製品和肉類。你不妨先將某一種可疑的食物從飲食中除去，看看情況是否有所改善。等到症狀解除以後，再將這樣可疑的食物納入飲食中；如果症狀又出現，那麼以後就不要再吃這種食物了。但是不要一下子就將許多種令你懷疑的食物全部排除在你的飲食之外，除非是在醫師指導下才可以這麼做。

‧不要吃肉，尤其是牛肉、豬肉和醃燻豬肉，因為你可能會對某種肉類過敏。動物性脂肪也要少吃，因為它會引起發炎。不妨試試吃素，看看是否會改善病情。

‧每週至少吃三次或三次以上富含脂肪的魚類，如鮭魚、鯖魚、沙丁魚或鮪魚，並且每天吃一點薑，因為這些食物都具有消炎的作用。

‧少吃含有 omega-6 脂肪酸的蔬菜油，如玉米油、紅花子油和葵花子油，以及肉類脂肪。因為這些食物能抵消吃魚油所帶來的好處，並且會擾亂細胞膜內脂肪酸的平衡狀態，進而引起關節及組織發炎。

預防骨質疏鬆症的食物

> 可以預防骨質疏鬆症的食物：高鈣的食物‧堅果和水果‧鳳梨汁‧維生素 D
>
> 可以惡化骨質疏鬆症的食物：過多的咖啡因、鈉、酒

　　每個人都知道多補充鈣質（或是多喝牛奶）有助於強壯骨骼，使你免於罹患骨質疏鬆症（osteoporosis）。全美約有二千五百萬老年人罹患此症，其中80%是女性，每年約有一百三十萬人因此而骨折。一般說來，女性在停經後骨質流失的速度很快，使得她們的骨頭，尤其是臀部的骨頭，會變得很脆而容易折斷。上了年紀的男性，有些人也有這個毛病。美國是全世界骨質疏鬆症罹患率最高的國家之一。

　　除了遺傳外，飲食和運動也是決定你是否會罹患骨質疏鬆症的主要因素。根據研究報告顯示，有些食物是防止骨質流失所不可少的，而有些食物則會抵消你所攝取的鈣質。鈣質的攝取是一輩子都必需注意的事情，這樣才能戰勝骨質疏鬆症。

👍 **有益的食物：**

硼

新的研究發現顯示，硼(boron)對於你是否會罹患骨質疏鬆症的影響很大。如果你不吃水果和堅果，你就無法攝取到足夠的硼。缺乏硼就會妨礙鈣質的新陳代謝，使你的骨頭變得更脆。硼可以大幅增加血液中雌激素和其他化合物的含量，而它們的功用就在於預防鈣質流失和骨質除鹽作用(bone demineralization)。

根據美國農業部的佛瑞斯特・奈爾森博士的研究指出，停經後婦女如果每天能夠攝取 3 公克的硼——這個分量從食物中很容易就可以獲得——她們的鈣質流失率就可以減少40%。如果硼的攝取不足，就比較容易流失鈣和鎂這兩種能幫助強化骨骼的礦物質。

可惜的是，一般美國人硼的攝取量只有上項實驗中所用的一半。奈爾森博士認為，或許這正可以解釋為什麼美國人雖然吃了很多含有大量鈣質的乳製品，卻依然很容易罹患骨質疏鬆症，以及為什麼吃素的人比較少罹患這種病。硼在水果裡的含量最多，尤其是蘋果、梨、葡萄、棗子和桃子的含量特別高；在豆莢類食物裡面以黃豆的含量較多；在堅果中以杏仁、花生和榛子的含量較多；此外，蜂蜜裡面也有。

👍 **有益的食物：**

鳳梨的保護作用

德州大學的營養學教授珍妮・佛里藍 - 葛瑞夫斯博士指出，錳和硼一樣，也能強化骨骼。在一項實驗中她發現，罹患骨質疏

鬆症的婦女血液中錳的含量，比正常的婦女大約要少三分之一。此外，當研究人員給患骨質疏鬆症的婦女補充錳時，她們的吸收力會提高兩倍，顯示出她們的身體的確需要錳這種礦物質。

鳳梨裡面含有大量的錳，尤其鳳梨汁更特別容易被吸收。其他食物如燕麥片、堅果、穀類、豆類、全麥、菠菜和茶，也是攝取錳的良好來源。

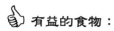 **有益的食物：**

鈣

許多研究都證實，年輕時大量攝取鈣質的人骨骼會比較強壯，年老時才比較不容易骨折。大約到了30歲之後所攝取的鈣質，雖然不能夠再增加骨骼的密度（重量），但是能夠減緩骨骼裡的鈣質流失，預防骨折。因此，在30歲以後繼續攝取大量的鈣質，依然是很重要的一件事。婦女在進入停經期之前，應該盡量讓自己的骨骼達到最重和最強壯的程度。因為在停經後，雌激素的分泌就會停止，而使骨骼內的鈣質加速流失。

那麼需要補充多少鈣質才夠呢？通常停經後的婦女如果每天能夠攝取900~1000毫克鈣質，大概骨骼就可以得到完整的保護。但是，大量補充鈣質並不表示就一定可以預防因為其他因素而引起的骨質疏鬆症，例如遺傳的緣故；它只是能夠幫助避免因為缺乏鈣質而引起的骨折。

如果你喝不慣牛奶，沒關係，還有許多其他食物也含有大量鈣質，例如豆腐和芥藍菜。有趣的是，亞洲的婦女雖然乳製品和牛奶的攝取量並不高，卻很少罹患骨質疏鬆症；她們大多是從綠色蔬菜和黃豆裡面來獲取鈣質。（請參考第 410 頁列出的各種高

鈣食物）

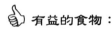 有益的食物：

維生素D

缺乏維生 D 的人，骨骼會變得比較脆弱。一般說來，維生素 D 的每日建議量是200 IU，但是年紀大的婦女因為對維生素 D 的吸收力比較差，所以至少需要多攝取10%，也就是220 IU，才能預防鈣質流失。

維生素 D 最佳來源就是富含脂肪的魚類。3.5盎司的罐裝鮭魚含有500 IU 的維生素 D；同樣重量的罐裝沙丁魚則有300 IU。鰻魚的含量最高，每3.5盎司高達5000 IU。一杯牛奶裡面含有100 IU。此外，陽光也是維生素 D 的來源之一。冬季時由於缺乏陽光，所以人們體內維生素 D 的含量都會下降，即使是住在南方的人也一樣。（請參考第 414 頁列出的各種富含維生素 D 的食物）

有害的食物：

鹽——偷走鈣質的賊

太多的鹽分會搶走骨骼內的鈣質，破壞骨骼，這種情形在老年人身上尤其危險。紐西蘭的研究人員曾經做過實驗，讓上了年紀的婦女先採取低鹽飲食（每日攝取3900毫克的鈉）。雖然兩種飲食裡面鈣質的含量一樣多，當採取高鹽飲食時，鈣質流失的分量卻比採取低鹽飲食時要多出30%。研究人員說這種情況對任何年齡的人來說都很嚴重，對於上了年紀的婦女而言更是特別危險。

👎 有害的食物：

喝咖啡會使你骨折嗎？

每天喝三杯咖啡看起來應該是不會有問題，唯一令人擔心的是咖啡因也許會引起鈣質流失，而導致骨質疏鬆症。有一項研究就曾指出，每天喝兩杯或兩杯以上的咖啡，大約會增加50%骨折的機會，只喝一杯的話，似乎不會有問題。

哈佛大學最近也做過一項研究，在分析了84,000位中年婦女的飲食習慣之後發現，每天喝四杯以上咖啡的婦女髖骨骨折的機會，比只喝很少或不喝咖啡的婦女要多三倍。喝茶並沒有顯示出什麼害處。而高咖啡因和低鈣質二者結合的這種飲食習慣，則是格外危險。

預防骨質疏鬆症的飲食之道

預防骨質疏鬆症最好的方法，就是在你一生的歲月中，都要攝取足夠的鈣、錳、硼和維生素 D 這些重要的營養素，才能夠建造及保存骨質的密度。

‧在停經後因為雌激素的分泌也會停止，所以要吃一些會增加雌激素的食物，例如黃豆和含有硼的食物，來預防骨質疏鬆症。

‧如果你是一位年輕女性，就要攝取足夠的脂肪或膽固醇，以便維持月經期體內標準的脂肪和雌激素的含量。

‧少吃那些會破壞鈣質的食物及飲料，例如鈉和咖啡。咖啡每天不要超過三杯。

‧如果你喝酒，一天一杯可能對骨骼會有幫助；喝太多的話，則有害處。

有害的食物：

過量的酒

　　根據匹茲堡大學的研究人員指出，每週喝三杯到六杯的酒，事實上能夠增加停經後婦女體內雌激素的含量，預防骨質疏鬆症。然而，再多喝的話，不但不會更增加雌激素，反而會對你的骨骼及身體其他部位造成傷害。

　　過量的酒精會直接攻擊及摧毀骨細胞，造成骨質疏鬆症。酗酒者的骨骼看起來要比實際的年齡老了四十年。哈佛大學最近的一項研究也發現，喝酒，尤其是喝啤酒和烈酒，會增加髖骨和前臂骨折的機會。而且喝越多，危險也越大。每天喝兩、三罐啤酒的婦女髖骨骨折的機會，比不喝酒的要高出兩倍以上。每天喝四杯以上烈酒的人，髖骨骨折的機會會增加七倍！

　　簡言之，每天喝一杯或兩杯酒，對骨骼來說是安全的，這和預防身體其他各種疾病的飲酒建議量是一樣的。

對生殖功能有益
的飲食

性、激素、生育與食物的關係

有益的食物：水果和蔬菜‧富含維生素 C 及葉酸的食物
有害的食物：高脂食物

　　你可能不知道食物裡面竟然含有性激素，而且還能操縱你體內的激素含量，影響你的性驅力、生殖力、更年期症狀，以及你是否比較容易罹患心臟血管疾病和各種與激素有關的癌症，如乳癌和前列腺癌。事實上，科學家目前已知至少有三百種植物能夠調節女性的雌激素，而且其中有許多種是可以吃的。脂肪能夠調節雌激素和雄性激素。高脂飲食對雄性激素可能造成很大的破壞，因此，也就影響到他的性生活。

☞ **有害的食物：**

藍波應該吃漢堡還是吃麵食？

　　雖然大家常把吃肉和男子漢雄壯威武的英勇形象聯想在一起，實際上，吃肉和肉類脂肪反而會減少男性體內的雄性激素，也就是睪酮的含量。

猶他大學醫學院的內分泌學教授韋恩・梅寇博士研究發現，八位男士在喝下高脂奶昔之後（奶昔中脂肪占總卡路里的57%），他們血液中睪酮的含量大約下降了一半；而在喝下低脂奶昔之後（奶昔中脂肪僅占 1%），他們的睪酮含量卻沒有減少。這代表什麼意義呢？梅寇博士說，這表示長期採取高脂飲食，也許會降低男人的性慾。

> 目前我們只看到高脂飲食所帶來的立即反應，但是我們可以假設經過一段長時間以後，它會減弱男人的性驅力。
>
> ——韋恩・梅寇博士，猶他大學

高脂飲食除了會減弱男人的性驅力之外，過多的脂肪還會阻塞血管，使血液難以到達陰莖，而導致陰莖無法勃起。

高脂食物與雌激素

女性如果攝取大量脂肪，就會增加體內的雌激素，因此也就比較容易罹患乳癌和其他與雌激素有關的癌症。所以無論是停經前或停經後的婦女，最好都能減少脂肪的攝取量，以便降低血液中雌激素的含量。

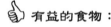 有益的食物：

讓老化的精子再度充滿活力

如果男人的精子無法成功地授孕，那可能是因為精子的數目太少、活動力太差，或是精子本身不正常所致。這一切的問題都會隨著年齡增加而日益嚴重。事實上，男性在24歲以後，精子的

質和量就會開始走下坡。根據一項研究結果指出，45歲的男性與18歲的男性相比之下，他們的精子活動力要差30%，不正常的精子多出50%，精子授孕的可能性也減少50%。因此，有四分之三上了年紀的男性都有這種不易授孕的現象出現。

有一種不老藥可以使老化的精子再度充滿活力，那就是維生素C。男性精子的凝集率如果超過25%，就無法授孕。但是根據德州大學婦產科教授威廉‧哈里斯博士實驗的結果顯示，如果給這些男性每天服用1000毫克的維生素C，連續服用60天之後，他們的精子數目就增加了將近60%，活動力增加了30%，不正常的精子數目也減少了。而且，最好的證明是，這些服用維生素C的男性在兩個月後實驗結束時，都使他們的太太懷孕了；而對照組的男士，那些沒有服用維生素C的人，卻沒有一人能做到。

哈里斯博士和他的同事厄爾‧陶森博士又進行了一項實驗，看每天服用200毫克和1000毫克維生素C的結果有何差異。結果發現，1000毫克的維生素C在開始時效果發揮得比較快，而幾週之後，200毫克的維生素C也足以使精子恢復到能夠授孕的程度。

然而，陶森博士指出，要找出一個對所有男性都有效的維生素C劑量是不太可能的，因為這大部分得看個人曝露在有毒害的環境中的情況而定。例如一位在煉油廠工作的人，或是一個每天抽兩包香煙的人，他們和一個坐在辦公室裡的人相比之下，就需要服用更多的維生素C，才能使精子恢復活力。這些有毒害的化學物質會在製造精液的精液腺組織裡面累積下來，這也說明了為什麼男性的年齡越大，授孕就越困難。

陶森博士建議那些曾經曝露在有毒害的化學物質底下的人，每天服用1000毫克維生素C，好讓精子快點恢復正常。兩個月之後再改服用低劑量的維生素C，就可以繼續保持精子的質與量。

不過，如果還有其他的因素影響到受孕，那就不是靠維生素 C 可以解決的了。

從食物中攝取維生素 C 比從飲料裡面攝取更好，因爲食物中其他的物質也能防止精子的惡化。像穀胱甘肽這種抗氧化劑，在綠色葉菜、蘆筍和酪梨裡面就含有很多。

使精子恢復活力的飲食

下面列出的食物都含有200毫克維生素 C，足以使精子恢復正常功能：

- 一個半的紅色甜椒(212毫克)
- 兩杯煮熟的綠花菜(196毫克)
- 三個奇異果(222毫克)
- 一個甜瓜(226毫克)
- 三個橘子(210毫克)
- 兩杯八盎司的橘子汁(208毫克)
- 1又1/4 杯冷凍的什錦水果(234毫克)
- 2又1/2 杯新鮮草莓(210毫克)

 有益的食物：

橘　子

加州大學的布魯士・艾姆斯博士指出，精子的細胞會因爲不斷受到氧氣自由基的攻擊而受傷；而維生素 C 是一種抗氧化劑，正好可以阻止這種傷害。但是如果缺乏維生素 C，而使受傷的精子細胞來不及修復，就會增加生下畸形兒的可能性，只是不確定

這種機率有多大。

　　然而，根據艾姆斯博士的實驗結果顯示，當體內維生素 C 的含量少於60毫克的時候，精子就得不到足夠的維生素 C 來修補它所受的傷害。換句話說，保持精子健全所需要的維生素 C 分量並不多。一個橘子含有70毫克的維生素 C，就足以預防這種傷害發生。不過，吸煙的人至少需要多兩倍的維生素 C 才能保護精子不受傷害，因為香煙可以摧毀維生素 C 大部分的抗氧化劑作用。

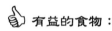 有益的食物：

葉酸（維生素B）

　　神經管缺陷，例如脊柱裂和無腦畸形，會造成嬰兒的腦部受損和癱瘓，是件令人十分痛心的事。然而，如果婦女能夠每天攝取0.4毫克葉酸，就可以大幅減少生下畸形兒的機會。根據英國的一項研究報告顯示，在1,817位曾經生下有神經管缺陷的嬰兒的婦女中，那些每天攝取0.4毫克葉酸的婦女生下另一個畸形兒的機會，竟然減少了72％！

　　為了確保胎兒健全，婦女在懷孕之前就必須攝取足夠的葉酸，在懷孕之後再來補充葉酸就來不及了。因為在懷孕的第28天之內，胎兒受傷的情況就已發生了，而這時大部分的婦女都還沒有發覺自己已經懷孕了。專家指出，在懷孕前的一個月及懷孕後的前三個月裡面，婦女體內都必須含有充足的葉酸才行。

　　．最低限度．所有能夠懷孕的婦女都應該要每天攝取0.4毫克的葉酸，以預防將來生下的嬰兒有神經管缺陷。請參考第410～411頁列出的各種富含葉酸的食物。

預防生下畸形兒的飲食

　　一天之中吃下下列所有的食物，就能夠攝取到0.4毫克的葉酸，預防生下有神經管缺陷的嬰兒：

‧1 杯橘子汁(0.07毫克)

‧1/3 杯All-Bran穀片(0.1毫克)

‧1/2 杯煮熟的菠菜(0.13毫克)

‧1/2 杯煮熟的豆類(0.12毫克)

預防月經問題的飲食

> 能夠紓解月經問題的食物：優酪乳和高鈣食物・碳水化合物・含錳的食物・黃豆・其他能影響雌激素的食物
>
> 能夠惡化月經問題的食物：咖啡因・脂肪含量非常低的飲食

　　科學家早已知道食物能夠影響女性的雌激素和月經，碳水化合物則與經前症候群(PMS)有很大的關聯。現在更有一些新的研究結果顯示了鈣、錳、脂肪及膽固醇等食物成分，是如何影響月經的。

👍 有益的食物：

鈣質能夠平穩情緒

　　在月經來臨以前或在月經期間，每天多喝一杯脫脂牛奶，可以預防心情不穩定和身體不適。根據美國農業部的心理學家詹姆士・潘藍博士的研究結果顯示，每天攝取1,300毫克鈣質的婦女（一般美國婦女平均每天只攝取了600毫克的鈣質），她們的經前症候群程度比較輕微，也就是她們的情緒比較平穩，較少出現焦

慮、易怒、哭泣和沮喪等情形。她們在月經期間的工作表現和效率也比較好；頭痛、背痛、腹痛和肌肉僵硬等情況也比較少。

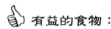 有益的食物：

喝茶能防止月經過多

農業部菲莉絲・強生博士的研究發現，每天只攝取 1 毫克錳的婦女——比一般婦女錳的攝取量少一半——她們的經血量竟然增加了大約50%。而且這些增加的經血量，會連帶使體內的鐵、銅、鋅和錳等礦物質，也跟著多流失50~100%之間。這是首次有研究發現飲食和月經的流量有關，雖然還不清楚為什麼會這樣。不過，為了預防月經流量過多，可以多吃一些含錳的食物，如水果(特別是鳳梨)和蔬菜、全穀類食品、堅果和種子。此外，茶也含有很多的錳。

有害的食物：

脂肪太少會影響月經的規律

病理學家勞倫斯・狄摩斯博士指出，女性體內如果沒有足夠的 LDL 膽固醇，就會影響到月經的正常。但是有一些年輕的小姐為了減肥而過度運動和節食，希望讓她們體內的脂肪和 LDL 膽固醇能夠越低越好。卻不知這樣會影響到她們的月經週期，使得她們暫時無法受孕，而且也容易在老年時罹患骨質疏鬆症。

狄摩斯博士說：「大家以為只有卵巢會製造雌激素，其實脂肪也是製造雌激素的重要來源。如果你的身體缺乏脂肪，你的生殖功能就會暫時關閉。」此外，你也需要一些 LDL 膽固醇才行，

因爲雌激素是由 LDL 膽固醇的前身(precursors)轉化而來的。

由此可見,婦女必須攝取足夠的脂肪,才能維持正常的月經週期。這也就是爲什麼吃素的婦女不論脂肪的攝取量有多少,她們都特別容易有月經週期不規律的現象。

有經前症候群的婦女是否應多吃碳水化合物?

有經前症候群的婦女是否應該多吃碳水化合物呢?根據麻省理工學院的茱蒂絲・渥特曼博士的實驗研究發現,有經前症候群的婦女通常容易覺得沮喪、生氣、有敵意、疲倦和易怒。但是在吃下碳水化合物的一小時內,她們的精神就明顯地好轉。她們的沮喪程度減少了43%,疲倦程度減輕了47%,緊張的程度減少了42%,生氣的程度也減少了69%。渥特曼博士認爲,這是因爲碳水化合物能夠增加體內 5-羥色胺的含量,而使情緒得到紓解。

👍 有益的食物:

有經前症候群的婦女應多吃碳水化合物

英國有些醫生甚至研究出一套適合經前症候群婦女的飲食,那就是每三個小時——或是一天吃六餐——就吃一些碳水化合物(如麵包、馬鈴薯、燕麥片或米飯),能夠使參加實驗的七成婦女減輕不適的症狀,其中有大約四分之一的人可以只藉著調整飲食來控制她們的經前症候群。

不過,英國的研究人員認爲,規律地攝取碳水化合物能夠使血糖維持在一個穩定的程度才是使經前症候群得到紓解的原因。因爲如果血糖忽高忽低,就會伴隨著腎上腺素的分泌而阻礙了黃體酮這種女性激素的完整利用。有經前症候群的婦女會特別愛吃

糖和碳水化合物，可能就在於她們想要把血糖拉高，好讓黃體酮能恢復正常的作用，來紓解身體不適的症狀。

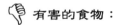 有害的食物：

咖啡因

奧瑞崗州立大學的研究人員曾針對841位女學生做過研究，發現那些每天至少喝一杯含咖啡因飲料的人，比較容易出現經前症候群。而且喝的越多，不舒服的情形也越嚴重。雖然每個人對咖啡因的敏感度不太相同，但是你只需要兩、三個月不喝任何含有咖啡因的飲料，就可以知道究竟咖啡因是不是造成你不舒服的原因之一了。

更年期後能否以食物代替雌激素？

當婦女進入更年期，不再分泌雌激素的時候，有時會出現情緒不穩和潮熱等副作用，同時也會增加罹患心臟病和骨質疏鬆症的危險。那麼，停經後的婦女能否藉食物來增加雌激素呢？

答案是肯定的。根據澳洲的研究人員發現，食用亞麻子和黃豆製品(醬油和沙拉油除外)都能夠增加停經後婦女體內雌激素的含量。至於能夠增加到什麼程度，則要看個人的反應而定。

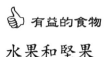 有益的食物

水果和堅果

根據美國農業部佛瑞斯特・奈爾森博士的研究結果顯示，多

吃富含硼的食物，就能夠使停經後婦女體內的雌激素增加兩倍，達到和服用雌激素代替劑一樣的效果。不過，一般美國人硼的攝取量只有該項實驗中一半的分量。硼在水果、豆莢、堅果和蜂蜜中的含量都很豐富。如果一天吃兩個蘋果和3.5盎司花生，就能夠攝取到該項實驗中所使用的劑量了。

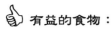 **有益的食物：**

啤酒和威士忌也能增加雌激素

令人驚訝的是，喝酒竟然也能增加更年期婦女體內的雌激素。根據匹茲堡大學茱蒂絲・蓋瓦勒博士的研究結果發現，每週喝三到六杯酒，可以增加更年期婦女體內的天然雌激素10%~20%左右，和服用雌激素代替劑的效果一樣；而且它還可以減少罹患心臟病的危險。不過，如果每週喝六杯酒以上，則無法增加更多的雌激素。

不過，有趣的是，雌激素的增加並不完全是因為酒精的緣故。蓋瓦勒博士發現，不含酒精的啤酒和威士忌的濃縮液，也能增加更年期婦女體內的雌激素。這種啤酒和威士忌大部分是用玉米釀造的，由此可見，有些雌激素的活動是從穀類、啤酒花藤，和其他用來釀酒的植物中的天然激素而來的。蓋瓦勒博士已經從啤酒中分離出兩種植物的雌激素，她希望能夠全面的檢驗一般食物中雌激素的活動——這是一項從未有人做過的實驗——好讓婦女能夠知道哪些食物會影響她們體內的雌激素含量。

這裡要提出一個問題：食用這些能夠增加雌激素的食物，會不會增加罹患乳癌的機會呢？阿拉巴馬大學的史帝芬・巴恩斯博士回答這個經常被提出來的問題時，特別舉出黃豆來做例子。他

說，黃豆有一種奇怪的雌激素作用，實際上似乎還可以對抗乳癌，有一點類似抗乳癌藥tamoxifen的功效。如果黃豆真的像tamoxifen一樣能夠對抗乳癌，那麼它也有可能像tamoxifen一樣能夠預防骨質疏鬆症。不論如何，關於食物如何操縱女性和男性激素，仍需做更多的研究，才能真正找到答案。

美國紅薯裡面有雌激素嗎？

有些醫生告訴更年期的婦女要吃些紅薯(yams)來補充部分的雌激素。但是根據伊利諾大學的專家指出，這種像橘子般形狀的紅薯裡，其實並沒有多少雌激素；只有在熱帶地區或墨西哥生長的野生紅薯裡，才含有一種可以用做避孕藥的類固醇成分。即使如此，這種野生紅薯也不能吃，農業部的詹姆士・杜克博士說，因為這種紅薯裡面的雌激素成分「味道太苦，而且嚐起來有像肥皂一樣的味道」。

☞ 有害的食物：

熱飲和酒會引起潮熱(hot flash)

英國的研究人員發現，更年期的婦女和正在接受前列腺癌治療的男性患者，在很快地喝下一杯熱茶、熱咖啡或威士忌後，常會有潮熱的症狀出現——就是一種上半身發熱的感覺，伴隨著臉部和頸部潮紅，有時還會出現流汗和心悸的情形。在喝下熱飲的十分鐘內，潮熱出現的次數最多，每次大約持續一分鐘半。像這樣因為喝熱飲或酒而引起的潮熱次數，甚至比坐在暖爐附近而引起的次數還要多。

研究人員認為，這是因為身體內控制體溫的機制為了要維持

正常體溫，而對熱飲或酒產生過度的生理反應，才會造成潮熱。
這時只需降低熱飲的溫度，就可以減少潮熱出現的次數了。

糖尿病和其他疾病與食物的關聯

預防糖尿病的食物

對糖尿病有益的食物：洋蔥·大蒜·肉桂·高纖食物·豆類·扁豆(lentils，亦稱兵豆)·魚·大麥·高鉻食物(綠花菜)

什麼是糖尿病而食物又如何影響它

糖尿病就是血液中糖分太高的一種疾病。它是由於胰臟產生的胰島素異常或量不足，以致機體在糖的利用上有缺陷而造成的代謝障礙。病人常會出現多尿、易渴、無力、疲倦、易餓等症狀，而且心臟血管及腎臟功能也會受損。

糖尿病又分兩種類型。第一類型的糖尿病較嚴重，大多發生於孩童及35歲以下的成人身上。由於病人的胰臟細胞受到破壞而幾乎無法產生胰島素，所以病人需要注射胰島素。故而這一類型的糖尿病又叫胰島素依賴型糖尿病，或是少年型糖尿病。

第二類型的糖尿病比較普遍，大多發生在40歲以上的人身上。這一類型的病人體內雖然有很多的胰島素，它的功能卻不正常。因此，這一類型的糖尿病又叫做非胰島素依賴型糖尿病，或

成人型糖尿病。全美大約有一千二百萬人罹患這一類型的糖尿病，其中可能有一半的人並不知道自己有這種病。

食物對血糖和胰島素的影響很大，它能夠引起、惡化或控制糖尿病。下面就是食物影響糖尿病的幾種方法：

- 某些食物吃太多會造成血糖急遽上升，增加胰島素的負擔；限制這些食物的攝取量就可以保持血糖平穩。
- 某些食物裏的化合物能夠刺激胰島素的活動及其強度，或者是能夠直接調節血糖。
- 食物裏的抗氧化劑，例如維生素 C 和 E，可以保護 β 細胞不受到自由基的攻擊，減少發炎和其他的傷害；同時也可以抵抗糖尿病患者的 LDL 膽固醇遭到氧化作用。第二類型糖尿病患者罹患心臟病的機會，比沒有糖尿病的人要多兩倍到三倍。
- 第二類型糖尿病很可能是由於病人對某些食物成分的「過敏反應」長期累積下來而引發的，例如牛奶裏的蛋白質。

造成糖尿病的原因不是糖，而是因為胰島素異常或量不足所引起的。胰島素是一種激素，它負責控制體內糖的新陳代謝。如果認為糖是造成糖尿病的原因，那就是本末倒置了。

——傑洛·伯恩斯坦博士，美國糖尿病學會

飲食是引發糖尿病的因子

糖尿病發作的真正原因目前還不清楚，一般認為是某些人天生就有比較容易罹患糖尿病的傾向，然後因為環境中的某種因子，包括飲食在內，就引發了糖尿病。

　　飲食和糖尿病之間有密切的關係，這點並不令人意外，因為糖尿病係由於胰臟產生的胰島素異常或量不足，以致無法將食物轉換為能量供身體應用而引起的。首先，碳水化合物會在胃裏被分解為葡萄糖，然後胰臟就釋放出胰島素來把葡萄糖從血液裏運送到肌肉裏貯存起來，或是在那裏轉化為能量。從前一度以為吃太多糖是造成糖尿病的原因，現在才知道造成糖尿病的原因很複雜，而且不是在一夜之間發生的。在糖尿病醞釀的階段中，你吃的食物對於將來你是否會罹患糖尿病有很大的影響。

 有害的食物：

牛奶是造成少年型糖尿病的原因嗎？

　　在嬰兒滿週歲以前，最好不要給它喝牛奶或吃乳製品，特別是家族中有糖尿病史的話，更要避免，以減少嬰兒稍長後罹患第一類型糖尿病的機會。

　　越來越多的證據顯示，牛奶可能會引發少年型糖尿病。專家認為這可能是因為牛奶中的某些蛋白質，會使免疫系統誤認為是抗原（外來物質），於是便起而攻之——在這種情形下，胰臟的 β 細胞就被摧毀而無法生產胰島素了。多倫多兒童醫院的研究人員發現，所有患有第一類型糖尿病的病童血液中，百分之百都有抗體出現；在沒有罹患糖尿病的病童體中，則只有2.5%的人有抗體出現。

　　此外，嬰兒喝母奶的時間越長，將來罹患糖尿病的機會就越少。赫爾新基兒童醫院的研究人員發現，出生後二到三個月之內完全喝母奶的嬰兒，可以減少40%在14歲時罹患糖尿病的機會！出生後四個月以前都喝母奶的嬰兒，更可以減少50%罹患糖尿病

的危險。

瑞典的研究人員還發現，孩童在14歲以前如果比較常食用高蛋白質、複合碳水化合物，和含有亞硝胺的食物，他們長大後也比較容易有糖尿病。因為這些食物中有某些成分，例如麵包裏面含有的麥膠蛋白（wheat gliadin）及醃燻豬肉裏含有的亞硝胺，都會直接傷害到胰臟的β細胞。

> 我們知道某些人因為遺傳因子的關係會比較容易有糖尿病。但是所有的資料都顯示，生活方式，特別是飲食和運動這兩個因素，才能決定那些先天上容易得糖尿病的人將來是否會發病。
>
> ——詹姆士・巴納德博士，加州大學生理學教授

避免糖尿病的偷襲

目前你也許沒有糖尿病，但是你可能正在罹患糖尿病的邊緣上。大多數太胖的人都很容易得到第二類型的糖尿病，只要減肥就能大大降低這種危險。不過，即使體重標準的人，也可能會因為有胰島素抗性（insulin resistance）或胰島素敏感（insulin sensitivity）的情形，而引起糖尿病。

所謂的胰島素抗性，是指你的細胞對於胰島素要它吸收葡萄糖的這個指令反應得很慢而且很沒有效率。於是，你的胰臟就得不斷地分泌更多的胰島素，以維持血糖的正常。到了最後，胰臟因為工作過度，筋疲力盡而不能再產生足夠的胰島素，終於造成第二類型的糖尿病發作。許多專家認為，胰島素抗性可能是遺傳的，但它一直潛藏著，直到有一天受到環境因子的影響才表現出來，而最大的影響就來自飲食。

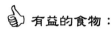 **有益的食物：**

魚油可以預防糖尿病

荷蘭的研究人員曾做過一項實驗，先找到175位健康的年長男女，確定他們都沒有糖尿病和胰島素抗性。過了四年之後再來檢查這些人的身體，結果發現許多人出現了胰島素抗性的現象。但有趣的是，那些長期吃魚的人之中只有25%出現這種問題，而那些不吃魚的人之中則有45%的人有這個問題。

研究人員認為可能是魚肉裏的某種成分，例如 omega-3 脂肪酸，能夠保護身體吸收葡萄糖的能力，所以才能使吃魚的人比不吃魚的人減少將近一半罹患糖尿病的機會。而且只要每天吃一盎司的魚，就可以達到這種保護作用。

不過要注意的是，糖尿病患者除非在醫生的指導下，否則不可自行服用魚油膠囊，因為它對某些患者會有不良的影響。

有害的食物：

脂肪是胰島素的敵人

科羅拉多大學最近的一項研究報告指出，每天多吃40公克的脂肪（約等於一個四盎司漢堡和一份大的炸薯條所含的脂肪），可以增加三倍罹患糖尿病的機會！雪梨大學的研究人員從一些年長而且沒有糖尿病的手術病人身上，取得他們肌肉的細胞來做檢驗，發現細胞裏含有越多飽和脂肪酸的，胰島素抗性就越大。反之，細胞裏的多不飽和脂肪酸越多，尤其是魚油越多，胰島素抗性就越小。事實上，研究人員還發現，在動物實驗中，魚油能夠有效地克服動物的胰島素抗性問題。

另外，路易斯安那州立大學的珍妮佛·勒夫喬伊博士在研究了45位非糖尿病患者的飲食習慣後發現，太胖和吃太多脂肪的人，都會增加他們的胰島素抗性。也就是說，即使體重標準，如果吃太多脂肪，特別是動物性脂肪，也會增加胰島素抗性。

·**最低限度**·少吃乳製品及動物性脂肪，多吃魚，可以幫助避免糖尿病。

> 對糖尿病患者來說，馬鈴薯就像糖果一樣。
>
> ——菲莉絲·克瑞波博士，加州大學助教，她發現馬
> 鈴薯泥比冰淇淋容易讓血糖升得更高。

👍 **有益的食物：**

洋　蔥

洋蔥很久以前就被用來治療糖尿病，現代的科學研究更證明它確實具有降低血糖的作用。例如，印度的研究人員就發現，不論生或熟的洋蔥都可以降低血糖，而且吃越多，血糖降的越低。

早在1923年，科學家就發現洋蔥含有抑制血糖的成分。到了1960年代，研究人員更從洋蔥裏分離出一種抗糖尿病的化合物，其成分與一般常用的口服降血糖劑甲磺丁胺(tolbutamide)非常類似，具有刺激胰島素合成及釋放的作用。在兔子的身上使用這種洋蔥的成分，可以達到甲磺丁胺77%的效果。

👍 **有益的食物：**

綠花菜

綠花菜含有一種叫做鉻(chromium)的礦物質，能夠調節血

糖。美國農業部的理查・安德森博士指出，根據1980年代所做的14項研究報告結果顯示，第二類型的糖尿病發病率之所以高漲，部分原因就在於鉻的攝取量不足；而不論血糖是高或是低，鉻都有助於使它恢復正常。

然而，大約有90%的美國人鉻的攝取量，都低於每日建議量的50~200毫克。堅果、牡蠣、蕈類、全穀、啤酒、大黃菜及綠花菜等食物裏都含有鉻，但是以綠花菜的含量最高。每杯綠花菜含有22毫克的鉻，比其他任何一種食物都要多十倍。此外，大麥的含鉻量也很高，難怪在伊拉克大麥早就被用來治療糖尿病。在動物實驗中，也證明大麥能夠抑制胰島素的高低起伏。

 有益的食物：

肉　桂

烹調時加點肉桂或丁香，或許不只是爲了好吃的緣故。農業部的安德森博士發現，有些香料可以刺激胰島素活動，提高身體利用糖的效率，因此減少了胰島素的需要量。肉桂、丁香、薑黃和月桂葉，都有這種作用。其中又以肉桂的作用最強，只需要撒一點點在食物上，就可以幫助維持血糖穩定。

 有益的食物：

豆　類

肯塔基大學醫學院的詹姆士・安德森博士指出，凡是能夠降低膽固醇和預防心臟病的食物，也都可以預防糖尿病，因爲糖尿病患者得到心臟病的危險也很高。尤其是富含可溶性纖維的食物（請參考第 50 頁），如豆類，可以同時大幅降低血糖、三酸甘油

酯及膽固醇。高纖飲食對糖尿病患者的幫助很大，可以減少或完全排除病人對胰島素及其他抗糖尿病藥物的依賴。

最容易使血糖升高的食物

下面就是將各種食物與葡萄糖相比，按照它們引起血糖上升的百分比高低順序排列出來的糖血症指標。

100％：葡萄糖

80-90％：玉米片、紅蘿蔔、歐洲蘿蔔、馬鈴薯、麥芽糖、蜂蜜。

70-79％：麵包（全麥）、白米、蠶豆、粟。

60-69％：白麥包、糙米、甜菜根、香蕉、葡萄乾、Mars巧克力棒。

50-59％：蕎麥、通心麵、甜玉米、燕麥餅乾、豌豆（冷凍的）、洋芋片、紅薯。

40-49％：燕麥片、蕃薯、碗豆（乾的）、橘子、橘子汁。

30-39％：豇豆、蘋果、埃及豆、菜豆、冰淇淋、全脂和低脂牛奶、優酪乳、蕃茄湯。

20-29％：扁豆、果糖。

10-19％：黃豆、花生。

哪一樣比較糟糕——紅蘿蔔或是糖果？

多年以來，大家一直以為單一碳水化合物（糖）是造成血糖上升的主要原因，而複合碳水化合物（水果、蔬菜、穀類和豆類，如馬鈴薯和紅蘿蔔）被吸收的比較慢，所以不會造成血糖上升。然而到了1970年代末期和1980年代初期，這個觀念受到根本的動

搖。根據加州大學的菲莉絲・克瑞波博士、多倫多大學的大衛・傑金斯博士及其他幾位科學家的研究結果指出，複合碳水化合物反而比單一碳水化合物更容易造成血糖上升！他們並且將各種食物按照引起血糖上升的高低順序排列成表，稱之爲「糖血症指標」（glycemic index）。

雖然各種食物會各自引起血糖不同程度的升高，但是當他們在胃裏混合了之後，那又有什麼關係呢？傑金斯博士和其他幾位科學家一致指出，這還是有關係。因爲選擇排列在「糖血症指標」下端的那些食物，不但可以幫助糖尿病患者控制血糖及降低三酸甘油酯，還能幫助沒有糖尿病的人預防因爲胰島素高低起伏不定，而引起胰島素抗性或癌症等不良後果。

糖尿病患者的最佳飲食分配表

下面是英國和美國的專家提出來的糖尿病患者最佳飲食分配表：每天攝取的碳水化合物占總卡路里的50~60%，脂肪少於總卡路里30%（其中飽和脂肪少於10%），以及纖維30~40公克。然而根據最近的調查顯示，許多患者的飲食分配都不合乎這個標準。這可能是因爲他們已有很多年沒有再去找過營養師討論最新的飲食資訊，所以還是遵循著過去的飲食習慣。

👍 **有益的食物：**

維生素

肯塔基大學醫學院的詹姆士・安德森博士指出，糖尿病患者由於血糖較高，當糖代謝之後會釋放出氧氣自由基，使 LDL 膽固醇更容易遭到氧化作用。而 LDL 膽固醇被氧化後，就更容易阻塞

動脈血管。這也說明了為什麼糖尿病患者罹患心臟病的危險比別人要多二到三倍。

　　因此，糖尿病患者應該多吃含有維生素 C、維生素 E 及 β-胡蘿蔔素等抗氧化劑的食物，才能防止這種情形發生。

預防糖尿病的飲食之道

　　・預防第一類型的糖尿病發生，至少應盡量避免在嬰兒滿一週歲以前，給他吃任何乳製品。

　　・預防第二類型的糖尿病，應該多吃魚、豆類、堅果、含鉻食物如穀類及綠花菜，太胖的話最好減肥。少吃脂肪，因為它會增加胰島素抗性。

　　・如果你有糖尿病，專家建議採取高纖及高碳水化合物的飲食方式，特別是多吃排列在糖血症指標下端的食物，如豆類食品。因為這類食品需要較長的時間來消化，然後才會逐漸地被吸收到血液中。

　　・特別要推荐的是富含水溶性纖維的食物，例如豆類及燕麥。因為這類纖維能夠延長糖分被吸收的時間，預防用餐後血糖上升。

　　・最好的飲食方式就是採取和預防心臟病一樣的原則──攝取低脂肪，尤其是動物性脂肪，及高纖維的碳水化合物，如豆類、燕麥、全穀、堅果、水果和蔬菜。

其他疾病與食物的關聯

痤瘡（acne）：巧克力的迷思

　　許多人擔心吃巧克力會引起痤瘡或青春痘，但根據賓州大學皮膚病學家對65位青少年進行的實驗結果來看，他們即使每天吃一磅巧克力，而且連續吃一個月，痤瘡也沒有出現惡化的情形。

碘的威脅

　　但是，如果你很容易有痤瘡，就要避免攝取太多的碘，以免刺激毛細孔而使痤瘡更嚴重。除加了碘的食鹽含有碘以外，一份速食餐裏所含的碘更高達4.5毫克，比每日建議量的0.15毫克要多出三十倍！根據在威斯康辛州收集到的牛奶樣品分析結果顯示，牛奶中的含碘量平均每公升是0.46毫克，主要是因為擠牛奶的裝備受到污染和乳牛用藥的關係所致。

　　至於食物中則以海苔和海帶的含碘量最多，其次是蝦子和貝殼類海鮮。

　　一般說來，每天攝取的碘如果超過 0.5~1 毫克以上，就可能會使痤瘡惡化，不過這也要看個人對碘的敏感程度而定。

　　瑞典的研究人員還發現，有痤瘡的人通常鋅的攝取量也不足，最好多吃一些貝殼類海鮮，特別是牡蠣和龍蝦，小麥胚芽、全穀、花生、豆類、肝、火雞和胡桃。

愛滋病（AIDS）

　　目前還沒有確切的證據顯示食物能夠預防或降低引起愛滋病的 HIV 病毒感染，但是在實驗室中發現，某些食物可以增強免疫功能，幫助防止其他一些與愛滋病有關的疾病或感染發生。

蔬菜可以抑制病毒生長

　　在試管實驗中發現蔬菜中的維生素 C 和穀胱甘肽（glutathione）兩種抗氧化劑能夠抑制 HIV 病毒的生長，尤其是穀胱甘肽對病毒的抑制率更高達90%。而愛滋病患者體內的穀胱甘肽含量都特別低，這顯示出缺乏穀胱甘肽可能有助於愛滋病毒的擴散。請參考第 386 頁列出的含有穀胱甘肽的各種食物。

香菇可以增強免疫功能

　　任何可以增強免疫功能的食物，都對防止愛滋病有益。根據日本的實驗結果顯示，香菇對抗 HIV 病毒的效果，甚至比一般用來治療愛滋病的 AZT 更好。

大蒜可以預防感染

　　大蒜可以幫助愛滋病患者預防「伺機性感染」（opportunistic infections），最常見的就是因為免疫力喪失而引起的肺結核和肺部的真菌感染。

　　・最低限度・雖然目前無法證明某種食物成分能夠預防或對抗愛滋病，但是多吃一些已知能夠抑制病毒生長、增強免疫功能

和預防感染的蔬菜、水果及大蒜，總不會有害處的。

乳房纖維囊性病（fibrocystic breast disease）與咖啡因的關聯

乳房纖維囊性病是指在乳房出現的小腫塊，它不是癌細胞卻會讓人感到疼痛。1979年時，俄亥俄州立大學的約翰・明頓博士首度發現，65%的婦女在不吃巧克力和不喝咖啡、茶、可樂等含有咖啡因的東西之後，她們乳房上的良性腫塊都消失了。

接下來陸續出現了許多關於咖啡因和良性乳房腫塊的研究報告，但是結論莫衷一是。有的報告說婦女喝越多咖啡，出現良性乳房腫塊的機會也越大；有的報告則說這二者之間毫無關聯。

・最低限度・ 不論如何，許多婦女發現在她們減少攝取含有咖啡因的食物和飲料之後，乳房的疼痛就解除了。既然這麼做不但沒有害處，而且可能會有幫助，那麼倒不妨一試，看看對你會不會有效果。

另外還有一種方法就是多吃十字花科的蔬菜，如甘藍和綠花菜，也可以減少乳房纖維囊性病的發生。因為這類蔬菜能夠加速雌激素的代謝，減少它惡化乳房腫塊的機會。

哺乳（breast-feeding）：寶寶喜歡有大蒜氣味的母親

根據費城莫內化學機能中心（Monnel Chemical Senses Center）所做的研究報告指出，強烈的食物氣味會刺激嬰兒的胃口。母親在哺乳前一小時如果吃一點大蒜，那麼寶寶在吃奶時聞到了大蒜的氣味，就會吸更多的奶，而且吃奶的時間也會比較長。

但是，如果母親在哺乳前喝了一點酒，結果就剛好相反，寶

寶的胃口會變差。特別是在母親喝了橘子汁加酒以後才哺乳，那麼寶寶吸吮的母奶分量就會明顯減少。研究人員認為這可能是因為酒精會減弱寶寶吸奶的能力，或是會抑制母奶分泌的關係。

白內障（cataracts）的解救法

　　白內障是因為眼球晶狀體膜混濁，而引起視力衰退的一種疾病，通常隨著年齡增加而出現。根據研究資料顯示，那些血液中類胡蘿蔔素及維生素 C 含量最少的人，他們罹患白內障的可能性比別人分別要多出七倍和十一倍！

　　研究人員認為，白內障形成的部分原因，可能是因為晶狀體長年受陽光照射而遭到氧化作用的關係。因此，如果能持續給晶狀體補充大量具有保護作用的抗氧化劑，也許就可以防止或延緩白內障的發生。

　　所以，多吃富含各種抗氧化劑的蔬菜、水果和豆類，以及多喝茶，都可以幫忙預防白內障的形成。（請參考第 384~385 頁列出的富含抗氧化劑的各種食物）

慢性疲勞（chronic fatigue）

　　患有慢性疲勞的人常會出現極度疲倦和沮喪的情形，而且難以治療。但是，喬治城大學醫學院教授恩蘇里博士發現，在他的病人中，有60%的人的慢性疲勞是因為對某些食物過敏而引起的。只要病人避免再去攝取這些令他們過敏的食物，他們就會完全康復。

　　恩蘇里博士發現，最容易引起慢性疲勞的三種食物是小麥、牛奶和玉米。如果經由驗血和皮膚試驗後，確定病人的症狀是由

食物過敏所引起，只要病人不再去吃這種食物，那麼通常三、四週以後，等身體內殘存的這種食物被完全排洩到體外，病人的症狀就會有所改善了。

克隆氏症（Crohn's disease）

克隆氏症是指結腸發炎的一種疾病，最常發生在孩童和年輕人身上。雖然不知道真正的發病原因是什麼，但是它與食物過敏是脫不了關係的。英國的約翰・杭特博士發現，最容易引起克隆氏症的食物有小麥、乳製品、十字花科的蔬菜、玉米、酵母、蕃茄、柑橘屬水果和雞蛋。杭特博士宣稱，只要找出引起病人過敏反應的食物，再把它排除於病人的飲食之外，就能控制病人的結腸發炎的情形，而且效果和動手術一樣好。

此外，患有克隆氏症的人最好也多吃一些富含脂肪的魚類，少吃動物性脂肪和蔬菜油，並且減少糖的攝取量，以降低結腸發炎的機會。

耳部感染（ear infections）

如果你的孩子有耳部感染的情形發生，先不要急著吃又貴、又危險，而且可能沒有必要吃的抗生素，因為這可能是食物過敏所引起的。食物過敏會引起慢性發炎，漸漸造成化膿性細菌侵入鼓室而導致慢性中耳炎。如果沒有妥善治療，更可能會造成聽力受損及後續的學習障礙。

根據喬治城大學的研究人員對104位患有慢性中耳炎，年齡從一歲半到九歲的孩童所進行的實驗結果顯示，其中有78%的人都對某些食物產生過敏反應。更重要的是，當這些孩童不再吃那

些會引起他們產生過敏反應的食物四個月以後,其中就有86%的人的中耳炎完全好了。而一旦他們又恢復舊有的飲食習慣之後,幾乎所有人的中耳炎又都發作了。

恩蘇里博士指出,最常見的過敏食物包括牛奶、小麥、雞蛋、花生和黃豆製品。通常在不吃這些食物後的幾天或幾週之內,過敏的情形就會消失了,但是還需要幾個月的時間,耳部的感染才會完全好轉。

・**最低限度**・如果你的孩子有慢性中耳炎的話,最好先找醫生確定他是否因為對某些食物產生過敏反應而引起,然後再決定治療的方法。

青光眼(glaucoma)

根據路易斯維爾大學(University of Louisville)的普瑞賽德・庫卡尼博士的實驗發現,當兔子吃了浸泡過鱈魚肝的食物之後,兔子的眼內壓下降了56%;如果不用魚油浸泡兔子的食物,兔子吃了食物以後眼內壓又恢復到實驗前的程度。「如果同樣情形在人身上也出現,魚油就可能是對青光眼的一種良好預防劑。」庫卡尼博士這麼說。

當然這個理論還需要在人的身上證實才行,不過經常吃魚總是件有益健康的事情。庫卡尼博士推測,愛斯基摩人罹患青光眼的比率很低的原因,可能就是因為他們常常吃魚的關係。

齒齦的疾病(gum disease)

科學實驗證明,缺乏維生素 C 的人會出現齒齦腫脹、出血、口臭和牙齒脫落等齒齦炎的症狀。只要患者能夠攝取足夠的維生

素 C，齒齦的健康就會獲得改善。為了要保護齒齦的健康，就要多吃含有大量維生素 C 的蔬菜和水果。

失禁（incontinence）

假如你有經常無法控制排尿的情形發生，喝咖啡或喝茶可能會使情況更糟。因為咖啡因除了有利尿劑的作用之外，英國的研究人員發現它還會壓迫膀胱附近的肌肉收縮，這樣一來就更增加了某些會失禁的人的尿意。

除了咖啡因之外，酒精也有利尿劑的作用，因此也會增加失禁的情況出現。

紅斑狼瘡（lupus）

紅斑狼瘡是一種免疫系統發炎的疾病，它的症狀包括慢性疲勞、虛弱、面頰出現紅斑，及關節腫痛。和預防其他發炎性的疾病一樣，預防紅斑狼瘡也要少吃動物性脂肪及含有 omega-6 脂肪酸的蔬菜油，因為這些脂肪會增加發炎的機會。並且要多吃富含脂肪的魚，如沙丁魚和鮭魚，以減少發炎的機會，最好一週吃三次魚。

此外，根據奧瑞崗健康科學大學的一項實驗結果發現，食用紫苜蓿（alfalfa）的猴子也會出現紅斑狼瘡的症狀，嚴重者甚至死掉。不再吃紫苜蓿的猴子，就會漸漸恢復過來。同樣的情形在一位50歲的人身上也出現過。研究人員認為，苜蓿芽中的一種叫做刀豆氨基酸（canavanine）的氨基酸，就是造成猴子出現紅斑狼瘡的原因。如果直接讓猴子食用刀豆氨基酸，猴子也會出現紅斑狼瘡的症狀。

黃斑退化（macular degeneration）

視網膜上的黃色斑點，是視覺最敏感的區域，在經年累月地受到陽光和其他環境因子的侵襲後，會漸漸地退化，造成視力衰退，甚至失明。

不過，根據伊利諾大學在1988年分析了3,000位老年人的飲食習慣之後發現，每天吃一根紅蘿蔔——或是任何其他富含β-胡蘿蔔素的蔬果——就可以減少40%黃斑退化的機會。而且β-胡蘿蔔素的攝取量越高，黃斑退化的危險也越低。此外，多吃富含維生素C的食物，也可以減少黃斑退化的機會。

老人家通常也有鋅的攝取量不足的問題，而這也會造成視網膜細胞的異常，而增加黃斑退化的機會。所以要多吃牡蠣，或是在醫生的指導下補充鋅的不足，以延緩黃斑退化。

·**最低限度**·預防黃斑退化的最佳飲食方法，就是每天都吃一樣富含β-胡蘿蔔素的蔬菜或水果，並且要攝取足夠的鋅。（請參考第413頁列出的含鋅食物）

新陳代謝（metabolism）：加速卡路里燃燒的食物

根據英國和澳洲的研究報告顯示，辛辣的食物如芥末、辣椒和薑，都可以加速新陳代謝的作用，燃燒掉更多的卡路里。

多發性硬化（multiple sclerosis）

多發性硬化是一種神經系統的變化性疾病，會造成患者不同程度的殘障，病因不明。但近來的研究報告顯示，多發性硬化可

能和病患攝取的脂肪種類有關。

奧瑞崗健康科學大學的神經學家洛伊・雷佛・史旺克博士在1990年發表了一項研究報告，紀錄了144位多發性硬化患者採取低飽和脂肪飲食的成功經驗。史旺克博士追蹤這些病患達34年之久，結果發現每天攝取20公克以下飽和脂肪者的死亡率，比攝取飽和脂肪較多的人低，而且病情也比較輕微。

史旺克博士說：「如果病人在還沒有出現殘障的情形之前就採取低飽和脂肪飲食，那麼其中有95%的人可以再活30年而不出現殘障的情形。那些沒有採取低飽和脂肪飲食的人，則大部分在20年之內都因為病情惡化而死掉了。」史旺克博士還發現，飽和脂肪攝取量越少——每天只有15公克——病情的進步也越大。在所有飽和脂肪中，對多發性硬化患者危害最大的就是乳品脂肪，其次是肉類脂肪。

此外，明尼蘇達大學的洛夫・賀門博士還發現，多發性硬化患者血液中嚴重缺乏 omega-3 脂肪酸。因此最好每天補充幾茶匙的亞麻子油或魚油，才能維持血液中脂肪酸的平衡，以減輕多發性硬化的嚴重程度。

神經痛（neuralgia）

全美每年大約有15,000位三叉神經痛的患者，僅僅由於碰觸口腔內或四周的顏面，其嘴部、鼻子及前額就會突然出現劇痛，持續大約一分鐘後才會不痛。一般治療的方法都是吃藥或開刀，但是開刀很可能會造成顏面失去知覺的後遺症。

奧克拉荷馬大學的研究人員曾發現一個病人，因為自行戒除飲用含有咖啡因的咖啡，而治好了她的神經痛。另外，印第安那大學的研究人員也發現，少吃含有精胺酸的食物如巧克力及堅

果,就可以抑制疱疹病毒,進而減少神經痛的發作。有一位原來
要開刀的患者,在醫生建議下放棄食用巧克力和堅果,結果第二
天他的臉就不痛了,也不用開刀了。

雖然每個人的體質都不相同,但是有神經痛的人不妨試試追
蹤咖啡因、巧克力和堅果等食物,是不是引起你神經痛的原因。

史旺克博士設計的低脂飲食

・第一年開始不吃任何紅肉,包括深色的雞肉和火雞肉。之後每
週只能吃三盎司紅肉,而且盡量吃最瘦的部分。

・凡是脂肪含量超過 1% 的各種乳製品都不要吃,含量在 1% 以
下的才可以吃。

・不吃含有飽和脂肪的加工食品。

・每天只攝取15公克或三茶匙的飽和脂肪。

・每天最多攝取十茶匙的不飽和脂肪,如葵花子油、玉米油、花
生油等。

・每天服用一茶匙的鱈魚肝油,並且每週吃兩次魚,或每天吃一
盎司海鮮。

詳細資料請參考史旺克博士的著作:《多發性硬化飲食
指南》,紐約,Doubleday公司出版,1987。

寄生蟲(parasites)

每個人都可能感染到寄生蟲而引起腹瀉、腹痛、便秘、嘔吐
等不適。解決的方法之一就是服用抗生素,但是那必須長期服
用,而且會有嚴重的副作用;另一個方法就是吃大蒜。

　　埃及的醫生最近實驗證明了食用新鮮大蒜或是大蒜膠囊，在一天之內就可以使患有梨形蟲病（giardiasis）的孩童症狀消失，三天內就完全康復；服藥的孩子則需要七到十天才能康復，而且會有副作用。

　　‧**最低限度**‧常吃大蒜能夠保護腸胃不受寄生蟲的感染，你可以生吃大蒜，或是將大蒜搗碎後加冷水一起喝下。

　　此外，也有實驗顯示，南瓜子也可以殺死寄生蟲。

帕金森氏症（Parkinson's disease）

　　帕金森氏症是一種漸進的神經系統受損的疾病。根據最近的研究資料顯示，患有帕金森氏症的人在年輕的時候，維生素 E 的攝取量都比較少。反之，沒有罹患帕金森氏症的人表示，他們在年輕的時候，比較愛吃堅果、種子這一類富含維生素 E 的食物。因此，研究人員推測，年輕時維生素 E 的攝取量較少的人，到老年的時候會比較容易罹患帕金森氏症。目前初步的實驗證實，高劑量的維生素 E（每天800~3,000個單位）有助於延緩帕金森氏症的進展；其他更深入的研究則尚在進行之中。

前列腺的問題（prostate problems）

　　50歲以上的男性大約半數有前列腺肥大的問題。根據美國農業部詹姆士‧杜克博士的實驗證明，給患者服用從南瓜子中提煉出來的氨基丙酸（alanine）、氨基乙酸（glycine）及穀氨酸（glutamic acid）等氨基酸成分，確實減少了患者頻尿的次數及改善其他前列腺肥大的症狀。

　　令人驚訝的是，杜克博士說，半杯南瓜子裏所含的氨基酸分

量，竟然比上項實驗中病患每日服用的分量多出五倍。因此他推測，南瓜子與某些治療前列腺肥大的藥物的功效，可能一樣好。

其他食物如西瓜子、黃瓜子、亞麻子、黃豆、杏仁、核桃、花生等，也能改善前列腺肥大的問題。杜克博士說，將這些食物磨成粉後每天吃一盎司，就可以獲得所需要的氨基酸了。

牛皮癬（psoriasis）

牛皮癬是一種慢性皮膚發炎的疾病，症狀包括皮膚紅、癢、痛，及出現鱗屑。英國的研究人員發現，每天吃五盎司鯖魚可以在八週內大幅改善牛皮癬的症狀，對止癢特別有效。加州大學的研究人員也發現，有六成的人在服用魚油八週以後，皮膚紅癢的症狀也有改善。

既然牛皮癬也是一種發炎性的疾病，因此，少吃容易引起發炎的動物性脂肪和含有 omega-6 脂肪酸的蔬菜油，以及多吃能抑制發炎的魚油，都是有道理的。魚油中最有效的成分是 EPA（eicosapentaenoic acid），它在鮭魚和鯖魚裏的含量最多。

直腸癢和灼熱（rectal itching and burning）

如果你覺得直腸癢，那可能是由於堅果、巧克力及咖啡因所引起的。你可以試著幾星期不要吃這些東西，然後看看情況是否會改善。如果你吃太多辣椒，辣椒裏的辣椒素會混在糞便中，而在排便時造成灼熱的感覺。

睡眠不穩

如果你有睡眠不穩或很難入睡的毛病，不妨試試在睡覺前半

小時吃一盎司甜的或澱粉類食物，例如蜂蜜和薑餅。麻省理工學院的茱蒂絲‧渥特曼博士說：「這一招對大多數人都有效，它既有安眠藥的效果，又沒有安眠藥的副作用，不會讓人上癮或是第二天早上起床後東倒西歪的。」

至於大家常聽到的牛奶可以使人入睡的說法，也是真的嗎？這一點目前沒法證明，因為它會幫助某些人入睡，卻也會讓某些人變得更清醒。所以，看看你自己的身體怎麼說；如果喝牛奶會使你比較容易睡著，那你就喝吧。

但在嬰兒的身上，情況就不一樣了。根據比利時的研究人員指出，牛奶的確會造成嬰兒睡眠不穩，增加嬰兒夜間驚醒的次數，及減少嬰兒睡眠的時間。只要不給嬰兒喝牛奶，這些情況都會改善，除非它還有腹痛或腹瀉等其他毛病。

還有一樣會令人失眠的東西就是咖啡因，尤其是對那些很少喝咖啡的人或老人來說，情況特別嚴重。常喝咖啡的人因為已對咖啡因產生耐受性，所以比較不會因此而影響到他們的睡眠。

戒　煙

下面這些食物可以幫助你戒煙。

燕　麥

多吃燕麥片或燕麥麩，可以幫助你戒煙。印度人很久以前就知道利用煮過的燕麥來治療吸鴉片上癮的人，後來有人發現這些人的鴉片癮戒掉之後，常常連香煙也沒興趣抽了。於是蘇格蘭的研究人員就拿燕麥的萃取物給十三個抽煙的人服用，結果一個月之後，發現他們有五個人可以完全不抽，七個人抽的比從前少，只有一個人還是像從前抽的一樣多。

吃菠菜，不要吃肉

　　鹼性的食物，例如菠菜，比較容易保持尼古丁(nicotine)在體內「循環」的狀態，維持尼古丁在體內的高含量，身體就不會覺得想要再攝取更多的尼古丁，所以就比較容易幫助你慢慢地減少抽煙的次數。反之，酸性的食物，例如肉類，比較容易將尼古丁排出體外，就會讓你覺得更想抽煙。

　　內布拉斯加大學醫學中心研究尼古丁的專家大衛・陶頓博士發現，讓抽煙者服用碳酸氫鈉(sodium bicarbonate)，使他們呈現鹼性的身體化學狀態之後，戒煙時就比那些沒有服用這種鹼性物質的人要輕鬆多了。

戒煙口香糖不要和酸性食物同時食用

　　在你要吃戒煙口香糖(nicotine gum)之前的15分鐘，最好不要吃酸性的食物和飲料，尤其是可樂、咖啡、果汁和啤酒。因為這樣會抵消掉戒煙口香糖的效果，反而使你想要抽更多香煙，來補充體內對尼古丁的需要量。

> 如果你想戒煙
>
> 　　有助於戒煙的鹼性食物：菠菜、葡萄乾、無花果、乾菜豆、杏仁。
> 　　使戒煙更困難的酸性食物：酒、紅肉、肝、小麥胚芽、乾扁豆、雞肉、雞蛋、乾酪、花生、英國核桃、李子、大果越橘、咖啡。

陰道炎(vaginitis)

　　根據實驗證明，有陰道炎的婦女只需要每天喝一杯含有活菌

的原味優酪乳，連續吃六個月，就可以減少陰道炎復發的機會。唯一要注意的是選購優酪乳時要看清標示，含有活的乳酸桿菌才能有效預防陰道炎。

如何利用食物的藥效以保健康

　　以下提到的所有具有藥效的食物，都是從學術研究機構或政府機關所發表的研究報告中搜集來的，例如伊利諾大學的NAPRALERT資料庫、國家醫學圖書館、國家癌症研究中心，以及美國農業部等單位。雖然從這些資料中可以知道哪些食物具有什麼藥效，卻無法確定它的效力有多強；有時也不明白為什麼它會具有某種藥效。

抗生素：食物如何殺死或抑制細菌

　　食物摧毀細菌的方式有好幾種，主要是藉著阻撓細菌合成蛋白質及葉酸，進而使細菌無法繁殖。此外，有的食物還能阻止細菌附著在人體的細胞上，例如大果越橘和越橘。

具有抗菌作用的食物

　　蘋果、香蕉、九層塔(basil)、蒜菜(俗稱甜菜)、越橘、甘藍、紅蘿蔔、腰果、芹菜、辣椒、蔥、椰子、咖啡、大果越橘、草茴香(dill)、大蒜、薑、蜂蜜、馬蘿蔔、歐洲甘草、萊姆、黑芥末子(black mustard seed)、海藻、肉豆蔻、橄欖、木瓜、李子、

馬齒莧、洋蔥、藥用鼠尾草、糖、茶、西瓜、酒、優酪乳。

某些具有抗菌作用的複合食品

　　蒜頭素(大蒜)、乳酸桿菌(優酪乳)、丁香酚(丁香)。

抗癌劑：食物如何對抗癌症

　　癌症形成的過程十分緩慢，而食物可以在不同的階段中干擾癌症的發展。例如，食物可以預防致癌物質的「活化」；阻止細胞的 DNA 突變；刺激體內的酵素(或稱酶)，促使其將體內的致癌物質排出體外；防止致癌基因的成長。食物還能夠遏止與胃癌有關的細菌生長；操縱及中和那些容易助長癌症發展的激素與有毒物質；減弱癌細胞增生及形成腫瘤的能力；並且可以預防癌細胞轉移。

具有抗癌作用的食物

　　大蒜、甘藍、歐洲甘草、黃豆、薑、繖形科的蔬菜(紅蘿蔔、芹菜、歐洲蘿蔔)、洋蔥、茶、薑黃、柑橘屬水果(橘子、葡萄柚、檸檬)、全麥、胡麻、糙米、茄科的蔬菜(蕃茄、茄子、辣椒)、十字花科的蔬菜(綠花菜、花菜、結球甘藍)、燕麥、薄荷、黃瓜、迷迭香、藥用鼠尾草、馬鈴薯、百里香、蔥、美國甜瓜、九層塔、大麥、漿果(如草莓)、海鮮、橄欖油。

某些具有抗癌化學成分的食物

　　硫丙烯(大蒜、洋蔥、蔥)、類胡蘿蔔素(綠色葉菜、紅蘿蔔、蕃薯)、兒茶酚(茶、漿果)、香豆素(紅蘿蔔、荷蘭芹、柑橘屬水果)、鞣花酸(葡萄、草莓、懸鉤子、核桃)、靛基質(甘藍、綠花菜、花菜、芥藍、結球甘藍)、異硫氰酸酯(芥末、馬蘿蔔、

蘿蔔、其他十字花科的蔬菜)、蛋白酶類抑制劑(黃豆、莢果、堅果、穀類、種子)。

維生素也能抗癌

維生素群也是一種強力的抗癌物質。目前被研究最多的是維生素C，它有許多抗癌的作用。例如說，它能阻止胺和亞硝酸鹽轉化為亞硝胺，而亞硝胺是最強烈的一種致癌物。它還能中和細胞膜裏的自由基，防止細胞發生突變的第一步。它也能增強免疫功能，預防致癌基因和病毒將健康的細胞轉化為癌細胞。此外，它還能夠抑制腫瘤的生長及其毒性。在動物實驗中，被注射過維生素C的動物身上的癌細胞都比較小，較不具侵略性，也比較不容易轉移。

抗凝血劑：食物如何防止血液凝固

直到1970年代科學家才知道原來抗凝血劑是藉著防止血小板凝集在一起形成血液凝塊，使血液得以暢流，才不會堵塞住血管。某些食物也有這種防止血小板凝集的作用，因此也就能幫助血液流通。

具有抗凝血劑作用的食物

肉桂、魚油、大蒜、薑、葡萄、甜瓜(綠色和黃色的)、木耳、洋蔥、茶、西瓜、紅酒。

具有抗凝血劑化學成分的食物

腺苷（大蒜、洋蔥、木耳）、ajoene（大蒜）、兒茶酚（茶）、omega-3脂肪酸(富含脂肪的魚)。

抗抑鬱劑：食物如何提高情緒

某些食物吃下去之後，會增加 5-羥色胺在腦部的活動，人的情緒會隨之高昂起來。相反地，某些食物吃下去後，會減少 5-羥色胺在腦部的活動，於是人就感到沮喪不安。

碳水化合物能夠紓解經前症候群及冬季憂鬱症這一類的抑鬱症，不過它的作用機制到底何在，還沒有一個定論。此外，最近還發現葉酸也能藉著調節 5-羥色胺的含量，來達到影響情緒的作用。

具有抗抑鬱劑作用的食物

咖啡因、薑、蜂蜜、糖。

具有抗抑鬱劑化學成分的食物

碳水化合物(糖、麵包、穀類、餅乾、蛋糕)、咖啡因(咖啡、茶、巧克力)、葉酸(綠色葉菜和莢果)、硒(海鮮、穀類、堅果)。

止瀉藥：食物如何制止腹瀉

某些食物具有收斂劑的作用，能夠排除腸內的水分，幫助大便硬化，並減緩腸道的收縮運動，以控制腹瀉，例如乾的越橘。(請注意，只有乾越橘才有止瀉作用；新鮮越橘則無此功效。)其他食物則是藉著殺死腸子裏的細菌，來達到止瀉的作用。

具有止瀉作用的食物

越橘(乾的)、肉桂、大蒜、薑、薑黃、歐洲甘草、肉豆蔻

（nutmeg）、米、茶。

抗高血壓藥：食物如何降低高血壓

服用降高血壓藥常會造成頭昏、瞌睡等副作用，但是利用某些食物來降高血壓的話，就沒有這些副作用。例如芹菜就只是讓血管壁的平滑肌放鬆，使血管擴張變寬，於是血壓就降低了。此外，芹菜還能夠抑制兒茶酚胺的分泌。兒茶酚胺是一種會令血管收縮的激素，而血管收縮就會造成血壓上升。

洋蔥和大蒜都含有腺苷這種能夠令平滑肌放鬆的化學物質，因此也和芹菜一樣具有降高血壓的作用。

具有降高血壓作用的食物

芹菜、魚油、大蒜、葡萄柚、橄欖油、洋蔥。

抗氧化劑：食物如何保護細胞

固定地給你的細胞補充抗氧化劑，是維持健康與延長壽命的第一要件。抗氧化劑能夠直接保護細胞免於受到傷害，幫助預防所有的慢性病，如心臟病、癌症、支氣管炎、白內障、帕金森氏症，和老化本身。缺乏抗氧化劑會使你的身體處於一種非常容易受傷害的狀況之下，特別是當你曝露在香煙、空氣污染，及工業污染源等危險環境中的時候。抗氧化劑在植物中的含量最多；海鮮裏面也有，動物性食物中偶爾會有一點。

具有抗氧化劑作用的食物

酪梨、蘆筍、九層塔、漿果、蘇木果、綠花菜、結球甘藍、甘藍、紅蘿蔔、辣椒、丁香、魚、大蒜（效果特別強）、薑、芥

藍、萵苣(深綠色的)、歐洲甘草、茉沃剌那(marjoram)、肉豆
蔻、燕麥、洋蔥(效果特別強)、橘子、花生、青椒、薄荷、南
瓜、藥用鼠尾草、芝麻、菠菜、蕃薯、蕃茄、西瓜。

大蒜：抗氧化劑發電廠

　　大蒜至少含有15種具有抗氧化劑作用的化學成分，是所有食物中
最具抗癌效果的食品。費城威斯塔研究中心的大衛·克維柴夫斯基博
士說：「大蒜含有的抗氧化劑作用，可能就是它對抗疾病的主要機
制。」

食物裏的抗氧化劑成分

　　β-胡蘿蔔素：β-胡蘿蔔素能夠增強免疫功能，摧毀氧氣自
由基，對於預防心臟病突發，中風和癌症，都很有幫助。癌症患
者(尤其是肺癌、胃癌、食道癌、小腸癌、子宮頸癌及子宮癌)血
液中β-胡蘿蔔素的含量通常都比較低，這反映出他們的飲食中
缺乏β-胡蘿蔔素。

　　β-胡蘿蔔素主要的食物來源：深橘紅色和深綠色的蔬菜，
如蕃薯、紅蘿蔔、乾杏子、芥藍、菠菜和南瓜等的含量最多。其
次如粉紅色的葡萄柚、芒果、綠色萵苣和綠花菜中也有。橘紅色
和深綠色蔬果，其中所含的β-胡蘿蔔素也很多。在綠色蔬果
中，葉綠素把β-胡蘿蔔素的橘紅色給遮掩住了，但它依然含有
β-胡蘿蔔素。

　　　附註：根據美國農業部的實驗結果顯示，β-胡蘿蔔素並不會因為加
　　　　　熱而遭到破壞。

　　穀胱甘肽：穀胱甘肽是一種很重要的抗癌物質，它至少能夠

抑制30種致癌物質的活化！它還能將環境中的一些有毒化學物質在體內加以解毒，保護身體免於受到毒害，而且，在試管實驗中還發現，穀胱甘肽幾乎能夠完全阻止愛滋病病毒的複製。

穀胱甘肽主要的食物來源：酪梨、蘆筍和西瓜三者的含量最多。其次如新鮮的葡萄柚和橘子、草莓、新鮮的桃子、秋葵（okra）、白色馬鈴薯、南瓜、花菜、綠花菜和生蕃茄。某些肉類，特別是煮過的火腿、瘦肉排和小牛肉等，也含有穀胱甘肽。

> 附註：只有新鮮和冷凍的蔬果裏面才含有大量的穀胱甘肽，罐裝及加工食品裏面所含的穀胱甘肽，其成分只有新鮮和冷凍蔬果的八分之一。此外，若將這些食物加熱、磨碎或榨汁，也會損失部分的穀胱甘肽。

靛基質：在動物實驗中，靛基質能夠成功地解除致癌物質的毒性。在人類身上，靛基質則對預防大腸癌和乳癌最有幫助。靛基質能影響雌激素的新陳代謝，有助於預防乳癌。

靛基質主要的食物來源：十字花科的蔬菜，如綠花菜、結球甘藍、甘藍、花菜、水芹、馬蘿蔔、芥藍、大頭菜（kohlrabi）、芥末、蘿蔔、大頭菜，和蕪菁（turnip）。

> 附註：十字花科蔬菜煮過以後，會喪失大約一半的靛基質成分。

蕃茄紅素：蕃茄紅素也是一種抗癌的物質。根據研究發現，罹患胰臟癌、直腸癌及膀胱癌的人的血液中，蕃茄紅素的含量都特別低。有些專家甚至認為蕃茄紅素是一種比 β - 胡蘿蔔素更強效的抗氧化劑。

蕃茄紅素主要的食物來源：每100公克的西瓜含有4.1公克的蕃茄紅素，每100公克的蕃茄則含有3.1公克的蕃茄紅素；杏子裏面也含有一點。蕃茄紅素就是西瓜和蕃茄的紅色來源；不過，紅色漿果的紅色卻不是來自於蕃茄紅素。

附註：蕃茄紅素不會因為加熱或裝罐而受損。

　　槲皮苷：槲皮苷具有多方面的抗病潛力。它能抑制致癌物質的活化，預防細胞的 DNA 受到傷害，並且可以遏止腫瘤生長。此外，槲皮苷也具有消炎、抗菌及抗病毒的作用。它能抑制細胞釋放組織胺，所以也就可以減少過敏的反應，例如預防枯草熱。槲皮苷這種抑制組織胺的能力，再加上它的消炎作用，很可能就是洋蔥之所以能夠防止哮喘和過敏的原因所在。它還能抗血栓，防止血液凝塊形成；也能防止 LDL 膽固醇被氧化後，造成的血管阻塞。

　　槲皮苷 主要的食物來源：黃色和紅色的洋蔥（不是白色洋蔥）、青蒜（shallots）、紅色的葡萄（不是白色的葡萄）、綠花菜和義大利的黃色南瓜。奇怪的是，大蒜是洋蔥的近親，卻不含槲皮苷 這種成分。

附註：槲皮苷 不會因為加熱或冷凍而受損。

　　輔酶Q10：輔酶Q10 這種食物成分比較少為人知，它主要的作用在於防止 LDL 膽固醇被氧化。它也能夠幫助維生素 E 再生，所以實際上它是和維生素 E 共同來防止 LDL 膽固醇被氧化。某些富含脂肪的魚類之所以能夠預防心臟病，可能也是因為輔酶Q10 的關係。

　　輔酶Q10 主要的食物來源：沙丁魚、鯖魚、花生、阿月渾子（pistachio）、黃豆、核桃、芝麻、某些肉類。

　　維生素C：維生素C 也是一種強效的抗氧化劑，它能夠預防哮喘、支氣管炎、白內障、心律不整、心絞痛、男性不孕症，及各種癌症。在試管實驗中，它也能防止愛滋病病毒的生長。此外，它還能防止 LDL 膽固醇被氧化，預防因動脈阻塞而造成心臟血管疾病。

維生素 C 主要的食物來源：紅椒和青椒、綠花菜、結球甘藍、花菜、草莓、菠菜、柑橘屬水果、甘藍。

> 附註：蔬菜裏所含的維生素 C 會因為煮、蒸或川燙而損失掉大約一半的分量；用微波爐來加熱，維生素 C 損失的分量大約是從 0~15%左右。

維生素 E（生育酚）：維生素 E 是一種可溶性脂肪，它能夠幫助防止 LDL 膽固醇被氧化，所以對於預防心律不整、心絞痛，及心臟病突發等心臟血管疾病，都很有幫助。

維生素 E 主要的食物來源：蔬菜油、杏仁、黃豆、葵花子。

抗炎症藥：食物如何紓解炎症

在二十年前尚未發現前列腺素及白三烯素的時候，科學家並不明白食物如何能夠影響像關節炎及哮喘這一類的炎症。現在科學家已知道前列腺素和白三烯素是由一種叫做花生四烯酸的脂肪酸分解而來的，而你吃的食物就決定了體內花生四烯酸的多寡，以及它將製造出哪種類型的前列腺素和白三烯素。

如果你吃了很多肉和含有 omega-6 脂肪酸的蔬菜油，那麼就會製造出某種會引發炎症的白三烯素。如果你吃魚油，就會製造出能夠控制炎症的前列腺素。此外，辣椒素也有抗炎症的作用，不過它的作用機制與前列腺素不同。

具有抗炎症作用的食物

蘋果、黑醋栗（black currant）、魚油（omega-3 脂肪酸）、大蒜、薑、洋蔥、鳳梨、藥用鼠尾草。

具有抗炎症化學成分的食物

　　辣椒素（辣椒）、omega-3 脂肪酸（含有脂肪的魚、如鯖魚、沙丁魚及鮭魚）、槲皮苷（洋蔥）。

抗血栓劑：食物如何防止血液凝塊

　　某些食物能夠減少血液中的纖維蛋白原，而纖維蛋白原正是形成血液凝塊的基本物質；有些食物則能夠刺激血液凝塊溶解的活動。罹患動脈粥樣硬化及心臟病突發的人，通常他們血液中的纖維蛋白原含量都很高，而血液凝塊溶解的活動則很低。

具有防止血液凝塊作用的食物

　　辣椒、魚油、大蒜、薑、葡萄汁、洋蔥、褐藻、紅酒。

抗潰瘍劑：食物如何預防或治療胃潰瘍

　　食物預防或治療胃潰瘍的方法主要有二：一是刺激胃壁細胞增生及黏液分必增加，使胃壁得到更多的保護，不致輕易被胃酸侵蝕；一是利用某些食物具有的殺菌作用，來殺死引起胃潰瘍或胃炎的細菌。

具有抗胃潰瘍作用的食物

　　香蕉和芭蕉、甘藍和其他十字花科的蔬菜（綠花菜、花菜、結球甘藍、芥藍和蕪菁）、無花果、薑、歐洲甘草、茶。

抗病毒藥：食物如何減少病毒在體內繁殖

　　阿拉巴馬大學的研究人員指出，當人體缺乏葉酸的時候，染

色體就比較容易在「脆弱的」地方斷裂，使得病毒可以趁機溜進健康的細胞，造成細胞突變。另外，印第安那大學名譽教授理查・葛瑞非茲博士堅信，有一種叫做賴胺酸的氨基酸，能夠在細胞的周圍形成一層保護膜，使病毒無法穿透進去；而另一種叫做精胺酸的氨基酸，則會助長病毒的生長。

優酪乳也有抗病毒的作用，因爲它能刺激天生殺手細胞的活動來消滅病毒。

具有抗病毒作用的食物

蘋果、蘋果汁、大麥、黑醋栗、越橘、蔥、咖啡、大果越橘、薑、大蒜、醋栗(gooseberries)、葡萄、葡萄柚汁、檸檬汁、香菇、橘子汁、桃子、鳳梨汁、李子汁、木莓(raspberry)、藥用鼠尾草、海藻、薄荷、草莓、茶、紅酒。

具有抗病毒化學成分的食物

穀胱甘肽(蘆筍、酪梨、西瓜、綠花菜、橘子)、lentinan(香菇)、槲皮苷(紅色和黃色的洋蔥、紅色的葡萄、綠花菜、夏天產的黃色南瓜)、蛋白酶類抑制劑(豆類、玉米、堅果、種子)。

排氣藥：食物如何幫助排氣

藥草及香料在很久以前就被用來治療脹氣，主要是借助於植物裏所含的油，來使腸子的平滑肌放鬆，然後氣體就會排出。有的時候，腸胃裏的氣體會往上通過胃部與食道之間的括約肌排出體外，這就叫做打噎或打嗝。

具有排氣作用的食物

茴芹子(anise)、九層塔、草茴香(dill)、茴香子(fennel

seeds)、大蒜、薄荷、藥用鼠尾草。

膽固醇修正劑：食物如何改善膽固醇

食物能夠降低 LDL 膽固醇，升高 HDL 膽固醇，並且預防 LDL 膽固醇被氧化。

根據美國農業部的研究發現，某些食物能夠抑制肝臟產生膽固醇，細胞就轉而從血液中吸取他們所需要的膽固醇，於是血液中的膽固醇含量就會降低。另外有些食物，譬如燕麥，則是藉著減少膽汁酸來達到降低膽固醇的目標。

至於食物中的抗氧化劑預防 LDL 膽固醇被氧化的方法則有三種：第一是阻止氧氣自由基的形成；第二是在血液或動脈壁裏抓住那些危險的氧化劑；第三是加強 LDL 膽固醇分子抵抗氧化劑的能力。

具降低 LDL 膽固醇作用的食物

杏仁、蘋果、酪梨、大麥、乾的豆類、紅葡萄、大蒜、葡萄柚、燕麥、橄欖油、米麩、香菇、黃豆、核桃。

夠防止 LDL 膽固醇被氧化的化學成分

含維生素 C、β-胡蘿蔔素、維生素 E、輔酶 Q10、含多元不飽和脂肪(橄欖油、酪梨、杏仁)的食物、紅酒。

利尿劑：食物如何增加尿量

一般處方開的利尿劑具有排水及排除鹽分的作用，而用食物來利尿只會刺激腎臟排水而已，並不會排除體內的鹽分。雖然食物利尿的效果不像處方的利尿劑那麼強，但是對有腎臟病的人來

說，也可能會造成危險。荷蘭芹和茶的利尿效果都不錯，不過一旦你習慣了之後，就失去作用了。

具有利尿劑作用的食物

茴芹子、芹菜、咖啡、芫荽(coriander)、大蒜、茄子、菊萵苣(endive)、檸檬、歐洲甘草、肉豆蔻、洋蔥、荷蘭芹、薄荷、茶。

去充血劑：食物如何幫助清理肺部及鼻竇

辛辣的食物可以幫助化解肺部和呼吸道裏的黏液，使它比較容易被排出體外。這種情形就和你在吃下辛辣食物後，會流眼淚和鼻水的道理是一樣的，因為它會刺激食道和胃裏的神經末梢，引起淚腺的分泌。

具有清理黏液作用的食物

辣椒、咖哩、大蒜、馬蘿蔔、芥末、洋蔥、黑胡椒、百里香。

激素：食物如何調節雌激素

許多植物都含有類似人類雌激素的化學物質，只是它的作用力比較不強；也不像人工合成的雌激素那樣可能會引起不良的副作用。有些食物，特別是甘藍菜，能夠增加體內雌激素代謝的速度；莢果類食物，尤其是黃豆，其中的雌激素活動特別旺盛，現在已被拿來製造避孕藥。

具有雌激素作用的食物

茴芹子、蘋果、綠花菜、結球甘藍、甘藍、紅蘿蔔、花菜、

咖啡、玉米、亞麻子、大蒜、歐洲甘草、燕麥、鳳梨、花生、馬鈴薯、米、芝麻、黃豆。

免疫功能刺激劑：食物如何增強免疫功能

免疫系統功能的強弱是身體健康的指標。據研究指出，每天吃兩杯含有活菌的優酪乳，可以使體內 γ 干擾素的數量增加五倍，並且強化天生殺手細胞的活動力，而這二者都是免疫系統中對抗病毒及腫瘤細胞的重要角色。更令人驚訝的是，即使優酪乳加熱後有95%的活菌被殺死，它依然能夠活化天生殺手細胞。

能夠增強免疫功能的食物

大蒜、香菇、優酪乳。

能夠增強免疫功能的化學成分

β-胡蘿蔔素（紅蘿蔔、菠菜、芥藍、南瓜、蕃薯）、維生素 C（青椒、橘子、綠花菜、菠菜）、維生素 E（堅果、油）、鋅（貝殼類海鮮、穀類）。

鎮痛劑：食物如何止痛

最近發現兩種食物成分具有止痛的作用，一是咖啡因，一是辣椒素。假設你正在跑步時，胸部感到一陣刺痛，這就是一種叫做腺苷（adenosine）的化學物質告訴你應該要放慢腳步的訊號，表示你的身體某個部位有了狀況。但是，如果你的咖啡喝得夠多，咖啡因就會取代腺苷的位置，使細胞接收不到腺苷傳來的疼痛訊號。咖啡因與腺苷的化學成分類似，但是功能卻不同。假如喝咖啡可以治好你的頭痛，那當然很好；但是如果你有某種心臟疾

病,例如心肌局部缺血,那麼咖啡因很可能會使你忽略了心臟不舒服的訊號,而造成心臟病突發。

辣椒素止痛的機制在於它能阻斷神經細胞裏P物質,把疼痛的感覺傳遞給中樞神經系統。近年來辣椒素應用在控制頭痛、神經痛及類風溼性關節炎等疼痛上面,效果都不錯。

具有鎮痛作用的食物

咖啡(咖啡因)、辣椒(辣椒素)、丁香、大蒜、薑、歐洲甘草、洋蔥、薄荷、糖。

柳酸鹽:食物如何發揮阿斯匹靈的作用

阿斯匹靈是由柳酸鹽製造而來的,因此,含有柳酸鹽的食物,也具有阿斯匹靈的作用。根據新近的研究資料顯示,長期服用低劑量的阿斯匹靈(每天半粒或是更少),可以幫助預防心臟病突發、中風,甚至大腸癌。柳酸鹽具有抗凝血劑、抗炎症,和鎮痛的作用。它也能影響前列腺素,阻止腫瘤生長。

含有大量柳酸鹽(天然阿斯匹靈)的食物

越橘、櫻桃、乾的紅醋栗、咖哩粉、乾棗子、小黃瓜、歐洲甘草、辣椒粉(paprika)、梅子(prunes)、木莓。

含有適量柳酸鹽的食物

杏仁、蘋果(尤其是Granny Smith蘋果)、橘子、甜椒和辣椒、柿子、鳳梨、茶。

> 附註:一般來說,水果裏含有較多的柳酸鹽;蔬菜則沒有。(裝罐和加熱似乎並不會影響柳酸鹽的濃度)

意外！你的食物裏竟然含有鎮靜劑

　　你認爲鎮靜劑是二十世紀的新發明嗎？錯了，大自然才有這項專利權。鎮靜劑直到1960年代才上市，然而早在1940年以前，德國科學家已在人的腦部組織裏面、動物及家畜的腦部，以及牛奶、雞蛋，和人的血液裏，發現具有鎮靜作用的化學物質──benzodiazepines。

　　這是怎麼一回事呢？最合理的解釋就是：這種化學物質一定是存在於植物中，被當成食物吃了下去，然後累積在腦部裏面。於是科學家開始尋找含有這種化學物質的食物。他們在馬鈴薯、扁豆、黃豆、米、玉米、蕈類，和櫻桃裏面，都發現了這種物質，雖然含量很少。你恐怕得一次至少吃下220磅的馬鈴薯，才能得到5~10毫克鎮靜劑的效果。如此看來，食物中的這種鎮靜劑成分，到底有什麼作用，目前恐怕還是一個謎。

鎮靜劑：食物如何鎮靜腦部

　　有些含有鎮靜劑成分的食物能夠像嗎啡一樣，附著在腦部裏的鴉片劑接受器上面；有些則能夠刺激腦部裏的化學物質的活動，例如5-羥色胺，藉此達到安定腦部的作用；糖和葡萄糖甚至可以直接對丘腦下部裏的神經元發揮作用。此外，有些食物本身含有肽，或是能夠釋放出腸道裏的肽，然後讓肽直接將安定的訊息傳到腦部和神經系統去。

具有鎮靜作用的食物

　　茴芹子、芹菜子、丁香、茴香、大蒜、薑、蜂蜜、萊姆皮、茉沃剌那、洋蔥、橘子皮、荷蘭芹、藥用鼠尾草、薄荷、糖、茶

（不含咖啡因的）。

　　此外，凡是含有大量醣類的食物——例如糖和澱粉——對大多數的人也都具有鎮靜的作用。

六十種常見食物所含有的藥效

　　食物裏面含有的化學成分極爲複雜，因此他們所具有的藥效往往也不只限於一種。不像一般的藥物，通常只具有某一種特定的功用。以下就是根據最近的研究資料顯示出來食物所具有的各種藥效。

　　・**蘋果**・能夠降低膽固醇、抗癌、抗細菌、抗病毒、抗炎症，及加強雌激素的活動。富含纖維，可以預防便祕及抑制食慾。蘋果汁會造成孩童腹瀉。

　　・**蘆筍**・富含抗氧化劑穀胱甘肽，具有強大的抗癌作用。

　　・**酪梨**・含有單一不飽和油酸(橄欖油裏也有很多)，能夠降低膽固醇，舒張血管，防止 LDL 膽固醇被氧化，對預防動脈病變有益。同時也含有大量的穀胱甘肽，能夠抗癌；在試管實驗中，還能阻止愛滋病病毒的繁殖。

　　・**香蕉和芭蕉**・能夠保護胃壁不受胃酸侵蝕，避免胃潰瘍；也具有抗生素的作用。

　　・**大麥**・在中東地區一向被用來治療心臟病；能夠降低膽醇，抗病毒及抗癌。

　　・**豆類(包括黑豆、花豆、扁豆及菜豆)**・每日食用半杯煮

熟的豆子，平均可以降低10%的膽固醇；還可以調節血糖及抗癌。富含纖維；然而會讓大多數人產生胃腸脹氣的情形。

·**青椒**·富含維生素C，對預防感冒、哮喘、支氣管炎、呼吸器官感染、白內障、黃斑退化、心絞痛、動脈粥樣硬化，及癌症，都有很好的功效。

·**越橘**·能夠防止尿道感染及腹瀉；含有大量柳酸鹽，有抗病毒的作用。

·**綠花菜**·含有多種抗氧化劑、包括槲皮苷、穀胱甘肽、β-胡蘿蔔素、維生素C及葉黃素，可以抗癌，特別是對抗肺癌、大腸癌及乳癌。還能降低膽固醇、抗病毒、抗潰瘍、調節胰島素和血糖。綠花菜加熱時會流失部分的抗氧化劑，例如穀胱甘肽，因此最好是生吃，炒一下，或是用微波爐稍微加熱一下，養分才比較不容易喪失。

·**結球甘藍**·和綠花菜及甘藍菜的功效大致相同，含有多種抗氧化劑，可以抗癌及加速雌激素的代謝。

·**甘藍（包括大白菜）**·具有預防乳癌、胃癌、大腸癌及胃潰瘍等作用。但也會造成某些人脹氣。如果做成德國泡菜，由於其中含有大量酪胺，也可能會引起偏頭痛。甘藍加熱時也會喪失部分抗氧化劑，故生吃比較好。

·**紅蘿蔔**·富含β-胡蘿蔔素，能夠抗癌，保護動脈，增強免疫功能，及預防感染。紅蘿蔔還富含可溶性纖維，可以降低膽固醇。β-胡蘿蔔素在加熱後並不會受損；事實上，稍微加一點熱反而使它更容易被身體吸收。

·**花菜**·功效大致與綠花菜及甘藍相同，不過對預防乳癌及大腸癌特別有效。最好生吃，稍微加熱一下，或是用微波爐來烹調；煮太久的話會破壞部分的功效。

・**芹菜**・具有降血壓、利尿，及抗癌的作用。在劇烈運動前後如果吃芹菜，可能會導致某些人出現不同程度的過敏反應。

・**辣椒**・能夠促進血液凝塊溶解，清除肺部和呼吸道的黏液，預防支氣管炎、肺氣腫及胃潰瘍。此外還可以鎮痛，及加速新陳代謝的作用，燃燒掉體內多餘的卡路里。

・**巧克力**・具有抗抑鬱劑的作用；加入牛奶中，還能抵抗乳糖不耐症。巧克力似乎並不會造成膽固醇上升，也不會造成痤瘡或使它惡化。純巧克力裏面含銅量很高，可以幫助預防心臟血管疾病。不過，巧克力也會引起某些人頭痛，惡化胃灼熱的程度，或引起乳房囊腫病。

・**肉桂**・能夠刺激胰島素活動，有助於罹患第二類型糖尿病的患者。此外，它也具有抗凝血劑的作用。

・**丁香**・可以治牙痛，並具有抗炎症及抗凝血劑的作用。

・**咖啡**・具有振奮精神，使人頭腦更靈活機警的作用，只是程度會因人而異。哮喘發作時，咖啡也能當做緊急治療的藥物，讓支氣管擴張以紓解哮喘。咖啡也會令人上癮，甚至令某些人感到頭痛、焦慮不安、胃酸分泌增加（不論有沒有含咖啡因的咖啡都會），及胃灼熱。還會加速腸子蠕動，有些人會因此腹瀉。如果咖啡因攝取過量，一定會引起失眠。

> 根據大量研究資料顯示……一般標準的咖啡因攝取量，
> 並不會對身體造成危害。
>
> ——彼得・杜斯博士，哈佛大學醫學院

咖啡因也許會引起某些婦女罹患乳房纖維囊性病，但是並沒有證據顯示它與癌症有關。每天喝四到六杯以下的咖啡，也不會有太大引起心臟血管病變的危險。此外，煮過的咖啡似乎也不會對膽固醇有什麼危害。

咖啡因的來源

	毫克(平均)
咖啡——5 盎司	
煮的咖啡	
滴液式的咖啡	115
過濾的咖啡	80
不含咖啡因的咖啡	3
即溶咖啡	
普通咖啡	65
不含咖啡因的咖啡	2
茶——5 盎司	
泡的茶	
美國品牌	40
進口品牌	60
即溶的茶——1 茶匙的即溶茶粉	30
飲　料	
可樂(普通的或減肥可樂)	46
蘇格蘭威士忌	54
巧克力	
可可巧克力——5 盎司	4
牛奶巧克力	6
純巧克力,半甜的——1 盎司	20

・**玉米**・具有抗癌、抗病毒,及增加雌激素活動的作用。不過,它也常是引起類風溼性關節炎、腸道過敏症候群、頭痛,以

及出現在孩童身上，與偏頭痛有關的癲癇症的原因。

‧**大果越橘**‧能夠抗病毒及預防細菌感染；特別是它能夠阻止細菌攀附在尿道及膀胱的細胞上，藉此防止尿道炎及膀胱炎。

‧**棗**‧具有緩瀉的作用。棗乾可以抗癌，特別是預防胰臟癌。不過對某些體質敏感的人來說，可能會引起頭痛。

‧**茄子**‧澳洲的研究人員指出，茄子的某些化物學質已被製成藥，用來治療基底細胞癌（皮膚癌）。此外，茄子還具有降低膽固醇、抗細菌，及利尿的作用。

‧**無花果**‧有抗癌、抗潰瘍、緩瀉、抗細菌，及抗寄生蟲等作用。但是，它也會引起某些人頭痛。

‧**魚和魚油**‧能夠預防心臟病突發、類風溼性關節炎、骨關節炎、哮喘、牛皮癬、高血壓、雷諾病、偏頭痛、潰瘍性結腸炎、中風，以及多發性硬化症等疾病。此外，魚油還具有抗炎症及抗凝血劑的作用。它能提高 HDL 膽固醇，降低三酸甘油酯，預防罹患葡萄糖不耐症及第二類型的糖尿病。有些魚含有大量的抗氧化劑，例如硒及輔酶Q10，對於預防癌症極有幫助，特別是防止大腸癌及乳癌的轉移。

> 附註：含有最多 omega-3 脂肪酸的魚，預防各種疾病的效果也最大，例如沙丁魚、鯖魚、鯡魚、鮭魚和鮪魚等。不過，沙丁魚含有大量的草酸鹽（oxalates），可能會引起某些人出現腎結石的毛病。

‧**大蒜**‧自有文明以來，大蒜就被用來治療許多疾病。它可以預防細菌、寄生蟲及病毒的感染；高劑量服用亦可治好腦炎。它還能降低膽固醇及血壓，防止血液凝塊。大蒜也是美國國家癌症研究中心防癌食物名單上的第一名。此外，它還具有抗腹瀉、祛痰劑、利尿劑、鎮靜劑，及抗炎症藥的作用；可以增強免疫功能及增加雌激素活動；並且有溫和的鎮靜作用。不過，每天吃三

瓣以上大蒜，有可能會造成某些人脹氣、腹瀉或發燒。

> 附註：要殺菌的話，生大蒜的效果比較好。如果要預防血液凝塊或其
> 他心臟血管疾病，煮熟的大蒜效果比較好。如果要抗癌，生的
> 或醃製的大蒜效果又比煮過的好。為了保險起見，最好生的和
> 熟的大蒜都吃。

・**薑**・具有治療嘔吐、動暈症、偏頭痛、類風溼性關節炎、感冒及腹瀉等作用，並可以抗癌及預防胃潰瘍與骨關節炎。

・**葡萄**・紅葡萄（不是白的或綠的葡萄）富含槲皮苷，在試管實驗中有抗病毒及抗細菌的作用。葡萄還有防止血液凝塊及增加好的 HDL 膽固醇的作用。此外，葡萄子油也可以增加 HDL 膽固醇。

・**葡萄柚**・葡萄柚的果肉含有一種獨特的果膠，能夠降低膽固醇，在動物實驗中還可以改善動脈粥樣硬化；它也有抗癌的作用，尤其對預防胃癌及胰臟癌特別有效。葡萄柚汁含有各種抗氧化劑，能抗病毒。但是，它也有可能惡化胃灼熱。

・**蜂蜜**・具有抗生素及使人鎮靜入眠的作用。但是不要給一歲以下的嬰兒食用蜂蜜，以免引起致命的肉類桿菌中毒的危險。

・**芥藍**・含有大量的抗氧化劑，如 β - 胡蘿蔔素，是一種強效的抗癌及預防各種疾病的蔬菜。

・**奇異果**・富含維生素 C，具有預防各種疾病的作用，在中醫裏早已被用來治療胃癌及乳癌。

・**歐洲甘草**・具有多種功效，能夠抗癌、殺菌及利尿。但是吃太多會造成高血壓；孕婦最好也不要吃。

> 附註：只有真正的歐洲甘草才有這些功用。大多數在美國出售的所謂
> 歐洲甘草糖果，其實都是用茴芹子做的，選購時應注意標籤上
> 的說明。

・**甜瓜**（如香瓜和哈蜜瓜）・具有抗凝血劑的作用；南瓜則

含有β-胡蘿蔔素。

・牛奶・特別是低脂牛奶，具有抗癌、預防高血壓及降低膽固醇等作用。牛奶裏的脂肪會增加罹患癌症及心臟病的機會。

牛奶也可能會引起某些人的過敏反應，使他們出現類風溼性關節炎、哮喘、腸道過敏症候群，及腹瀉等症狀。在孩童及嬰兒的身上，牛奶也可能會造成他們腹部絞痛、呼吸器官等毛病、失眠、皮膚出疹發癢、偏頭痛、癲癇、耳部感染，甚至罹患糖尿病。牛奶還會刺激胃酸增加，延緩胃潰瘍的痊癒，這一點與一般的想法剛好相反。

・蕈類（包括香菇）・在亞洲，香菇早已被認爲是一種長壽食品，並被用來治療心臟病及癌症。目前科學已證實香菇具有抗癌、抗病毒、降低膽固醇、預防血液凝結及高血壓，並且可以增強免疫功能。木耳則具有預防血液凝結的作用。

> 附註：美國出售的蘑菇並不具療效，有些專家指出，如果生食這類蘑菇，可能還有致癌的危險。

・芥末（包括馬蘿蔔）・能夠幫助稀釋及排出呼吸道的痰液，抗細菌，並且可以加速新陳代謝作用，燃燒掉多餘的卡路里。

・堅果・富含各種抗氧化劑及單一不飽和脂肪，例如油酸、維生素E、硒、鞣花酸，及omega-3脂肪酸等，具有抗癌、預防動脈受損、降低膽固醇、防止胸痛、調節胰島素及血糖等作用。罹患帕金森氏症的人通常在年輕時，堅果的攝取量都不足。此外，花生也會造成某些體質敏感的人出現嚴重的過敏反應。

・燕麥・具有降低膽固醇、穩定血糖、刺激雌激素活動、克制攝取菸鹼的慾望，以及抗抑鬱劑的作用。不過，如果吃太多，也可能會引起脹氣、腹痛，或慢性腸部不適等症狀。

·橄欖油·能夠降低壞的 LDL 膽固醇、防止好的 LDL 膽固醇被氧化、預防動脈硬化、降低血壓、調節血糖,及預防癌症。

·洋蔥(包括蔥、青蒜和韭菜)·含有各種抗癌物質,尤其是槲皮苷(在青蒜、黃色及紅色的洋蔥裡才有,白色的洋蔥裡沒有),對抑制胃癌特別有幫助。洋蔥還可以預防血液凝塊,降低膽固醇,增加好的 HDL 膽固醇(最好每天吃半個生洋蔥),預防哮喘、慢性支氣管炎、枯草熱、糖尿病、動脈粥樣硬化及各種感染等。槲皮苷也具有鎮靜的作用。洋蔥也可能會惡化胃灼熱,及引起脹氣。

·橘子·富含類胡蘿蔔素、萜類、類黃酮、維生素 C 及 β-胡蘿蔔素等各種抗氧化劑,可以抗癌,預防哮喘、支氣管炎、動脈粥樣硬化、齒齦疾病,並且可以促進男性的生殖力和精子的健康。不過,它也可能會惡化胃灼熱。

·香菜·含有各種抗氧化劑,能夠解除香煙中某些致癌物的毒性。此外,它也有利尿的作用。

·歐洲蘿蔔·含有六種抗癌物質,是良好的抗癌食品。

·鳳梨·具有抗炎症、幫助消化、溶解血液凝塊、預防骨質疏鬆症及骨折、抗細菌及病毒,和刺激雌激素活動等作用。

·李子·能夠抗細菌及病毒,並且具有輕瀉劑的作用。

·馬鈴薯(白色的)·含有蛋白酶類抑制劑及鉀,因此能夠抗癌,預防高血壓及中風;也有一些刺激雌激素活動的作用。

·梅子·富含纖維、山梨糖醇及天然的阿斯匹靈,具有輕瀉劑的作用。

·南瓜·富含 β-胡蘿蔔素,能夠預防多種疾病,包括心臟病、癌症及白內障。

·懸鉤子·含有大量天然的阿斯匹靈,具有抗病毒及抗癌症

的作用。

・米・具有抗腹瀉及抗癌的作用。在所有的穀類中，米是最不容易引起脹氣或其他腸部不適的穀物。此外，米麩也是預防便祕及降低膽固醇的良好食品，並且可以預防腎結石。

・大黃・含有大量的草酸鹽，可能會引起某些體質敏感的人出現腎結石。此外，它也有一點點緩瀉劑的效果。

・海藻和海帶（褐藻或昆布）・海帶能夠殺死疱疹病毒、降低血壓及膽固醇、增強免疫功能、幫助潰瘍痊癒，及防止血液凝塊。此外，海藻含有大量的碘，可能會使痤瘡惡化。

・黃豆・含有大量激素，能夠增加停經後婦女體內的雌激素、抗癌、抗病毒，及降低膽固醇。在動物實驗中，黃豆還能抑制腎結石的形成。

・菠菜・富含β-胡蘿蔔素及葉黃素，可以抗癌；纖維可以降低膽固醇。但是它也富含草酸鹽，因此，有腎結石的人最好不要吃。

　　附註：菠菜裏的抗氧化劑會因加熱而部分流失，因此最好生吃或稍微
　　　　　加熱一下比較好。

・草莓・具有抗病毒及抗癌的作用。

・糖・具有鎮靜、安眠、鎮痛，及抗抑鬱劑的作用。外敷在傷口上，也有殺菌的功效。此外，它也會引起蛀牙，使血糖升高，刺激胰島素分泌，也可能與克隆氏症（Crohn's disease）的發生有關。

・蕃薯（也叫甜薯）・富含β-胡蘿蔔素，可以預防心臟病、白內障、中風及癌症。

・茶（包括紅茶、烏龍茶和綠茶，但不包括藥草茶）・茶葉裏面含有大量的兒茶酚，具有防止動脈硬化及血液凝塊、抗細

菌、抗潰瘍、抗腹瀉、抗病毒、利尿、鎮痛、抗癌,及鎮靜的作用。喝太多茶的話,由於茶中含咖啡因,會使人出現焦慮、失眠及經前症候群等症狀。此外,由於茶葉也含有大量的草酸鹽,所以也有可能會引起腎結石。

> 附註:綠茶裏面的兒茶酚含量最多,其次是烏龍茶,然後是紅茶。因此,綠茶被認為是最有藥效的。然而,有一項實驗結果卻顯示,在防止動脈硬化這方面,綠茶與紅茶的效果並沒有差別。

・**蕃茄**・蕃茄紅素的主要來源,可以抑制氧氣自由基的活動,是一種主要的抗癌物質。

・**薑黃**・具有抗炎症的作用,能夠減輕類風溼性關節炎的症狀。它還能降低膽固醇,防止血小板凝聚(血液凝塊),保護肝臟,增強胃部抵抗胃酸侵蝕的能力,降低糖尿病患者的血糖,並且可以預防多種癌症。

・**西瓜**・富含蕃茄紅素及穀胱甘肽,可以抗癌;也具有抗細菌及抗凝血劑的作用。

・**小麥**・富含纖維,尤其是麥麩,公認是預防便祕及癌症的最佳食品,並且可以防止寄生蟲感染。至於小麥負面的作用則是,它很容易引起過敏反應,導致類風溼性關節炎、腸道過敏症候群,以及神經疾病等症狀出現。

・**酒**・紅酒和白酒都可以增加 HDL 膽固醇,每天喝一杯或兩杯,有保護心臟血管的作用。紅酒則似乎對於預防心臟病、血液凝塊及中風特別有幫助,因為製造紅酒的葡萄皮裏含有一種可以稀釋血液的化學物質。此外,適量的酒也能夠增加雌激素、殺菌、抑制病毒,及防止膽結石。但是,紅酒也會引起某些人的偏頭痛。喝過多的話,由於酒精的關係,會對心臟、肝臟及腦部造成傷害。

・**優酪乳**・具有強效的殺菌及抗癌作用。每天吃一、兩杯含

有活菌的優酪乳，可以增強免疫系統功能、減少感冒及上呼吸道
感染的機會、預防及治療腹瀉、預防婦女感染陰道炎，以及預防
骨質疏鬆症。即使是有乳糖不耐症的人，也不會因爲食用優酪乳
而引起不適的症狀。

　　優酪乳就像是婦女的萬能藥。它能增強免疫功能、補充
　　鈣質及預防陰道炎。

　　　　　　　　　　　　　　　　——喬治・赫本博士，加州大學

附錄：食物的各種成分含量表

富含 β-胡蘿蔔素的食物

	每100公克或 3又1/2 盎司中的毫克含量
杏子，乾的	17.6（約14個）
桃子，乾的	9.2（約 3 個半）
蕃薯，熟的	8.8（約 1/2 杯，壓碎的）
紅蘿蔔	7.9（約 1又1/4 個中等大小的）
芥藍	4.7（約 2/3 杯，切碎的）
菠菜，生的	4.1（約 1又1/2 杯）
杏子，生的	3.5（約 3 個中等大小的）
南瓜	3.1（約 1/2 杯壓碎或罐裝的）
香瓜	3.0（約 1/10 個）
蒸菜	2.2（約 2/3 杯煮熟的）
南瓜，冬季的	2.4（約 1/2 杯壓碎的）
Ronaine 萵苣	1.9（10片）
葡萄柚，粉紅色的	1.3（約 1/2 個）
芒果	1.3（約 1/2 個）
Green 萵苣	1.2（約10片）
綠花菜，熟的	0.7（約 2/3 杯）
結球甘藍	0.5（約 5 個）

富含鈣的食物

	每一份的毫克含量
Ricotta 乾酪：1/2 杯	337
Parmesan 乾酪：1 盎司	336
牛奶：1 杯	300
加鈣的橘子汁：1 杯	300
帶骨的鯖魚，罐裝：3 盎司	263
優酪乳，不含脂肪：4 盎司	225
帶骨的鮭魚，罐裝：3 盎司	191
乾的無花果：5 個	135
帶骨的沙丁魚：1 盎司	130
豆腐：1/2 杯	118
大頭菜，生的或煮熟的：1/2 杯	99
芥藍，熟的：1/2 杯	90
綠花菜，生的，熟的：1/2 杯	89
菜秋葵，冷凍的，熟的：1/2 杯	88
烤豆子：1/2 杯	80
黃豆，熟的：1/2 杯	65
埃及豆，熟的：1/2 杯	60
白豆，熟的：1/2 杯	45
花豆，熟的：1/2 杯	40

> 附註：所有乳品都含有大量的鈣質；所有種類的乾酪平均每盎司都含有200毫克的鈣質，有些的含量甚至更高，例如Parmesan及Romano乾酪。

富含葉酸的食物

	每一份的毫克含量
雞肝，煮的：1/2 杯	539

茱秋葵，冷凍的，熟的：1/2 杯	134
橘子汁，新鮮或罐裝的：1 杯	136
菠菜，生的，熟的：1/2 杯	130
白豆，熟的：1/2 杯	120
茱豆，熟的：1/2 杯	114
橘子汁，冷凍的，稀釋的：1 杯	109
黃豆，熟的：1/2 杯	100
小麥胚芽：1 盎司	100
蘆筍，生的，熟的：1/2 杯	88
大頭菜，生的，熟的：1/2 杯	85
佛羅里達酪梨：1/2 個	81
結球甘藍，冷凍的，熟的：1/2 杯	79
月豆，乾的，熟的：1/2 杯	78
山藜豆，熟的：1/2 杯	70
葵瓜子：1 盎司	65
柳橙切片：1 杯	54
綠花菜，生的，熟的：1/2 杯	53
芥茉，生的，熟的：1/2 杯	51
甜菜，生的，熟的：1/2 杯	45
木莓，冷凍的：1/2 杯	33

富含鉀的食物

	每一份的毫克含量
地中海紅葡萄酒：1/4 杯	2,400
馬鈴薯，烤的：1 個	844
哈密瓜：1/2 個	825
佛羅里達酪梨：1/2 個	742
甜菜，熟的：1/2 杯	654
桃子，乾的：2 個半	645

李子，乾的：5 個	626
蕃茄汁：1 杯	536
低脂優酪乳：1 杯	530
Snapper：3 又 1/2 盎司	522
月豆，乾的，熟的：1/2 杯	517
鮭魚：3 又 1/2 盎司	490
黃豆，熟的：1/2 杯	486
杏子，乾的：5 個	482
橘子汁，新鮮的：1 杯	472
南瓜子：2 盎司	458
蕃薯，熟的：1/2 杯	455
香蕉：1 根	451
橡果：1/2 杯	446
杏仁：2 盎司	426
菠菜，熟的：1/2 杯	419
鯡魚：3 又 1/2 盎司	419
脫脂牛奶：1 杯	418
鯖魚：3 又 1/2 盎司	406
花生：2 盎司	400

富含硒的食物

	每100公克或 3 又 1/2 盎司中的毫克含量
蘇木果	2,960
加了奶油的麥餅	123
鮪魚，light，罐裝含水的	80
罐裝含油的	76
鮪魚，white，罐裝含水的	65
罐裝含油的	60
葵瓜子，炒的	78

牡蠣，熟的	72
雞肝，熟的	72
全麥麵粉	71
蛤	49

附註：動物內臟及全穀類通常都含有大量的硒；水果和蔬菜的含硒量
通常比較少，最多的是大蒜，每3又1/2盎司含有14毫克。

富含鋅的食物

	每一份的毫克含量
牡蠣，煙燻的：3盎司	103
牡蠣，生的，不帶殼：3盎司	63
螃蟹肉，蒸的：2隻	4
螃蟹肉，熟的：1/2杯	6
燉肉：3盎司	7
小牛肝，熟的：3盎司	7
火雞，深色的，烤的：3又1/2盎司	5
南瓜和南瓜子：1盎司	3

附註：肉類和家禽的肉一般都含有大量的鋅。許多穀類每份大約含有
4毫克的鋅，請參考標籤說明。

富含維生素C的食物

	每一份的毫克含量
一個蕃石榴	165
甜紅椒：1個	141
香瓜：1/2個	113
甜椒(Pimientos)，罐裝：4盎司	107
甜青椒：1個	95
木瓜：1/2個	94
草莓，生的：1杯	84

結球甘藍：6 個	78
葡萄柚汁：1 個量	75
奇異果：1 個	74
橘子：1 個	70
蕃茄，熟的：1 杯	45
橘子汁，紙盒裝或稀釋的：1/2 杯	52
綠花菜，熟的：1/2 杯	49
蕃茄汁：1 杯	45
葡萄柚：1/2 個	42
綠花菜，生的：1/2 杯	41
花菜，生的：1/2 杯	36
豌豆，生的：1/2 杯	31
芥藍，熟的：1/2 杯	27

富含維生素D的食物

	每3 又 1/2 盎司的國際單位(IU)含量
鰻魚	4,700
鯡科的一種小海魚	1,500
沙丁魚，新鮮的	1,500
鯡魚，新鮮的	1,000
鮭魚，紅色的	800
鮭魚，粉紅色的	500
鯖魚	500
鯡魚，罐裝的	225
鮪魚	200
牛奶(脫脂，低脂)：8 盎司	100

富含維生素E的食物

維生素 E 是一種脂溶性的營養成分，主要存在於蔬菜油、堅果和種子中。荽

果和麥麩裡的含量也很高。動物性食品中幾乎不含任何的維生素 E。雖然蔬菜和水果中的維生素 E 含量很低，但是他們仍然在美國人的維生素 E 攝取量中占了11%。其他64%則來自油類及奶油，7%來自穀類。

每 3 又 1/2 盎司的毫克含量

堅果和種子

葵瓜子	52
核桃	22
杏仁	21
榛子	21
腰果	11
花生，烤的	11
蘇木果	7
山核桃	2

麥麩和莢果

小麥胚芽	28
黃豆，乾的	20
米麩	15
莢豆，乾的	8
麥麩	8

油　類

小麥胚芽油	250
黃豆油	92
玉米油	82
葵瓜子油	63
紅花子油	38
芝麻油	28
花生油	24

油類裡的脂肪酸的種類

油 類	(百	分	比)	
	飽 和	單一不飽和	Omega-6	Omega-3
亞麻子	9	18	16	57
canola	6	62	22	10
黃豆	15	24	54	7
核桃	16	28	51	5
橄欖	14	77	8	1
花生	18	49	33	0
玉米	13	25	61	1
紅花子	10	13	77	0
芝麻	13	46	41	0
葵瓜子	11	20	69	0

附註：從上表很清楚地可以看出，玉米油、紅花子油和葵瓜子油的
omega-6 脂肪酸含量最高，omega-3 脂肪酸含量最低，因此一
般說來他們對身體健康的危害比較大。亞麻子油和canola油的
omega-3 與 omega-6 脂肪酸的比例最佳。而橄欖油則含有最多
的單一不飽和脂肪酸，因此它保護心臟的作用也最大。

海鮮裡omega-3脂肪酸的含量

・新鮮或冷凍的魚	每 3 又1/2 盎司生魚的毫克含量
魚卵	2,345
鯖魚，大西洋的	2,299
鯡魚，太平洋的	1,658
鯡魚，大西洋的	1,571
鯖魚，太平洋的	1,441
Sablefish	1,395
鮭魚，king	1,355

鯖魚，西班牙的	1,341
白魚	1,258
鮪魚，藍鰭的	1,173
鮭魚，紅色的	1,172
鮭魚，粉紅色的	1,005
大比目魚，格林蘭島的	919
鯊魚	843
鮭魚，銀色的	814
藍魚	771
鱸魚，有條紋的	754
香魚，彩虹	693
牡蠣，太平洋的	688
旗魚	639
鮭魚，chum	627
wolfish	623
鱸魚，淡水的	595
海鱸魚	595
鱒魚，彩虹	568
烏賊	488
蝦子	480
貽貝，藍色的	441
牡蠣，東岸的	439
鯰魚	373
星鰈(halibut)	363
龍蝦	373
螃蟹，snow	372
鯉	352
鰡科的魚	325
螃蟹，藍色的	320
snapper	311

螃蟹，Dungeness	307
鱸魚，大西洋的	291
鮪魚，skipjack	256
鮪魚，yellowfin	218
鱈魚，太平洋的	215
扇貝	198
Haddock，鱈魚的一種	185
鱈魚，大西洋的	184
螯蝦	173
鰻魚	147
章魚	157
蛤	142

・罐裝的魚	每 3 又 1/2 盎司的毫克含量
鯷魚，含橄欖油的（瀝乾的）	2,055
鯡魚，大西洋的（醃製的）	1,389
鮭魚，粉紅色的（連水分帶魚骨頭）	1,651
沙丁魚，太平洋的，含蕃茄醬的（瀝乾的不帶魚骨頭）	1,604
鮭魚，sockeye，（瀝乾的，帶魚骨頭）	1,156
沙丁魚，大西洋的，含黃豆油的（瀝乾的，帶魚骨頭的）	982
鮪魚，white，含水的，（瀝乾的）	706
鮪魚，light，含黃豆油的（瀝乾的）	128
鮪魚，light，含水的（瀝乾的）	111

資料來源：美國農業部

參考書目

Burkitt, Denis, M.D.

    1979   *Eat Right —To Stay Healthy and Enjoy Life More* (New York: Arco Publishing).

Carper, Jean

    1988   *The Food Pharmacy* (New York: Bantam Books).

Graedon, Joe, and Teresa Graedon

    1991   *Graedon's Best Medicine* (New York: Bantam Books).

Grossman, Richard

    1985   *The Other Medicines* (New York: Doubleday).

Heimlich, Jane

    1990   *What Your Doctor Won't Tell You* (New York: Harper Perennial).

Hoffman, Ronald L., M.D.

    1990   *Seven Weeks to a Settled Stomach* (New York: Simon and Schuster).

    1993   *Tired All the Time: How to Regain Your Lost Energy* (New York: Poseidon Press).

Kronhausen, Eberhard, Ed. B. and Phyllis Kronhausen, Ed. D., with Harry B. Demopoulos, M.D.

　　1989　*Formula for Life* (New York: Morrow).

Lands, William E. M.

　　1986　*Fish and Human Health* (Orlando, Fla: Academic Press).

Murray, Michael, N.D. and Pizzorno, Joseph, N.D.

　　1991　*Encyclopedia of Natural Medicine* (Rocklin, Calif.: Prima Publishing).

Naj, Amal

　　1992　*Peppers: A Story of Hot Pursuits* (New York: Alfred A. Knopf).

National Research Council

　　1989　*Diet and Health* (Washington, D.C.: National Academy Press).

Perdue, Lewis

　　1992　*The French Paradox and Beyond* (Sonoma, Calif.: Renaissance Publishing).

Spiller, Gene A.

　　1991　*The Mediterranean Diets in Health and Disease* (New York: Van Nostrand Reinhold).

　　1993　*The Superpyramid Eating Program* (New York: Random House).

Reader's Digest

　　1986　*Magic and Medicine of Plants* (Pleasantville, N. Y.: The Reader's Digest Association, Inc.).

Swank, Roy Laver, M.D., and Dugan, Barbara Brewer

　　1987　*The Multiple Sclerosis Diet Book* (New York: Doubleday).

Thompson, W. Grant, M.D.

　　1989　*Gut Reactions: Understanding Symptoms of the Digestive Tract* (New York: Plenum Press).

Tyler, Varro E., Ph.D.

   1993   *The Honest Herbal* (Binghamton, N. Y.: Pharmaceutical Products
   Press, third edition).

Weil, Andrew, M.D.

   1990   *Natural Health, Natural Medicine* (Boston: Houghton Mifflin
   Company).

Wurtman, Judith J., Ph.D.

   1986   *Managing Your Mind and Mood Through Food* (new York: Rawson
   Associates).

食物神奇療效小百科

1996年元月初版
2009年11月初版第二十五刷
有著作權・翻印必究
Printed in Taiwan.

定價：新臺幣480元

著　者	Jean Carper	
譯　者	李　潔　梅	
	黃　瑞　龍	
發 行 人	林　載　爵	

出　版　者　聯經出版事業股份有限公司　　責任編輯　鄭　秀　蓮
地　　　址　台北市忠孝東路四段555號
總　經　銷　聯合發行股份有限公司
發　行　所：台北縣新店市寶橋路235巷6弄6號2F
　　電話：(02)29178022
台北忠孝門市：台北市忠孝東路四段561號1F
　　電話：(02)27683708
台北新生門市：台北市新生南路三段94號
　　電話：(02)23620308
台中分公司：台中市健行路321號
暨門市電話：(04)22371234 ext.5
高雄辦事處：高雄市成功一路363號2F
　　電話：(07)2211234 ext.5
郵政劃撥帳戶第0100559-3號
郵撥電話：27683708
印　刷　者　世和印製企業有限公司

行政院新聞局出版事業登記證局版臺業字第0130號

本書如有缺頁，破損，倒裝請寄回聯經忠孝門市更換。　ISBN　978-957-08-1503-0 (平裝)
聯經網址 http://www.linkingbooks.com.tw
電子信箱 e-mail:linking@udngroup.com

國家圖書館出版品預行編目資料

食物神奇療效小百科 / Jean Carper著．
李潔梅，黃瑞龍譯．--初版．--臺北市：
聯經，1996年　394面；14.8×21公分．
譯自：Food your miracle medicine : how
food can prevent and cure over 100 symptoms
and problems
ISBN　978-957-08-1503-0(平裝)
〔2009年11月初版第二十五刷〕

1.食物治療　2.營養

418.91　　　　　　　　　　　　　　85000438